JN269078

標準栄養学講座

運動生理学

Standard Textbook of Nutritional Science

シリーズ監修

県立長崎シーボルト大学大学院教授
久木野憲司

西九州大学教授
久野一恵

編 集

県立長崎シーボルト大学大学院教授
久木野憲司

九州大学大学院助教授
村木里志

西九州大学副学長
穐吉敏男

佐賀大学講師
庄野菜穂子

執 筆 者

西九州大学副学長
穐吉敏男

県立長崎シーボルト大学大学院教授
久木野憲司

佐賀大学教授
忽那龍雄

佐賀大学講師
庄野菜穂子

熊本県立大学教授
鈴木　公

長崎大学教授
田原靖昭

佐賀大学
桧垣靖樹

九州大学大学院助教授
村木里志

（五十音順）

金原出版株式会社

序

　高齢化が急速に進展する中で，健康に対する一般の関心も高まり，栄養士の業務についても，これまで以上に個人のライフスタイルに沿ったきめ細かな栄養指導が求められる時代となってきた。特に近年は通信や交通機関などが発達し，家事が自動化され，身体活動量が低下しやすい環境にあり，生活習慣病の一因となっている。そのため，運動不足の弊害や運動が身体機能に及ぼす影響をよく知った上で栄養面の指導をすることが大切である。すなわち，栄養処方のみならず，運動処方も同時に行える栄養士の育成が社会的に求められてきているのである。また一方で，近年の健康への関心の高まりから運動やスポーツを実践する者も増え，身体活動の状況が多様化している。栄養指導を行う際には対象者の身体活動の状況を正確に把握することが重要であり，運動生理学に関する知識の必要性が高まっている。

　本書の内容は，平成 14 年に施行される改正栄養士法にもとづく新カリキュラムに準拠している。旧カリキュラムでは必修科目に指定されていた「運動生理学」が，新カリキュラムでは「人体の構造と機能/疾病の成り立ち」という大科目の教育内容の一部としての「個体として人体が行う食事，運動，休養などの基本的生活活動の機構」となる。本書はこの教育内容の運動や休養面について十分に配慮して編集されている。また，栄養指導の場において必要となる運動生理学の知識として，次の二点について詳しく説明するように努めた。第一には，エネルギー代謝について。特に，摂取栄養素の決定と栄養指導実施のために必要となる運動によって消費されるエネルギー量の計算方法である。そのため，エネルギー代謝全般についての基礎から実際までを広く説明している。第二には，運動処方について。現在では，栄養指導等の業務を行う際には避けては通れなくなっている運動処方について，すぐに対応できるように，その具体的実施方法と要点について丁寧に説明した。

　本書は，なるべく予備知識を必要とすることなく内容が理解できるように図表を中心として平易な文章で説明しているが，標準栄養学講座シリーズの「解剖生理学」を読んだ後に利用してもらうと，いっそう理解が容易であろうと思われる。本書が栄養士を志す者にとって，いくらかでもその役に立つ内容としてまとめられていれば幸いである。

2002 年 5 月

編　者

目　次
CONTENTS

第1章　身体運動と器官系　　1

- 骨格系と運動 …………………………………1
  - 関節の一般的な構造と運動 ………………1
- 筋系と運動 ……………………………………2
  - 骨格筋の一般的な構造 ……………………2
  - 様々な筋肉 …………………………………4
- 神経系と運動 …………………………………4
  - 神経系による筋支配のしくみ ……………5
  - 運動に関係する伝導路 ……………………5
  - 運動のプログラム …………………………7
  - 自律神経系 …………………………………7
- 内分泌系と運動 ………………………………7
  - 副腎髄質から分泌されるホルモン ………8
  - 膵臓から分泌されるホルモン ……………8
- 呼吸器系と運動 ………………………………8
  - 気道について ………………………………8
  - 肺の構造 ……………………………………10
  - 呼吸運動 ……………………………………11
- 循環系と運動 …………………………………11
  - 心臓の構造と機能 …………………………13
  - 心臓の栄養血管 ……………………………13
  - 刺激伝導系 …………………………………14

第2章　筋収縮のしくみとエネルギー　　15

- 筋収縮のメカニズム …………………………15
- 筋収縮のためのエネルギー供給方法 ………16
  - ATP-CP系 …………………………………18
  - 乳酸系 ………………………………………19
  - 有酸素系 ……………………………………19
- 筋線維の2つのタイプ（赤筋と白筋）………20

第3章　運動とエネルギー代謝　　22

- 栄養学で使われるエネルギーの単位 ………22
- 食物のエネルギー ……………………………23
  - ルブナーの係数とアットウォーターの係数 …………………………………………23
  - エネルギー換算係数 ………………………25
- エネルギー代謝量の測定 ……………………27
  - ガス分析による代謝量の測定方法 ………27
  - 最大酸素摂取量（$\dot{V}O_2\,max$）……………28
  - 心拍数と酸素摂取量の関係 ………………30
  - 運動時のエネルギー代謝の測定 …………31
  - 呼吸商（RQ）………………………………33
- エネルギー所要量 ……………………………34
  - 基礎代謝量（BM）…………………………35
  - 基礎代謝に及ぼす因子 ……………………38
  - 安静時代謝 …………………………………41
  - 食物の特異動的作用（SDA）……………41
  - エネルギー所要量 …………………………41
  - 運動所要量 …………………………………43
- 運動のエネルギー代謝量 ……………………44
  - エネルギー代謝率（RMR）………………44
  - メッツ（METS）…………………………48
  - 活動代謝（Ea）……………………………49
  - 生活時間調査による1日のエネルギー消費量の推定 ………………………………50

第4章　運動と健康　　51

- 現代人の生活と問題点 ………………………51
- 肥　満 …………………………………………52
  - 肥満のしくみ ………………………………52
  - 肥満の判定方法 ……………………………56
  - 肥満の予防と解消 …………………………63
  - 肥満と疾病 …………………………………64
- 疾病と運動 ……………………………………66
  - 高脂血症 ……………………………………66
  - 高血圧 ………………………………………67

糖尿病 …………………………………69	運動と食事時間 ……………………………99
動脈硬化症 ……………………………71	試合当日の食事 ……………………99
運動療法の注意点 ……………………72	空腹時と満腹時のエネルギー源の違い …………………………………100

第5章　体力と疲労　　73

- 体力とは ……………………………………73
- 行動体力 ……………………………………73
  - 形態面からみた行動体力 ……………74
  - 機能面からみた行動体力 ……………76
- 防衛体力 ……………………………………78
- 疲労とは ……………………………………78
- 疲労の原因 …………………………………78
  - 疲労を促す代謝産物の蓄積 …………79
  - エネルギー源の枯渇 …………………80
  - 内分泌機能失調 ………………………80
- 疲労の分類 …………………………………80
  - 急性疲労と慢性疲労 …………………80
  - 身体的疲労と精神的疲労 ……………81
  - 局所疲労と全身疲労 …………………81
- 疲労の検査 …………………………………81
  - 自覚的疲労検査 ………………………81
  - 他覚的疲労検査 ………………………83

第6章　スポーツ栄養　　85

- エネルギー源としての三大栄養素 ………85
  - 三大栄養素（三大熱量素） …………85
  - 運動の種類とエネルギー源 …………86
  - 運動選手のエネルギー消費量（エネルギー所要量） …………………87
- タンパク質 …………………………………88
  - タンパク質と運動 ……………………89
- 糖質 …………………………………………90
  - 糖質 ……………………………………90
  - 糖質と運動 ……………………………90
- 脂質 …………………………………………93
  - 脂質と運動 ……………………………93
- 水 ……………………………………………95
- ビタミン ……………………………………96
- ミネラル（無機質） ………………………98

第7章　運動処方と運動療法　　101

- 運動トレーニングの種類と特徴 ………101
  - 運動の目的 …………………………101
  - 運動の種類 …………………………101
  - 運動強度の評価 ……………………108
- 運動処方 …………………………………114
  - 運動処方の意義 ……………………114
  - 運動処方の手順 ……………………114
- 運動負荷テストの実際 …………………118
  - 器具を揃えて行う場合 ……………118
  - 器具がない場合 ……………………120
- 運動処方の実際 …………………………122
  - 運動処方に必要な条件 ……………122
  - 運動強度 ……………………………126
  - 運動時間と運動頻度 ………………126
  - 対象別の運動処方上の注意 ………126
  - 各種運動の特徴と実施上の注意点 …132

第8章　スポーツ外傷とスポーツ障害　137

- スポーツ外傷とスポーツ障害の種類と特徴 ……………………………138
  - 定義 …………………………………138
  - 種類と特徴 …………………………138
- スポーツ外傷とスポーツ障害の原因と危険因子 …………………………148
  - 原因 …………………………………148
  - 危険因子 ……………………………148
- スポーツ外傷とスポーツ障害の予防と対策 ………………………………148

付録（1）体力テスト　　153

付録（2）ストレッチング　　165

第1章

身体運動と器官系

　私たちの身体は，特定の働きをする様々な**器官**(臓器)からできている。この器官がある目的をはたすためにいくつか組み合わさって，**器官系**を形成している。たとえば，食道や胃，腸，肝臓，膵臓などは食物を消化し，吸収するという1つの目的のために協調して働くので消化器系という器官系にまとめられる。身体にはそのほか，骨格系，筋系，呼吸器系，泌尿器系，生殖器系，内分泌系，循環器系，神経系，感覚器系などの器官系が存在する。これら様々な器官系が，互いに協力して働くことによって，私たちの身体は正常に機能する。身体を動かす場合にも，筋肉に収縮の命令を出したり栄養を与えたりするために様々な器官系が協力して働いている。したがって，身体運動から生理を研究する運動生理学を理解するためには，トータルなヒトの構造と機能(解剖生理学)の理解が基礎となる。この章ではとくに身体の運動と関係の深い器官系について重要な点を説明する。

骨格系と運動

　骨は体の支柱となるばかりでなく，脳や胸腹部内臓の保護，骨髄による造血器官として働き，さらにはカルシウムの貯蔵庫としての働きなどを持っている。そして筋肉の付着部ともなり，関節の運動を可能にしている。骨はそれ自体では運動をしないので，受動的な運動装置と呼ばれることもある。

■ 関節の一般的な構造と運動 ■

　ヒトの体には200個あまりの骨が存在している。ほとんどの骨は，お互いに連結しており，全体として骨格系を形成している。ここでは，実際の運動が行われる関節の形について説明する。骨と骨の連結には不動連結(図1)と可動連結(図2)があり，可動連結を関節という。図1のaは線維性の連結と呼ばれる結合様式である。隣接する骨の間に結合組織の線維が介在して連結するもの

で，図には**縫合**と呼ばれる様式を示した。このほかにも**靱帯結合**と呼ばれる様式がある。bは骨同士の連結の間に**軟骨**が介在するタイプの結合様式である。図では肋骨と胸骨が軟骨によって連結されている。図2は**関節結合**と呼ばれる様式である。骨同士の連結の間に，隙間が存在するのが特徴となっている。この結合様式では骨同士をつなぐための特殊な装置が発達している。関節の構造は，体の部位により様々で，なかには関節円板や半月といった装置を持つ関節もあり，それぞれに特有の運動に対応している。図1の不動連結は，骨同士の間での運動性があまりない。これに対し図2の関節はごく一部の例外を除いて可動性に富んでおり，実際私たちの体の多くの骨はこの様式によって連結している。身体の運動は，ほとんどが関節の部分で起こる。したがって，各関節の構造を理解することは，その関節での運動の方向や可動域，制限される運動の方向などを知るために重要である。通常はこの関節を，運動の軸(方向)の数によって分類し，運動の理解の助けにしてい

1

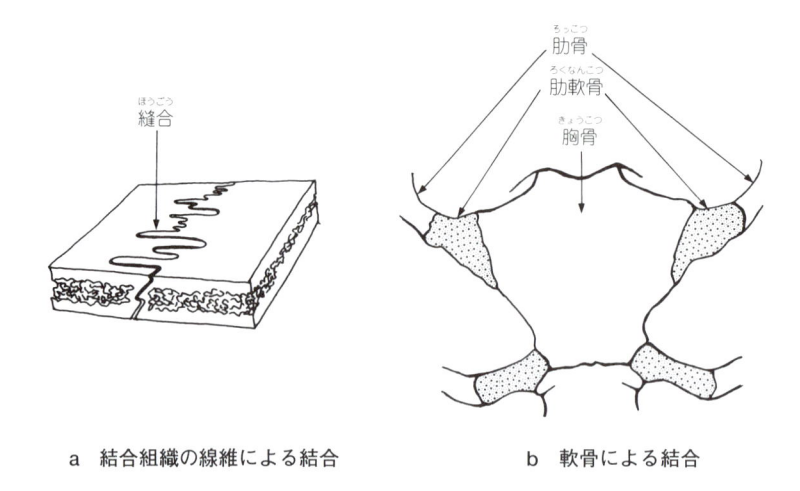

a 結合組織の線維による結合　　　b 軟骨による結合

図 1. 骨と骨の結合（不動連結）

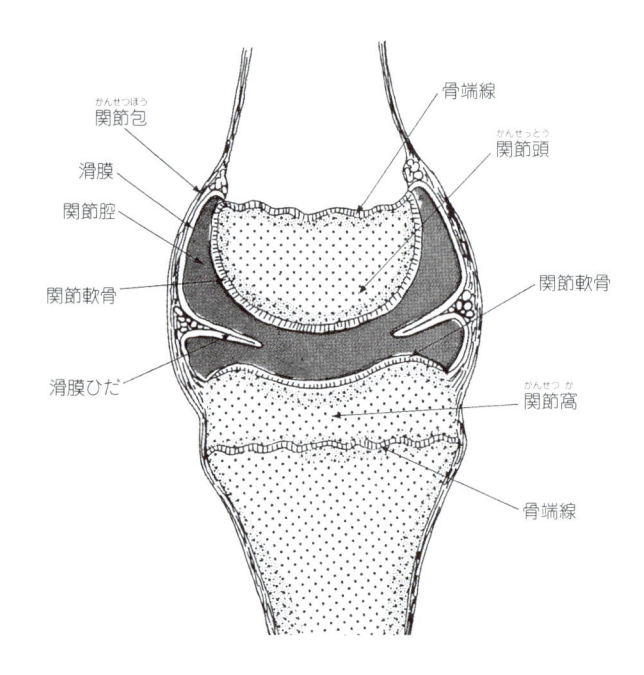

図 2. 骨と骨の結合（可動連結＝関節）

る（図3）。

筋系と運動

　骨とそれを連結する関節は，それ自体では運動を起こすことができない。骨格筋は関節をまたいで骨に付着し，この筋肉の収縮によって関節運動が行われている。私たちの身体はどんな精密な機械にもできない非常に複雑な動きを行うことが可能であるが，その基本的仕組みは筋の収縮という単純な運動だけであるという事実は驚くべきことである。

■ 骨格筋の一般的構造 ■

　私たちの体には，約400の骨格筋が存在してい

第1章 ■ 身体運動と器官系

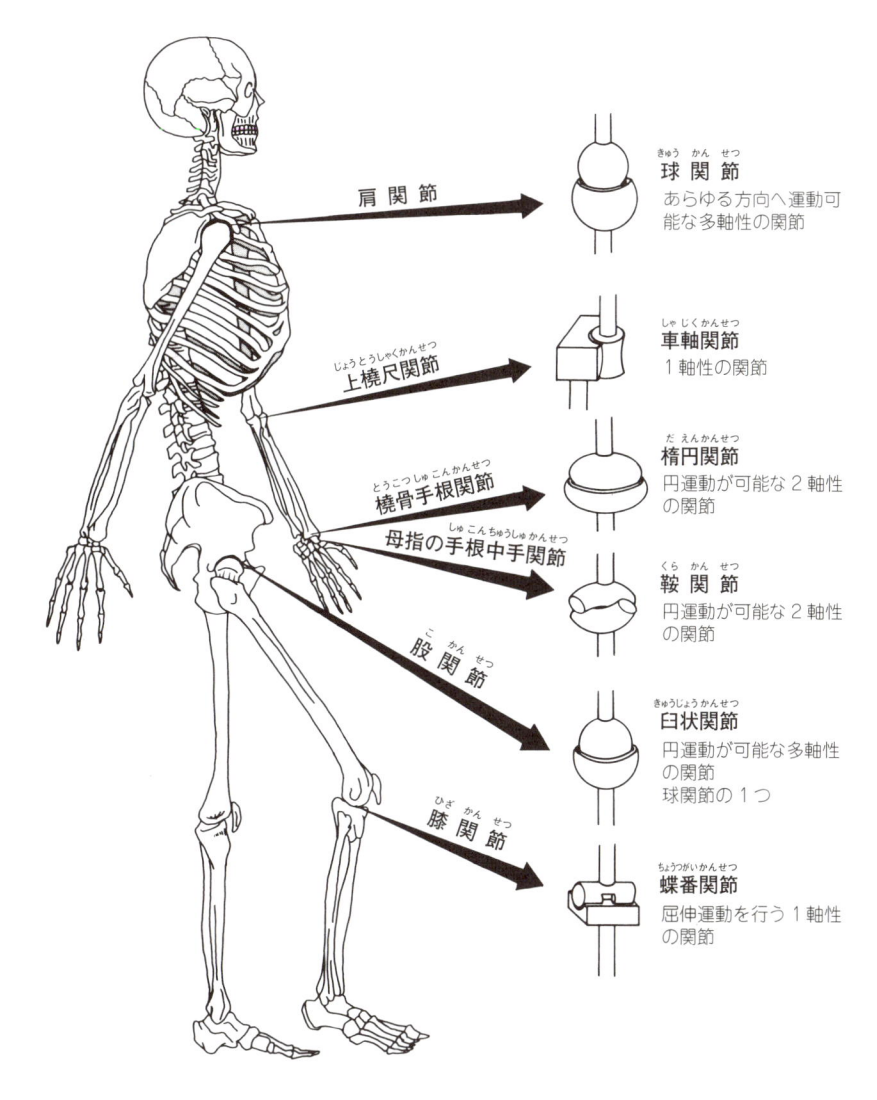

球関節
あらゆる方向へ運動可能な多軸性の関節

車軸関節
1軸性の関節

楕円関節
円運動が可能な2軸性の関節

鞍関節
円運動が可能な2軸性の関節

臼状関節
円運動が可能な多軸性の関節
球関節の1つ

蝶番関節
屈伸運動を行う1軸性の関節

肩関節 → 球関節
上橈尺関節 → 車軸関節
橈骨手根関節 → 楕円関節
母指の手根中手関節 → 鞍関節
股関節 → 臼状関節
膝関節 → 蝶番関節

図 3. 関節の種類

る。それぞれの骨格筋を理解するために必要な事項について図4を見ながら説明する。

　筋の収縮は，付着する2点間の距離を短くするから，その間にある関節で運動を起こす。骨格筋が付着するのは，ごく一部の例外を除いて骨である。したがっておのおのの筋の作用を知るためには，その筋肉がどの骨のどの部分に付着しているかを知り，作用する関節の性質を理解することが必要である。この筋付着部のことを**起始**と**停止**という言葉を用いて表している。通常体幹(体の中央)に近い方の付着部を起始，遠い方を停止と定

義しているが，筋の作用を考える際には特に両者を区別する必要はない。筋肉は，起始に近い部分を**筋頭**，停止に近い部分を**筋尾**，中央の膨らんだ部分を**筋腹**と呼び分けている。

　骨の表面には，隆起している部分やざらざらとした面，あるいは平滑な部分が存在している。これは筋肉が骨に付着する際の構造の差によってできるものである。多くの筋肉では骨付着部は**腱**となっている。このような筋肉の付着部は骨に隆起を形成する。線状の隆起は，腱が膜状になって(**腱膜**と呼ぶ)付着したものであり，平滑な表面は筋

3

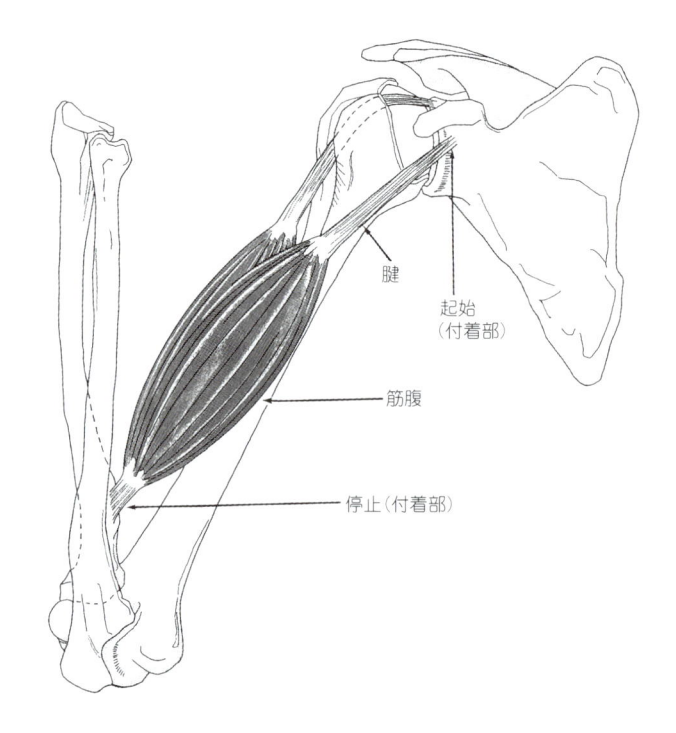

図 4．骨格筋の一般的な構造（上腕二頭筋）

線維が直接起こった部分と考えてよい。腱は収縮ができないので，図のような腱の部分を含んだ筋肉の場合，収縮するのは筋線維で構成された部分のみである。筋線維はもっとも収縮した状態で長さがもとの2/3になる。

筋肉は骨に付く際に腱となり，収縮の力を一点に集中させるのに役立っている。この図で腱の付着部に注目すると，いずれも関節の周囲に付いていることに気づくが，実は身体のほとんどの筋肉の付着部は関節の周囲に集まっている。肘関節の部分を例にとると，力点（筋付着部）が支点（関節）のすぐそばにあり，作用点（手の先の部分）は，はるかに離れた部分になる。このタイプのテコでは，作用点での力に対して力点では非常に大きな力が必要となる。これはテコの原理からすると，一見効率が悪いように思われるが，実際は小さな収縮距離で大きな運動を起こすことができるというメリットを持っている。多くの筋が関節の周囲に付着しているということは，ヒトの体は収縮の力を犠牲にしても，運動の範囲を大きくする方法を選択しているということを示している。また，関節の周囲に筋が付着することによって関節自体を保護する役割も果たしている。

■ **様々な筋肉** ■

図5は，私たちの身体内にみられる種々の形の筋肉を示したもので，実に様々な形をしたものが存在している。それぞれの形は，その筋が作用する関節運動にもっとも適した形となっている。

神経系と運動

筋自体の収縮は単純であるが，実際の身体運動は非常に複雑なしくみで成り立っている。たとえば肘関節を屈曲するといったような単純な運動でも，単一の筋肉の運動ではなく，多数の筋の協調運動で行われる。したがって運動を円滑に行うためには，どの筋をどのタイミングで収縮・弛緩させるかというプログラムが常に必要となる。それを担っているのが神経系である。神経系の働きは多岐にわたっており，そのすべての構造と機能に

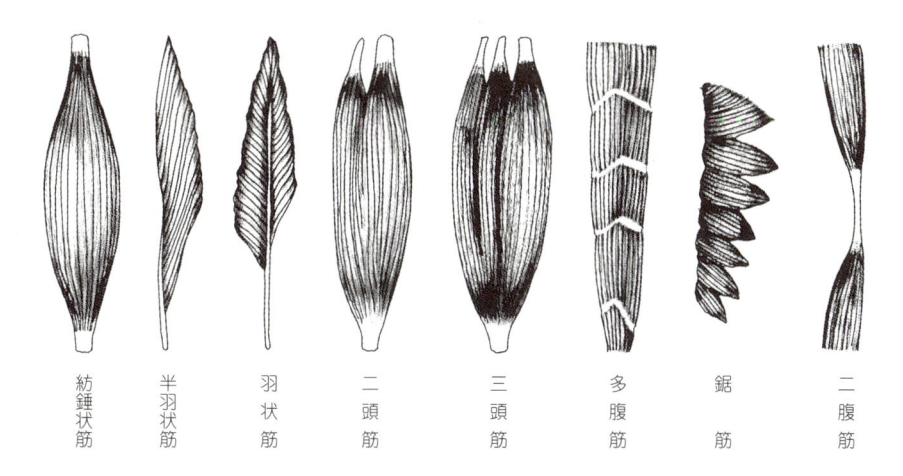

図 5. 様々な筋肉の型

紡錘状筋／半羽状筋／羽状筋／二頭筋／三頭筋／多腹筋／鋸筋／二腹筋

ついて理解することは難しいが，重要な部分のみを説明する。

■ 神経系による筋支配のしくみ ■

中枢神経（脳と脊髄）からは**末梢神経**（脳神経と脊髄神経）が派生している。末梢神経は全身の感覚器からの情報を中枢に送り，中枢からの命令を筋に伝達する。

図6は脊髄神経の筋支配のもっとも末梢の部分の模式図である。脊髄の前角部分に存在する運動神経の細胞体からでた神経線維は前根を通って筋肉に向かう。この図には表していないが，実際は筋の近くになると神経線維は多数に分岐しており，1つの運動神経が数本から数千本の筋線維を支配している。神経と筋の接合部分は運動終板と呼ばれる特殊な装置になっている。筋線維は実験的には物理的，化学的，電気的な刺激に反応して収縮するが，生体においてはこの運動神経の刺激にのみ反応する。

骨格筋の構造の基本的な単位は筋線維であるが，機能的な単位はこの運動神経とそれに支配される筋線維の集団とのまとまりで，これを**運動単位**と呼んでいる。1つの運動神経がいくつかの筋線維を支配しているタイプの運動単位の方が，こまかな筋の緊張の操作が可能である。多数の筋線維を支配しているタイプでは少ない命令で大きな力を出すことが可能となる。筋に入る神経は，図6のような筋線維を支配する神経だけではない。筋と腱には，**筋紡錘**や**腱紡錘**と呼ばれる感覚器が存在していて，筋や腱がどの程度緊張しているかを常にモニターしている。また，その情報を中枢神経に送るための知覚線維も含まれている。

■ 運動に関係する伝導路 ■

神経の興奮の伝達の経路を**伝導路**と呼んでいる。これは**神経細胞**（ニューロンとも呼ぶ）の連鎖によって構成されている。その中でもっとも単純な系を図7に示す。この図は**膝蓋腱反射**と呼ばれるもので，膝蓋腱を打たれると，大腿四頭筋の収縮が起こって膝が伸展する反応である。膝蓋腱の収縮を感じた腱紡錘からの刺激が脊髄後根を通って脊髄に入り，大腿四頭筋の筋線維を支配している運動神経に達し，これを刺激する。その結果，この筋肉の収縮が起こる。この経路では知覚神経と運動神経が大脳皮質を通過することなく結ばれている。したがってこの反応は意識にのぼることなく行われることになる。このような経路を**反射弓**と呼んでいる。

骨格筋を支配するために発達している伝導路としては，**錐体路**と**錐体外路**が知られている。錐体路は，延髄の錐体を通過する（ここで左右が交差する）のでその名がついた伝導路で，大脳皮質の運動領（中心前回）から起こって脊髄に連絡する随意性運動の経路である。一方，錐体外路は意識に

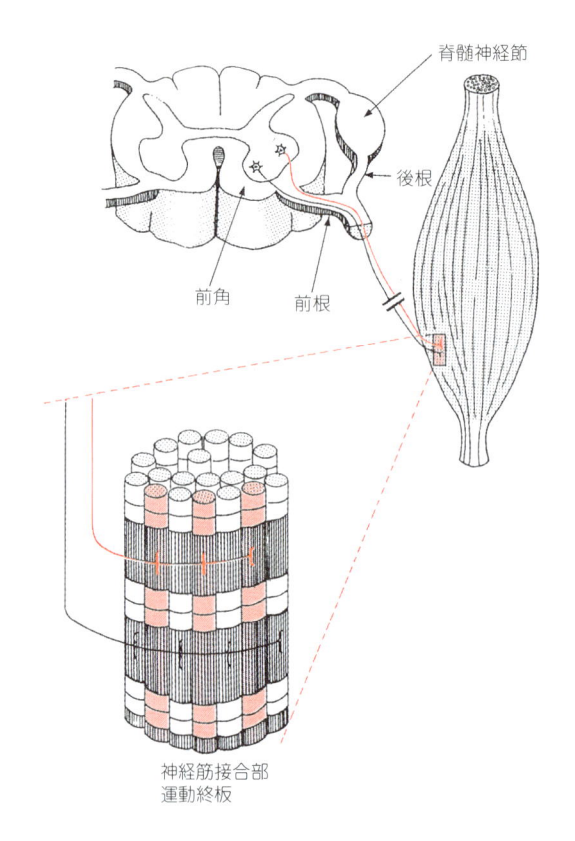

図 6. 神経の筋支配の模式図

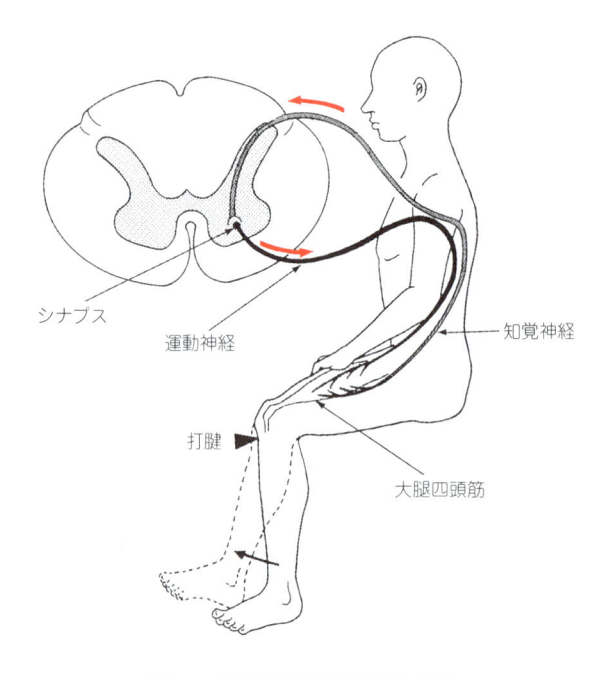

図 7. 反射弓の例（膝蓋腱反射）

のぼらない運動を制御する伝導路の総称である。錐体外路の上位中枢には，小脳と大脳基底核がある。小脳は随意性運動を円滑に実行するために筋肉や腱から伝わってきた情報をもとにして筋肉相互の収縮のタイミングを調整するなど，様々な働きをしている。大脳基底核は体の安定を保つための機能を持っていると考えられている。

私たちの体の動きは，たとえ意識的に行ったものでも，自動的に遂行される動きが多くを占めているが，これは，錐体路と錐体外路が密接に関連しながら円滑な運動を調整しているためである。

■ 運動のプログラム ■

どのような運動でも初めて行う時は無駄な動きが多くぎこちないものだが，やがて習熟してくると，細部の動きには注意しなくてもその運動を行おうと意図するだけで円滑に実行することができるようになる。あたかもその運動のプログラムが頭のどこかに組み込まれたように感じられる。一連の運動動作が頭の中にプログラム化され，意図するだけで随意性運動が実行されるという考え方を，運動の中枢プログラミングという。随意性運動が発現する際には大脳皮質の運動野（運動野，前運動野，補足運動野，連合野）の小脳，大脳基底核全体が協力して働き，そのニューロンの連鎖の中にはプログラミングの過程も含まれていると考えられているが，実際には随意運動の指令が脳のどの部分で形成されるのかという点は解明されていない。

■ 自律神経系 ■

末梢神経系には，骨格筋の支配と全身の感覚器からの知覚を伝えている脳脊髄神経以外に，意志とは無関係に動く平滑筋（内臓，血管，皮膚など）や腺の分泌を制御する神経系が存在する。これを**自律神経系**という。自律神経も中枢神経と連絡しており，全体として循環・呼吸・消化・吸収・分泌・生殖などの自律機能を制御している。自律神経の最高中枢は間脳の**視床下部**という部分にある。

自律神経系は**交感神経**と**副交感神経**に区別される。一般に1つの器官（臓器）は交感神経と副交感神経の両方の支配を受けており，両神経はアクセルとブレーキの関係（拮抗作用）にある。神経末端から刺激伝達物質が器官へ分泌されて刺激が伝達されるが，交感神経では**ノルアドレナリン**が，副交感神経では**アセチルコリン**が分泌される。両者の拮抗作用のバランスによって生体の恒常性が保たれている。おもな器官に対する交感・副交感神経の作用を表1に示す。交感神経系は全身が1つの目的に向かって協力するように起こる。それは生命が危機に直面したときに生体を保護するような動作を起こしやすくするためのものであり，私たちの体では運動を行うときも程度の差はあれ，交感神経の作用が高まっている。

内分泌系と運動

腺のうち，導管を持たず分泌物を直接血管（あ

表1．交感神経と副交感神経の作用

	交感神経	副交感神経
心　臓	心拍数の増大	心拍数の減少
血　管	収縮（冠状動脈では拡張）・血圧上昇	拡張，血圧下降
眼　球	瞳孔拡大，瞬膜の退縮，レンズの平坦化	瞳孔収縮，毛様体筋の収縮
胃・腸	蠕動運動の抑制（活動抑制）	活動亢進
肺	気管支の平滑筋をゆるめる	気管支平滑筋の収縮
皮　膚	立毛筋の収縮，汗腺による分泌	（支配しない）

るいはリンパ管）に放出するものを内分泌腺と呼び、この分泌物をホルモンという。ホルモンは血流によって運ばれ、特定の器官（標的器官）に特殊な影響を及ぼす。ただし近年ではこの定義に当てはまらないホルモンも発見されており、またホルモンと同じ物質が脳内の神経伝達物質として機能していることが発見されたりして、内分泌系と神経系の区別は必ずしも明確ではなくなってきている。内分泌系と自律神経系は、ともに生体の恒常性を維持するために働く系であり、その中枢は間脳の視床下部であることも共通している。

■ 副腎髄質から分泌されるホルモン ■

副腎は互いに発生と構造および機能を異にする皮質と髄質から形成される。皮質から分泌されるホルモンは10種類以上あるともいわれており、電解質と糖の代謝に関与するホルモンのほか、男性ホルモンのような作用を持つホルモンが分泌される。髄質は交感神経母細胞に由来する細胞からなる。ちょうど交感神経の神経節細胞が、そのまま血管中にアドレナリンとノルアドレナリンの分泌を行っていると考えればよい。その作用も交感神経の支配を受けている器官に対しては同様である。ただし、髄質から放出されるホルモンは交感神経の支配を受けない器官に対しても作用し、血糖の上昇や脂肪の代謝にも関与する。

■ 膵臓から分泌されるホルモン ■

膵臓は本来消化のための酵素を十二指腸に分泌する外分泌腺であるが、その中にホルモンを分泌する上皮細胞の集団であるランゲルハンス島（膵島）が100万程度散在している。そのうちの約25％がA細胞（α細胞）、約75％がB細胞（β細胞）で、少数のD細胞も含まれる。それぞれグルカゴン、インスリン、ソマトスタチンを分泌する。これらは副腎の髄質ホルモンのように運動に直接関係するホルモンではないが、運動のエネルギー源である糖の代謝に密接に関連している。グルカゴンは血糖を上昇させる作用を持つ。インスリンは、1）細胞のグルコース吸収の促進、2）細胞内のグルコースからグリコーゲンの合成への補助、3）細胞内でのグルコースを利用する解糖・呼吸の反応の促進といった作用を持っており、結果として血糖を低下させる働きを持っている。そのため、インスリンの欠乏は糖尿病を引き起こす。ソマトスタチンはグルカゴンとインスリンの分泌を抑制する。このホルモンはD細胞から組織液中に分泌され、拡散によってA細胞とB細胞に到達するので、従来の内分泌の定義からはずれている。

呼吸器系と運動

体内でエネルギーを産生する反応には酸素が必要であり、その反応の結果生じる二酸化炭素を体外に排出しなければならない。この酸素の取り込みと二酸化炭素の排出を担っているのが呼吸器系である。運動を継続するためには、筋収縮の直接のエネルギーであるATPを合成し続けなければならない。特に運動時には安静時よりも大量の酸素を消費する。そのため、酸素を取り込む能力は個人の運動能力に関係する。また、摂取した酸素の量と排出した二酸化炭素量の割合から体内で燃料として使われた栄養素を推定することができるため、呼吸器系の機能を測定することによって種々の運動生理機能を知ることができる。

ここでは基礎的な呼吸のメカニズムについて説明する。

■ 気道について ■

ガス交換が行われる場所は肺であるが、外界からそこに至るまでの経路を気道と呼んでいる。これには鼻腔、咽頭、喉頭、気管、気管支が属する（図8,9）。空気の通り道であるから中空構造となっており、喉頭と気管、気管支は、周囲の構造に圧迫されてふさがれないように軟骨のフレームで補強されている。さらに、気道の内壁には平滑筋があって内径の大きさの調節を行っている。気管支とその枝の平滑筋のけいれんが気管支喘息である。この平滑筋は副交感神経によって収縮し、交感神経によって弛緩するので、交感神経と類似の

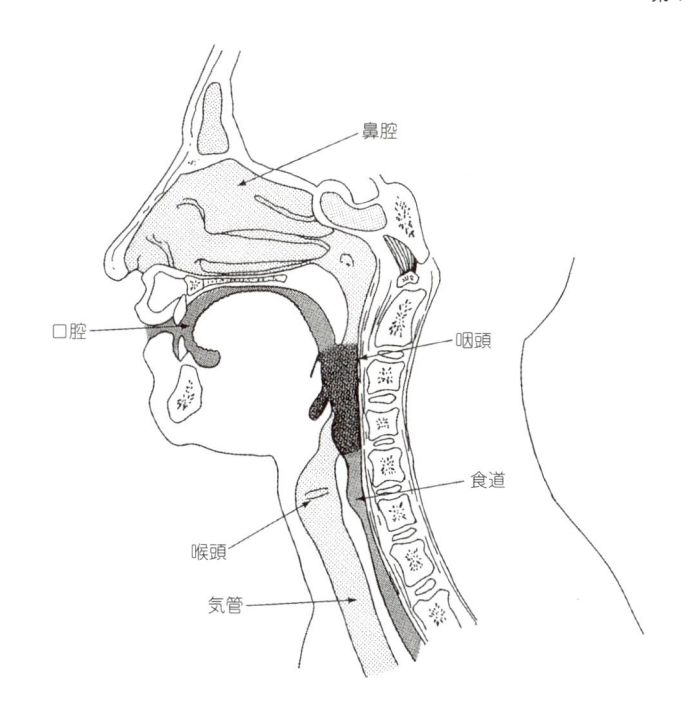

図 8. 呼吸器系に属する器官

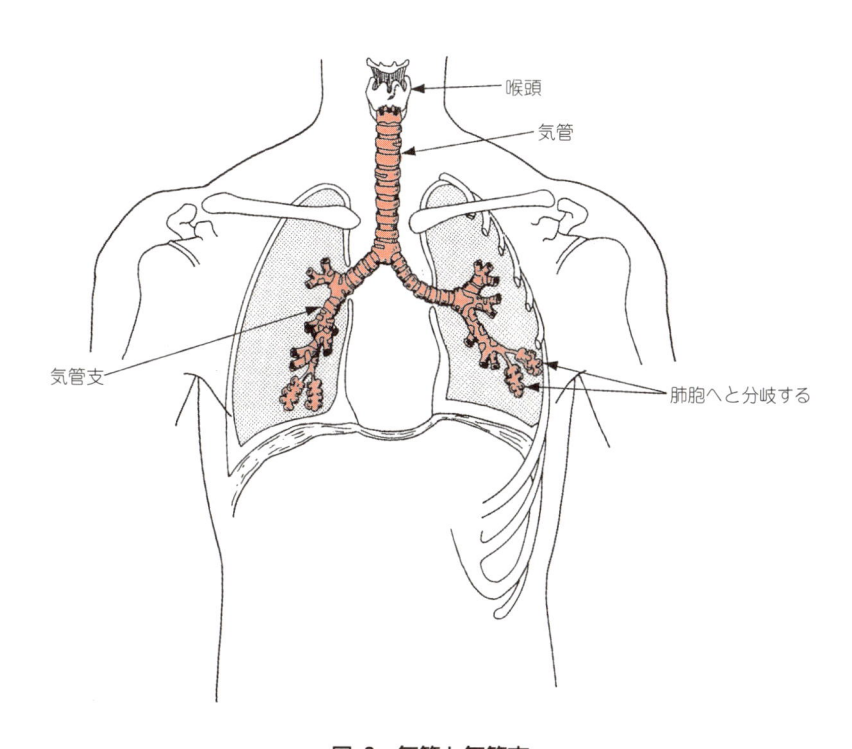

図 9. 気管と気管支

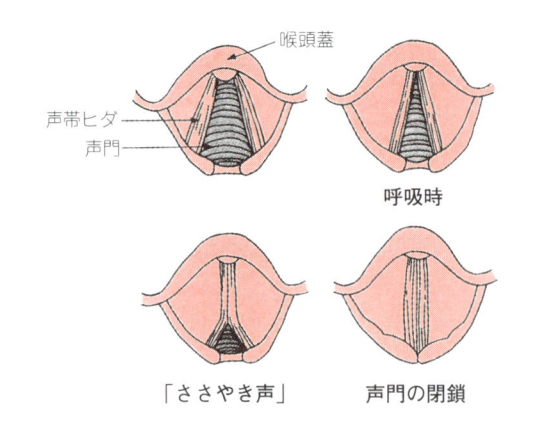

図 10. 喉頭の構造（声門を上方からみる）

作用を持つアドレナリンなどが筋のけいれんをゆるめる働きをする。気道の粘膜は線毛上皮細胞と粘液細胞から構成されており，線毛は異物や粘液（痰）を上方へ排出する働きを持つ。喉頭には**声帯**があり，発声器官としての機能を持っている（図10）。

■ 肺の構造 ■

肺は胸腔の約8割のスペースを占める1対の臓器である。左右の肺の間に存在する心臓が下方で左に膨らむので，左肺は右肺よりも容積が小さい。肺に入った気管支は分岐を繰り返して最終的には

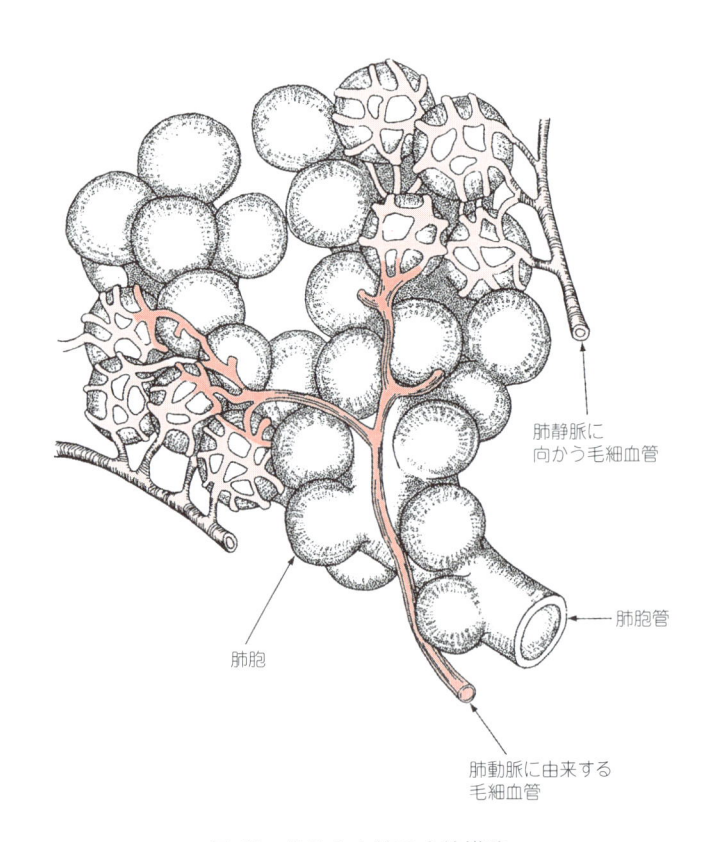

図 11. 肺胞と血管の立体構造

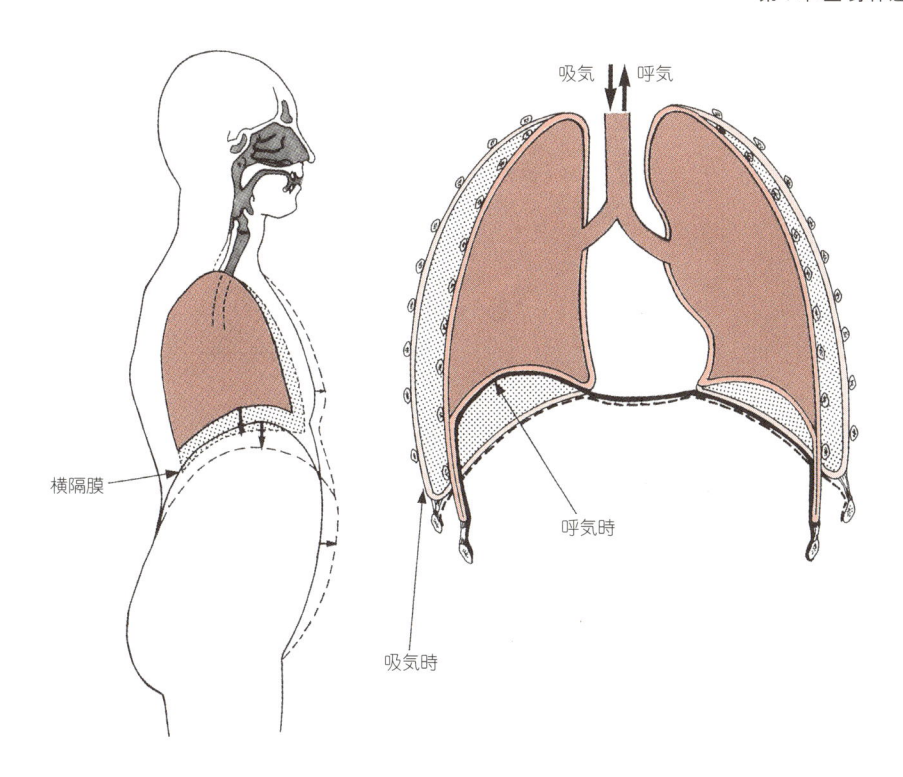

図 12. 呼吸運動

肺胞管となる。肺胞管の壁はブドウの房のように膨れている。その１つ１つを肺胞と呼び，実際のガス交換はこの部分で行われる（図11）。肺胞は薄い１層の肺胞上皮からなり，外壁には肺動脈に由来する毛細血管網が発達している。この毛細血管内皮と肺胞上皮を通じてガス交換が行われる。毛細血管中の血液は，いわゆる静脈血（二酸化炭素を多く含んでいる）で，ガス交換によって酸素を取り入れた新鮮な血液は，肺静脈に集められて心臓に還る。肺にはその構造上，最大に空気を吐き出しても排出しきれない空気が存在する（残気）。

■ 呼吸運動 ■

気道は末端が肺胞という行き止まりの構造になっているので，空気の取り入れ（吸気）と吐き出し（呼気）は交互に行うことが必要である。肺それ自体には膨らんだり，縮んだりする運動能力はない。肺の動きは胸郭の容積の増減を他動的に行うことによってなされる（図12）。胸郭は挙上させることによって容積を増大するので，胸郭の上下運動に関与する筋肉はすべて呼吸筋といえるが（腕を挙上させると胸郭も容積を増す。体操の深呼吸を思い出してみよう），この作用は通常は肋間筋という上下の肋骨を結ぶ筋肉によって行われている。このような呼吸様式を胸式呼吸という。一方，腹部との境界にある横隔膜（これも筋肉である）の上下運動によっても胸郭の容積は変化する。横隔膜による呼吸運動を腹式呼吸と呼ぶ。息をいっぱいに吸って呼吸を止め，腹部の筋肉全体を収縮させることで腹圧を高めることができる。排便，嘔吐，分娩の際に必要なこの作用も横隔膜の重要な働きである。

循環系と運動

心臓，血管，リンパ管から構成される循環系は，体の物質運搬の作業を一手に引き受けている。特に心臓と血管からなる血管系は重要で，体温まで

第1章 ■ 身体運動と器官系

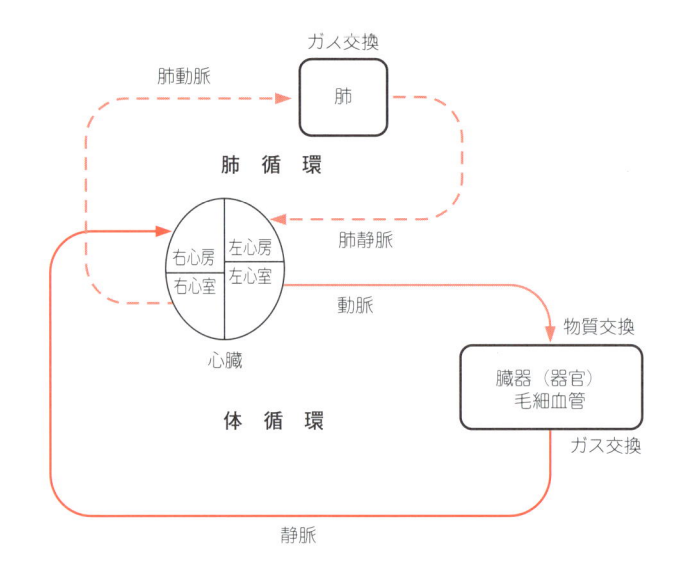

図 13. 循環系の概念図

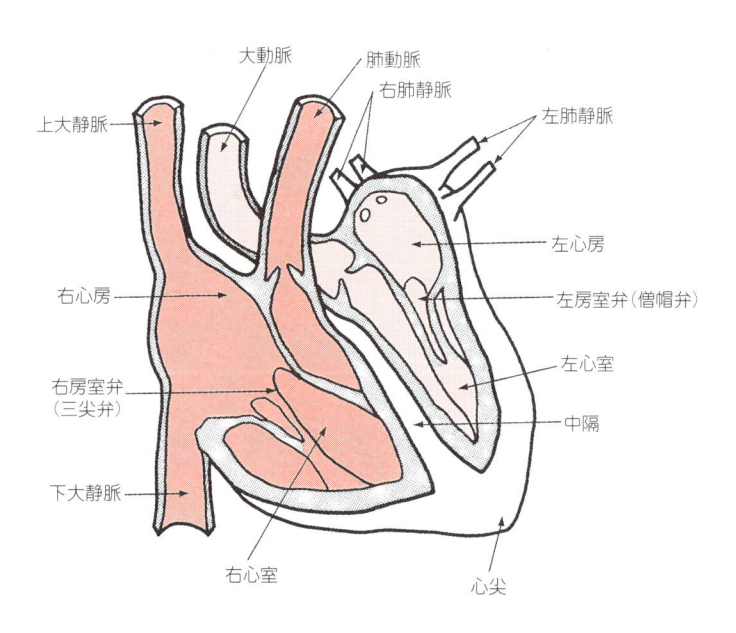

図 14. 心臓の構造

も血液によって全身に運んでいる。血管系は大きく2つに分けられる(図13)。1つは右心室から肺に向かい左心房に還る循環で，血液中の二酸化炭素を空気中の酸素と交換する**肺循環**(小循環ともいう)である。もう1つは左心室から出て全身の器官に向かい，そこで物質交換をして右心房に戻る**体循環**(大循環)である。器官の中で毛細血管に戻りきれなかった組織液を静脈に還流するのがリンパ系である(図では省略した)。血液と細胞の間の実際の物質の受け渡しは毛細血管のレベルで行われる。私たちの体を作っている細胞は代謝に必要な物質の供給と排出を循環系に頼っているので，循環系の能力は全身の代謝機能に影響する。そのため，循環系の重要な機能は毛細血管および

血液に駆動力を与える心臓にあるといえる。

■ 心臓の構造と機能 ■

心臓は胸腔内のやや左側にある筋肉に富んだ器官である。トランプのハートのマークは心臓の形を模したものであり、実際の心臓もおおまかにはこれに似ている。下方はとがっていて**心尖**と呼ばれ、上方の広がった部分を**心底**という。心尖は体の左にずれているので、心尖が胸壁をたたく拍動(心尖拍動)は左の乳頭線(乳の先端を通る鉛直線)のやや内側で第5肋骨と第6肋骨の間で触れることができる。心臓の内部は壁(**中隔**)によって左右に仕切られて、さらにそれぞれが弁によって上部の**心房**と下部の**心室**に仕切られている(図14)。心房は静脈血を受ける部分であり壁は薄い。一方、心室は動脈へ血液を送り出すポンプの主体をなす部分で、厚い壁を持っている。左右の心室を比較すると、全身へ血液を送る左心室の方が、肺まで血液を送るだけの右心室よりも3倍ほど厚い筋層を持っている。心臓の壁は大部分が心筋と呼ばれる横紋筋によって構成されている。心筋は休むことなく働き続けているが、それを可能にしているのは大きさと量とも骨格筋にまさるミトコンドリアの存在による。心臓の1回の拍動によって押し出される血液の量を**1回拍出量**という。通常1分間の平均値で表し、成人の正常値は60〜80 mlである。これは1分間に約5 lという血液量で、さらに運動時には20 lにも達する。安静時の心拍出量は体表面積にほぼ比例することが知られている。右心房から出た血液が再び右心房に戻る時間(小循環と大循環を回るのに要する時間)は約1分である。

■ 心臓の栄養血管 ■

心臓自体に栄養を与えるのは、大動脈の基部から左右に2本分岐した**冠状動脈**である(図15)。心筋の酸素消費量は非常に大きいので冠状動脈の枝が動脈硬化などで通過障害を起こしたり、血栓などでふさがれると短時間のうちにその流域の心筋の壊死(組織が死んでしまうこと)が起こる。こ

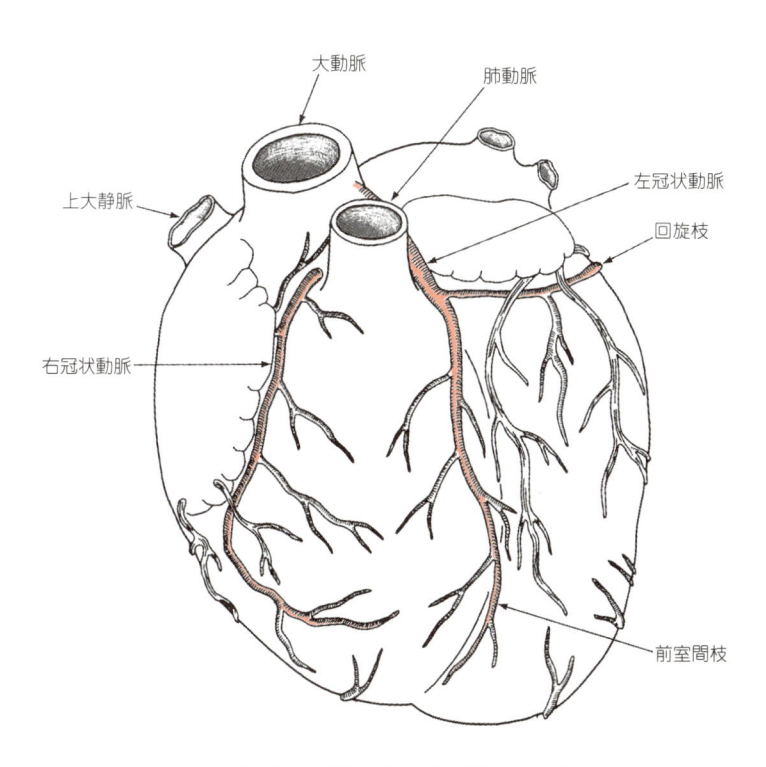

図 15. 冠状動脈とその枝(心臓の前面)

れが心筋梗塞である。

■ 刺激伝導系 ■

心臓は外からの刺激を受けなくても自律的に拍動し、収縮と弛緩を一定の周期で繰り返している。この心臓の自動性は心臓壁にある特殊な筋線維の働きによって行われている。これらの特殊筋線維は収縮する力はないが、興奮を発生してそれを心臓全体に伝える性質を持っている。この特殊筋線維の集まりを刺激伝導系と呼んでいる。刺激伝導系の興奮伝達速度は遅く、心臓各部の収縮のテンポを取るのに都合がよい。刺激は上大静脈の付け根にある洞結節から起こる。ここには交感神経と副交感神経が到達していて、鼓動の促進と遅延を制御している。刺激伝導系自体は心臓の鼓動の速さを制御するのではなく、あくまで心臓の内部での収縮のテンポの調節を行っているのである。洞結節から起こった刺激は結節間路を通って房室結節に伝わる。さらに次のヒス束、脚（右脚・左脚）、プルキンエ線維に伝わり心尖から上方の心室の筋に伝達される（図16）。

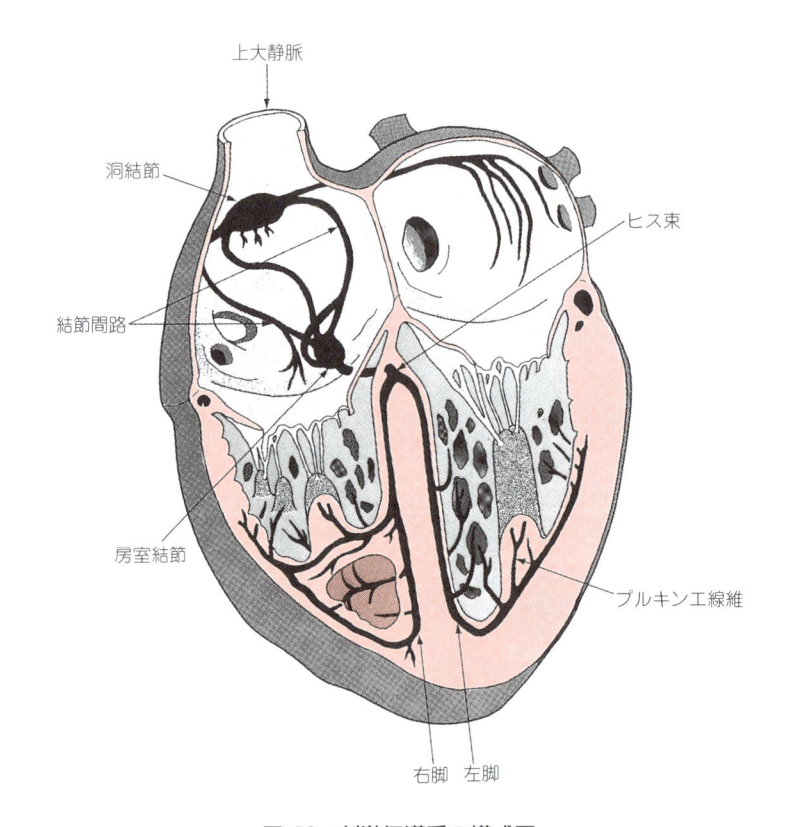

図 16．刺激伝導系の模式図

第2章

筋収縮のしくみとエネルギー

　筋肉の収縮は細胞レベルにおける組織構造の収縮がもとになって行われている。この細胞レベルの収縮に用いられるエネルギーはいくつかの方法によって供給されているが，筋収縮の強さや継続時間の長さによってケース・バイ・ケースで適したエネルギー供給方法が優先的に働いている。本章では筋収縮のメカニズムとそのエネルギー供給システムについて説明する。

筋収縮のメカニズム

　筋肉は大きく，**平滑筋**(へいかつきん)（内臓を動かすためのもの）と**骨格筋**(こっかくきん)（骨格を動かすためのもの）の2つに分けることができる。それぞれの筋を構成する細胞は，形や支配する神経も異なっている。しかし，筋収縮の基本的機構はよく似ており，筋細胞の内部にある太さの違う2種類のフィラメント（**ミオシンフィラメントとアクチンフィラメント**）が相互にスライドしながら手繰り寄せられ，全体が短くなることによって筋収縮を起こしている。

　ここでは身体運動の主役である骨格筋の構造を詳しくみることにする（図17）。骨格筋は筋肉の

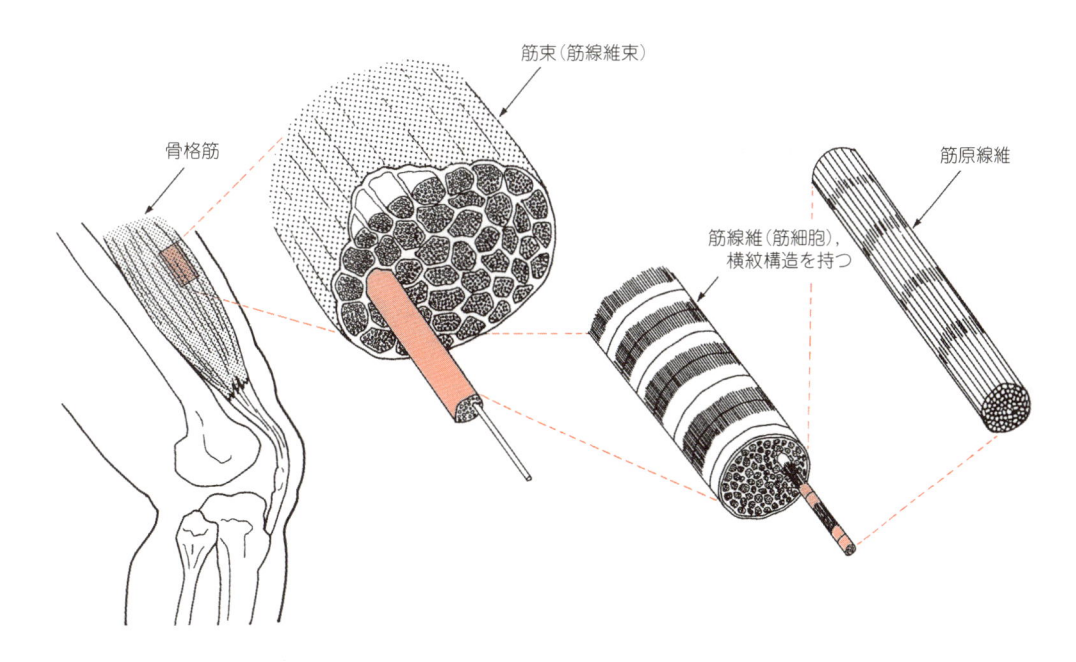

図 17. 骨格筋の構造

第2章 ■筋収縮のしくみとエネルギー

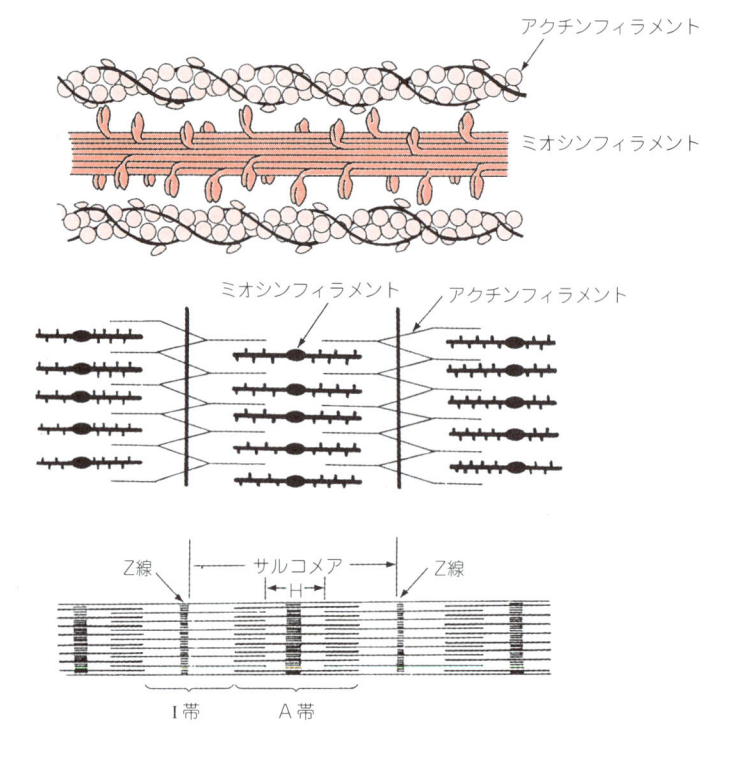

図18. 横紋筋の微細構造

　長軸方向にのびた細長い**筋線維**（筋細胞）が多数集まってできたものである。筋線維の1本は幅が約20〜150μmほどで、長さは数mmから数十cmにわたるものまで様々ある。さらに拡大してみると、筋線維自体はそれよりも細長い円筒状の線維がぎっしりと詰まってできていることがわかる。この線維を**筋原線維**と呼ぶ。太さは直径が1μm程度である。この筋原線維の表面には縞模様がみられる。縞模様の位置はどの筋原線維でも一緒なので、顕微鏡で観察すると、筋線維全体に縞模様が観察できる。これを**横紋構造**と呼んでいる。横紋は骨格筋のみでなく、内臓筋の一種である心筋（心臓の筋肉）にも観察されるが、平滑筋には存在しない。

　次に横紋構造をさらに詳しく観察してみたのが図18である。横紋構造はアクチンのフィラメントとミオシンのフィラメントが規則正しく配列してできたものである。図中のA帯はミオシンのフィラメントの存在する部分で、筋の染色標本を光学顕微鏡で観察したときに暗く見える部分である。これに対し、**Z線**からHの端までを占めているのがアクチンのフィラメントで、明るく見える。隣り合うZ線とZ線の間は**サルコメア**（筋節）と呼ばれ、筋原線維の構成単位となっている。筋の収縮はZ線の両側からアクチンがミオシンの間に滑り込むことによって起こるといわれている（滑り込み説）。サルコメアは、長さがわずか数マイクロメートル（1/1,000 mm 単位）しかないが、この構成単位が1つの筋線維に10兆個も集まっており、それぞれのわずかな収縮が全体として筋肉を収縮させている。

筋収縮のためのエネルギー供給方法

　筋肉を動かすための直接的なエネルギーには**ATP**と呼ばれる高エネルギー性の化合物が利用される（図19）。ATPは**アデノシン三リン酸**（**A**denosine **T**ri-**P**hosphate）の略で、アデニン（プリン塩基）、リボース（五炭素糖）と3個のリン酸か

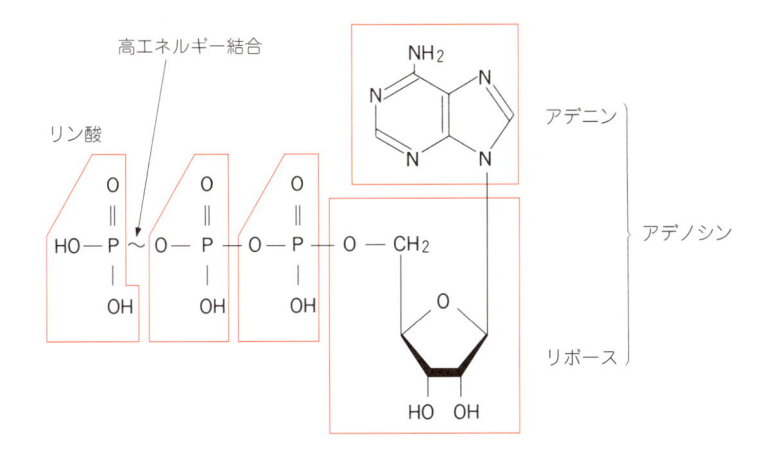

図 19. ATP(アデノシン三リン酸)の構造

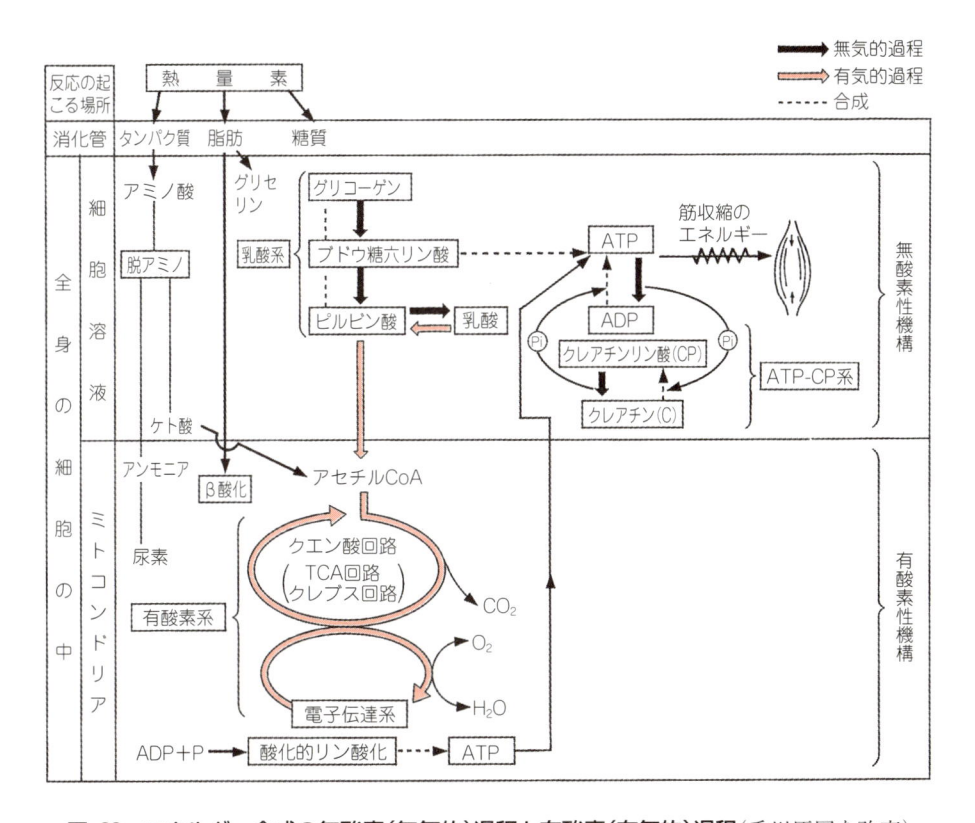

図 20. エネルギー合成の無酸素(無気的)過程と有酸素(有気的)過程(香川原図を改変)

らできている。アデニン，リボースが結合した分子をアデノシンといい，さらに3個のリン酸がつながったものをATPという。ATPが1個のリン酸を放出して **ADP**(**アデノシンニリン酸**，**A**denosine **D**i-**P**hosphate)に分解される時にエネルギーが放出されるが，そのエネルギーを使って筋の収縮が行われる。分解消費したATPを補給するためにただちに細胞内の ミトコンドリア という小器官でADPからATPが再合成されるが，この再合成は主に次の反応経路によって行われている。それは 1) **ATP-CP系**，2) **乳酸系**，3) **有酸素系** の3つである(図20)。ATP-CP系および乳酸系のエ

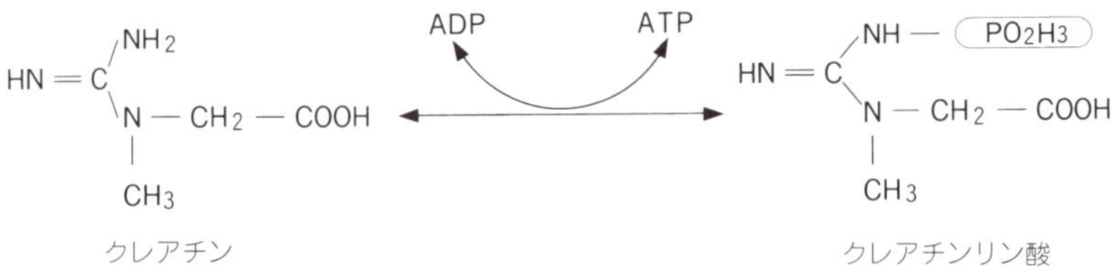

第2章 ■ 筋収縮のしくみとエネルギー

図 21. クレアチンリン酸の生成

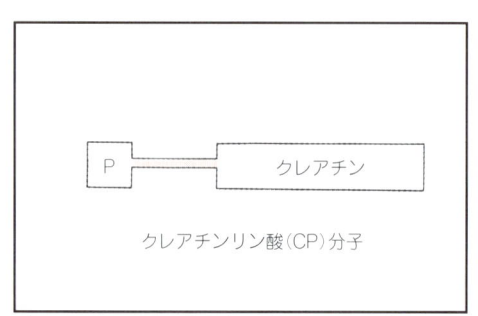

図 22. ATP-CP系（フォックスを改変）

クレアチンリン酸は筋細胞に貯蔵されている高エネルギー性化合物である。

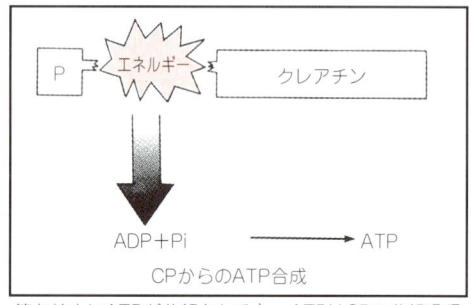

筋収縮中にATPが分解されると，ATPはCPの分解過程で放出されたエネルギーによって急速に再合成される。

ネルギー産生経路は酸素を必要としない反応経路であるので**無酸素性**（嫌気性，Anaerobic）**機構**と呼び，一方，有酸素系はその名の通り酸素を必要とするエネルギー産生経路であるので**有酸素性**（好気性，Aerobic）**機構**と呼ばれる。呼吸をする間もないほど短時間の運動（百メートル走など）には酸素を必要としないエネルギー合成反応が働く必要があるし，長時間にわたる運動には大量のエネルギー合成のために酸素を使った十分な栄養素（おもに脂肪と糖質）の酸化分解反応が必要となってくる。しかし体内のエネルギー合成は複合的・連続的であり，常にこの3つの反応経路のすべてが関与している。ただ，運動の種類・種目によって3つの反応経路の重要度が変化し，おもにどの反応経路によってエネルギーを産生するのかが異なってくる。

■ ATP-CP系 ■

ATP末端のリン酸基は，不安定な結合をしており，この無機リン酸（P）が取れるときには大きなエネルギーが放出され，これが筋収縮のためのエネルギーに利用される。このような結合を**高エネルギー性リン酸結合**という。つまりATPはこのリン酸結合部にエネルギーを蓄えているのである。しかし，ATPは非常に不安定な物質であるために筋肉中にはごく少量しか存在しない。そのため，最大限に筋肉を収縮するとその一瞬で筋肉中のATPは使い尽くされてしまう。そこでATPの消費が激しい器官（脳や筋肉）ではATPのもつ高エネルギー性リン酸結合をクレアチンに移して，安定な**クレアチンリン酸**（Creatine Phosphate=Phospho-creatine）として蓄えている（図21）。ATPが必要なときにはクレアチンリン酸（CP）がクレアチン（Creatine）とリン酸（P）に分解され，そのとき発生するエネルギーによってATPが再合成される（図22）。このATP-CP系は酸素を必要としない無酸素性（嫌気性）の反応経路であり，すばやく筋収縮にエネルギーを供給する仕組みではあるが，クレアチンリン酸（CP）の量は限られており，最大限に筋肉を収縮する運動では数秒で使い尽くされてしまう。そのため，百メートル走などのスプリント競技においてさえもエネルギー源として

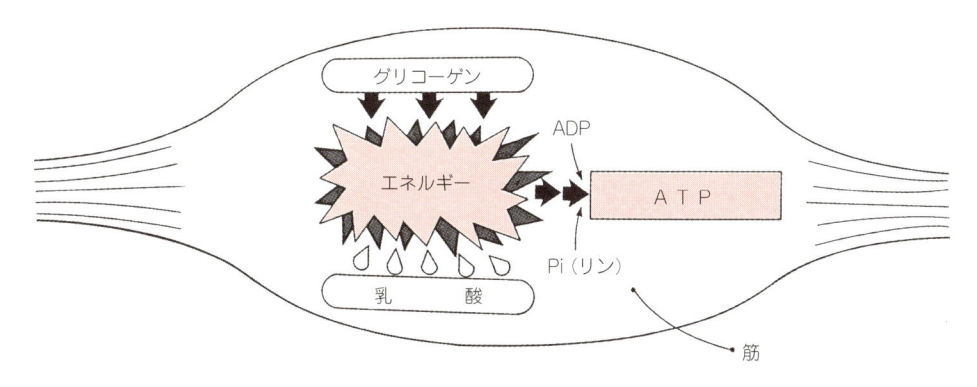

グリコーゲンは，無気的(無酸素的)に乳酸に分解される。この分解過程で放出されるエネルギーは，ATP再合成に使われる。

図 23. 乳酸系(解糖系フォックスを改変)

■ 乳 酸 系 ■

　筋肉中に顆粒として蓄えられている糖質すなわち**グリコーゲン**(Glycogen)は**ピルビン酸**に分解され，無酸素状態では**乳酸**へ還元される(図20, 23)。この反応経路(解糖系，Glycolysis)で発生するエネルギーがATPの再合成に用いられる。この反応経路は乳酸の発生を伴うことから**乳酸性機構**ともいわれている。この経路から供給されるエネルギーによって無酸素下で最大限に筋肉を収縮する運動が数十秒(40〜50秒)ほど可能である。しかし，激しい運動時にはこの反応によって発生する乳酸の処理が遅れ，筋肉中に乳酸が蓄積することになる。乳酸の蓄積は筋のpHを下げてエネルギー合成反応を阻害するなど，疲労の原因の1つとされ，乳酸が筋重量の0.3%になると筋収縮が不可能になるといわれている。運動をふだんあまりしていない一般の人にとっては，運動の強度がある程度を超えると血液中の乳酸濃度が高くなり始める。その理由は運動に必要な酸素の供給が間に合わず乳酸を有酸素下にて分解処理することが遅れ，乳酸の蓄積が多くなるからである。最近では，乳酸の蓄積の程度を調べることによって各個人がどの程度まで運動強度のトレーニングが可能であるかを評価して，運動処方に利用することが試みられている。

■ 有酸素系 ■

　呼吸から摂取した酸素を使って体内で脂質や糖質を二酸化炭素(CO_2)と水(H_2O)にまで完全に酸化・分解する反応(**クエン酸回路**＝TCA回路＝クレブス回路)が行われる。この有酸素系の反応によって私たちの身体は大量のATPを再合成することが可能である(図20, 24)。この反応経路は大変複雑で，また酸素の供給が不可欠であるため，瞬間的なエネルギー供給システムとしては不適であるが，生成可能なエネルギー量は膨大であり，エネルギー供給システムの根幹として働いている。低強度の運動ではATPの分解が比較的遅いため，酸素が十分供給されている状態ならばこの反応経路から供給されるエネルギーによって長時間の運動が可能である。有酸素系の燃料となる栄養素は主として脂質である。また，脂質は脂肪酸(Fatty Acid)になりクエン酸回路に入り酸化される。また，糖質のグリコーゲンやブドウ糖からできた乳酸も，ピルビン酸(Pyruvic Acid)を経てクエン酸回路に入り酸化される。これらの反応は細胞内のミトコンドリアで行われており，ミトコンドリアはエネルギーの発電所ともいえる存在である。

　以上の3つの反応系を運動との関係でまとめたのが表2である。

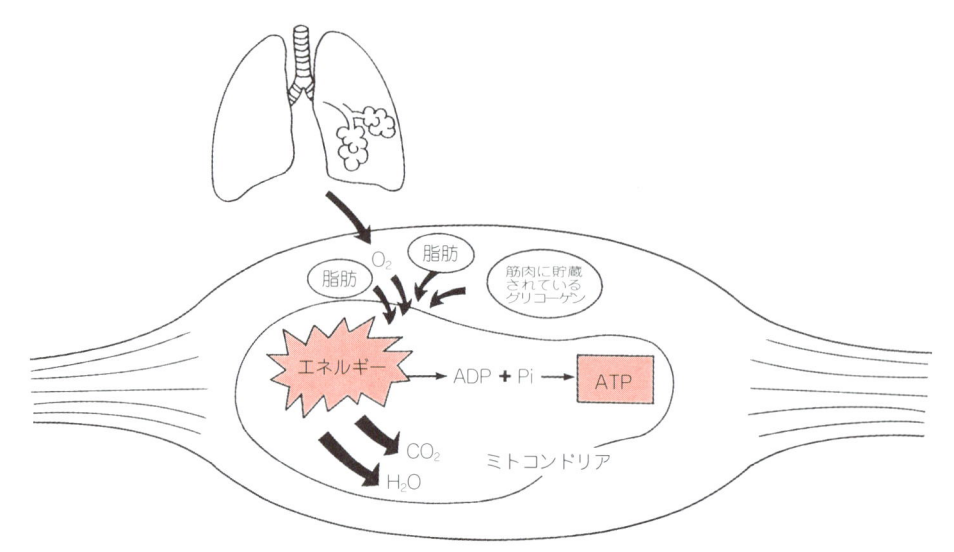

第 2 章 ■筋収縮のしくみとエネルギー

グリコーゲン，脂肪，さらにはタンパク質もATP再合成のための燃料となる。有酸素系は，多量のATPを疲労性副産物を生ずることなく生産することができるので持久的運動に適している。

図 24. 有酸素系(フォックスを改変)

表 2. エネルギー合成経路の一般的特徴(フォックスより)

ATP-CP 系	乳酸系	有酸素系
無気的	無気的	有気的
非常に速い	速い	遅い
燃料：CP	燃料：グリコーゲン	燃料：グリコーゲン，脂肪，タンパク質
非常に限られた量の ATP 生成	限定された量の ATP 生成	無制限な量の ATP 生成
筋貯蔵量は限定	副産物の乳酸は筋疲労を引き起こす	疲労副産物を作らない
スプリント走，他の高パワーの短時間運動に利用	1～3 分間の運動に利用	持久走や長時間の運動に利用

筋線維の 2 つのタイプ（赤筋と白筋）

　筋肉は数千本の筋線維の集まりである。顕微鏡でみると，赤色を帯びた赤筋線維と白っぽい白筋線維が見える。筋肉中に含まれる鉄の一種であるミオグロビンという血色素を多く含むことによって赤色を呈する。ミオグロビンは筋収縮に必要な酸素を蓄積している。また筋線維は収縮スピードによって大きく 2 種類に分けられる(図25)。速筋線維(FT 線維，タイプⅡ線維)は無酸素的エネルギーを発揮する直径の太い筋線維であり，スピードや力が要求される運動に適しているが，短時間で疲労しやすい。遅筋線維(ST 線維，タイプⅠ線維)はミオグロビンが多く含まれた直径の細い線維で，筋力は小さいが有酸素的エネルギーの製造工場であるミトコンドリアが多く，ATP の合成が盛んなため酸素と栄養素がとぎれなければ疲労しにくいので持久的運動に適している。すべての筋肉は両タイプまたはその中間のタイプの筋線維が混ざっているが，その割合は個人差があり遺伝的要素が強い。白筋線維が多く，赤筋線維が少

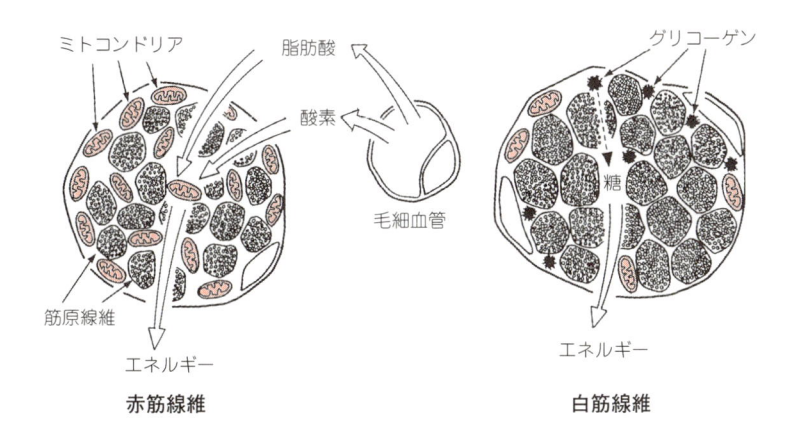

図 25. 筋線維の2つのタイプ

ない筋肉を**白筋**，赤筋線維が多くて白筋線維の少ない筋肉を**赤筋**と呼ぶ。一般に白筋は四肢の筋肉に多く，赤筋は姿勢の保持に関係する筋肉に多い。

第3章

運動とエネルギー代謝

人間が生きていくためには栄養素などの物質を食事から取り入れ，常に人体に必要な物質を体内で合成している。この合成を同化作用（アナボリズム，Anabolism）という。一方，体内では絶えず物質の分解もなされており，これを異化作用（カタボリズム，Catabolism）という。人体に物質を取り入れ，合成し，分解して排泄していくまでの過程を代謝（メタボリズム，Metabolism）といい，代謝を物質の出納からみた場合を物質代謝，エネルギーの出納からみた場合をエネルギー代謝という。食事から摂取した栄養素の多くは呼吸から摂取した酸素を使って体内で酸化・分解され，最終的には二酸化炭素（CO_2）と水（H_2O）になる。この分解過程は無駄なくこきざみに進んでいき，その都度栄養素の分子中にある化学的エネルギーが大切に回収される。栄養素分子から取り出されたエネルギーは高エネルギー性化合物といわれる何種類かの物質に移し替えられる。体内でエネルギーが必要なときにはこれらの高エネルギー性化合物を分解してエネルギーを取り出し，使用される。体内で使用されるエネルギー源の主役はアデノシン三リン酸（**A**denosine **T**ri-**P**hosphate；**ATP**）と呼ばれる高エネルギー性化合物である。ATPは色々な点でエネルギー源として使いやすい物質で，体内においてはエネルギー通貨ともいえる存在である。筋肉を動かすときに直接的に使われるエネルギーはこのATPである。1日に作られる（消費される）ATPはおよそ100モルほどで，これは体重に匹敵するほど大量であるが，ATPの代謝は非常に速く，1つのATPの寿命は30秒ほどしかない。そのため，一瞬間をとってみると体内にあるATPの量は25ミリモルしかなく，これは1日の代謝量の1/4,000でしかない。したがって，体内では常にエネルギー（ATP）の合成が行われており，エネルギー合成経路には栄養素と酸素の補給が絶え間なく続けられている。

栄養学で使われるエネルギーの単位

人間が生命活動を行うためにはエネルギーが必要であり，そのエネルギーは外部から供給されている。人体は光エネルギーや熱エネルギーを直接吸収して利用することができないので，必要なエネルギーを食物から得ている。食物中の栄養素を体内で酸化分解し，栄養素分子中の化学エネルギーを取り出して生命活動に利用している。食物から取り出されたエネルギーは熱エネルギーとして体温の維持に使われたり，一部は化学的に体内に蓄えられ，必要に応じて筋肉を動かす力学的エネルギーに利用されたり電気的エネルギーとして神経の伝導などに用いられたりする。物を持ち上げるような機械的エネルギーはエルグ（erg）など，電気的エネルギーはアンペア（A）やボルト（V）など，熱エネルギーはカロリー（cal）など，光エネルギーはルクス（lx）やカンデラ（Cd）などで表される。体内に摂取された食品のエネルギーはそのほとんどが最終的には熱に変換されることから，従来，栄養学においては食品のエネルギーを表す単位としてカロリー（cal）単位を用いてきた（表4）。1 calとは，14.5℃の1 gの水を15.5℃に上げるため

表 3. 体内で利用されている高エネルギー性化合物

ATP	アデノシン三リン酸
PC	ホスホクレアチン
NAD$^+$	ニコチンアミドアデニンジヌクレオチド(酸化型)
NADH	ニコチンアミドアデニンジヌクレオチド(還元型)
NADP$^+$	ニコチンアミドアデニンジヌクレオチドリン酸(酸化型)
NADPH	ニコチンアミドアデニンジヌクレオチドリン酸(還元型)
fp	フラビンタンパク質(酸化型)
fpH$_2$	フラビンタンパク質(還元型)

エネルギーの大きさは，NADH（NADPH）＞fpH$_2$＞ATP の順となり，
1 NADH＝1 NADPH＝3 ATP，1 fpH$_2$＝2 ATP

の熱エネルギーであり，実用的にはその 1,000 倍の 1 kcal（＝Cal）を単位として用いている。1 kcal は大人約 7 人（426.8 kg）を 1 m の高さまで持ち上げることができる仕事エネルギーに相当する。しかし，最近ではエネルギーの単位として一般に共通性の高い**ジュール（J）単位**を用いる国が増えている。**FAO**（**F**ood and **A**griculture **O**rganization）や **WHO**（**W**orld **H**ealth **O**rganization）からも栄養学で使用する単位としてジュール単位の使用が提案されていることから，国際機関および欧米諸国の多くはジュール単位を用いる方向にあり，現在その過渡的提案としてカロリー単位も併記することになっている。

食物のエネルギー

食物中に含まれる栄養素は大きく糖質・脂質・タンパク質・無機質（ミネラル）・ビタミン・水に分けられるが，そのうち人体がエネルギー源として利用できるのは主として糖質・脂質・タンパク質で，この 3 つを**熱量素**という（図26）。その熱量素が 1 g 当たりどれくらいのエネルギーをもっているかは爆発熱量計（ボンブカロリーメーター）を用いて測定される。食品の一定量を試料として，高圧の酸素ガスのもとで放電して試料を燃やし，このとき生じる熱量を周囲の水温上昇で測定することによって試料の燃焼で発生した熱エネルギーを算出する。これは**物理的燃焼値**といわれている。この方法により，糖質，脂質，タンパク質の 1 g を燃焼させて得られるエネルギーは，それぞれ 4.10 kcal，9.45 kca，5.65 kcal である。

■ ルブナーの係数と アットウォーターの係数 ■

正常な生体内では糖質と脂質は完全に燃焼して CO_2 と H_2O になるので，体内で発生するエネルギーは物理的燃焼値とほぼ等しい。しかし，タン

表 4. 熱量の単位

エネルギーの種類	単位	読み方	定義
熱・化学エネルギー	1 cal	(小)カロリー	1 g の水を 1℃ 上昇させるのに必要なエネルギー
熱・化学エネルギー	1 kcal (Cal)	キロカロリー (大)カロリー	1 kg の水を 1℃ 上昇させるのに必要なエネルギー
運動エネルギー	1 J	ジュール	1 kg の物体を 1 ニュートンの力で 1 m 移動させるのに必要なエネルギー

1,000 J＝1 kJ
1 kcal＝4.18 kJ（キロジュール）
1,000 kcal＝4.184 MJ（メガジュール）

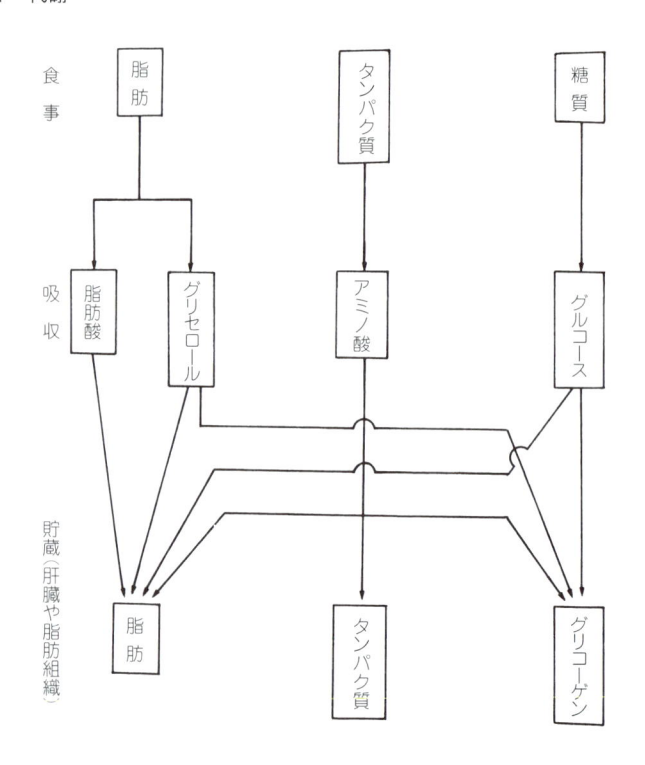

図 26. 糖質・タンパク質・脂質の貯蔵型

パク質は完全に燃焼せずに尿素や尿酸などの形で体外へ排出される。そのため，体内ではタンパク質分子内に含まれるエネルギーを完全には取り出せず，人体が利用できるエネルギーはやや減少する。その値はタンパク質1g当たり約1.25kcalに相当する。このことを考慮して，ドイツの生理学者ルブナー（Rubner）は，糖質，脂質，タンパク質1gが生体内で燃焼するエネルギーを各々4.1kcal，9.3kcal，4.1kcalとした。これはルブナーの係数と呼ばれている（表5）。さらに，食べた栄養素が完全に消化吸収されるとは限らないので，消化吸収率を考慮しなければならない。20世紀の初めごろ，アメリカの生理学者アットウォーター（Atwater）らは，アメリカ人を被験者として実験的に各栄養素の消化吸収率を調べ，この値（糖質98%，脂質95%，タンパク質92%）を乗じた各栄養素の生理的燃焼値を計算した。その結果，糖質1gを摂取したときに吸収された分が体内で燃焼して発生するエネルギーは4kcal，脂質では9kcal，タンパク質では4kcalとなった。この数値はアットウォーターのエネルギー換算係数と呼ばれ広く用いられてきた（表6）。

表 5. 栄養素のエネルギー

	物理的燃焼値	ルブナーの係数	アットウォーターの係数
糖　　質	4.10 kcal	4.1 kcal/g	4 kcal/g
脂　　質	9.45	9.3	9
タンパク質	5.65	4.1	4
		各1gが生体内で燃焼して発生するエネルギー	各1gを摂取したとき，吸収された分が燃焼して発生するエネルギー

表 6．アットウォーターの係数

	燃焼値 (kcal/g)	吸収率 (%)	吸収された カロリー (kcal/g)	未利用 カロリー (kcal/g)	換算率 (kcal/g)
タンパク質	5.65	92	5.3	1.3	4.0
脂　　　肪	9.45	95	9.0	0.0	9.0
糖　　　質	4.10	98	4.0	0.0	4.0

■ エネルギー換算係数 ■

アットウォーターの係数は世界的に広く用いられてきたが，この係数を測定するときに用いた食品は当時のアメリカの食品で，種類も多くなく，計算に用いた消化吸収率も当時のアメリカ人の消化吸収率であり，あくまでも当時のアメリカ人の食事内容を加重平均した値であることから，この値をすべてに使用することは必ずしも適当ではない。そのため FAO は，1962 年に改めて検討した食品ごとのエネルギー量（エネルギー換算係数）を発表した（表 7）。わが国では，穀類・動物性食品・油脂類・大豆製品のうち主要食品については「日本人における利用エネルギー測定調査結果」に基づいて，わが国独自の係数を適用している（表8）。その他の食品については FAO の提唱する係数を用い，適用する係数が明らかでないものについてはアットウォーターの係数を用いて食品のエネルギー値を求めている。食品のエネルギー値は可食部 100 g 当たりの糖質，脂質，タンパク質の含有量（g）に各成分別のエネルギー換算係数を乗じて算出されたものである。食品成分表のエネルギー値はエネルギー換算係数を用いて計算されたものである。主要な食品のもつエネルギー値をエネルギー換算係数を用いて計算すると表 9 のようになる。

表 7．FAO のエネルギー換算係数 (kcal/g)

食品群	食品名	糖質	脂質	タンパク質
穀類	大麦（精白）	3.95	8.37	3.55
	小麦粉歩留り 97〜100%	3.78	8.37	3.59
	もろこし（全粒）	4.03	8.37	0.91
	ライ麦粉（全粒粉）	3.86	8.37	3.05
	その他の精白穀類	4.12	8.37	3.87
いもおよびでん粉類	じゃがいも	4.03	8.37	2.78
砂糖および甘味類	てんしょ類	3.87	―	3.11
	ブドウ糖	3.68	―	―
	（はちみつ）	3.68	―	(3.36)
獣鳥鯨肉類	ゼラチン	―	9.02	3.90
野菜類	でん粉質塊茎根を除く地下部利用の野菜	3.84	8.37	2.78
	その他の野菜	3.57	8.37	2.44
種実類	種実（成熟，乾燥）	4.07	8.37	3.47
果実類	レモン等クエン酸の多い果実	2.70	8.37	3.36
	その他の果実	3.60	8.37	3.36
し好飲料類	アルコール飲料	(4.0)	(9.0)	(4.0)
	炭酸飲料，粉末飲料	(3.87)	(9.1)	(4.0)

アルコール 6.93〜

注：（　）内の係数は，他の食品群係数の転用，またはそれからの推定による。

表 8. 日本のエネルギー換算係数 (kcal/g)

食品群	主要食品名	糖質	脂質	タンパク質
穀類	玄米	4.12	8.37	3.47
	精白米	4.20	8.37	3.96
	小麦粉	4.20	8.37	4.32
	そば粉	4.16	8.37	3.83
	油揚げ乾燥即席めん	4.20	(9.21)	4.32
いもおよびでん粉類	ポテトチップス	4.03*	(9.21)	2.78*
油脂類	植物油	―	9.21	―
	牛脂・豚油	―	9.41	4.22
	マーガリン	3.87	9.21	4.22
豆類	大豆(煮)・納豆	4.07	8.46	4.00
	豆腐・油揚げ・湯葉	4.07	9.02	4.18
	きな粉	4.07	8.09	3.43
魚介類	魚介肉	4.11	9.41	4.22
	でん粉添加製品	4.03*	9.41	4.22
獣鳥鯨肉類	獣鳥鯨肉	4.11	9.41	4.22
	でん粉添加製品	4.03*	9.41	4.22
乳類	乳・乳製品	3.87	9.16	4.22
卵類	卵類	3.68	9.41	4.32
野菜類	未成熟豆類	4.07	8.46	4.00
	果菜類の油いため	3.57*	(9.21)	2.44*

注：1) ( )内の係数は，他の食品群係数の転用，またはそれからの推定による。
　　2) *を付した係数は，FAOの換算係数を転用したもの。

表 9. おもな食品についてのエネルギー値 (100 g)

食品	区分	糖質	脂質	タンパク質
精白米	含有量	75.8 g	1.3 g	6.8 g
	換算係数	4.20	8.37	3.96
	エネルギー	318 kcal	11 kcal	27 kcal
	総エネルギー	356 kcal		
豚肉 (もも・脂身つき)	含有量	0.5 g	7.4 g	20.4 g
	換算係数	4.11	9.41	4.22
	エネルギー	2 kcal	70 kcal	86 kcal
	総エネルギー	158 kcal		
豆腐 (絹ごし)	含有量	1.7 g	3.3 g	5.0 g
	換算係数	4.07	9.02	4.18
	エネルギー	7 kcal	30 kcal	21 kcal
	総エネルギー	58 kcal		
鶏卵	含有量	0.9 g	11.2 g	12.3 g
	換算係数	3.68	9.41	4.32
	エネルギー	3.3 kcal	105.4 kcal	53.1 kcal
	総エネルギー	162 kcal		

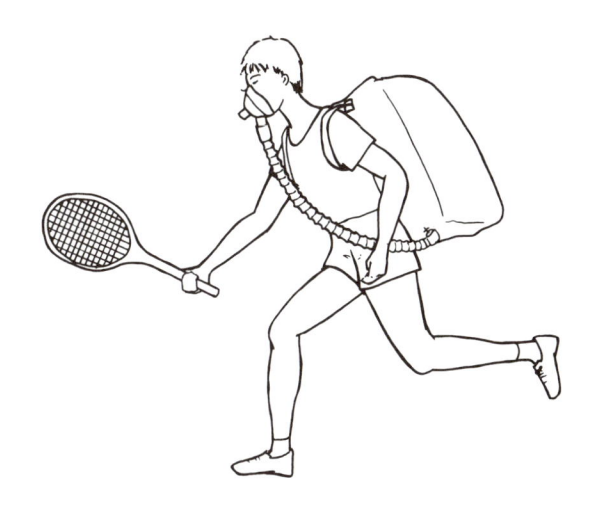

図 27. ダグラスバッグに採気しながらの運動

エネルギー代謝量の測定

　1892年アメリカのアットウォーター（Atwater）らは，人体の放熱量が直接測定できるようにした完全に断熱・遮断された部屋全体が熱量計となっている装置を作り，ヒトのエネルギー代謝量を測定した。しかし，このような直接測定法は大がかりな設備が必要であり，操作も複雑で，長い測定時間を必要とするため，通常は呼気分析による間接的な測定方法で代謝量は測定されている。

■ ガス分析による代謝量の測定方法 ■

　人体の活動に使われるエネルギーは食事から摂取した熱量素を体内で分解するときに得られる。糖質と脂質は呼吸から摂取した酸素（O_2）を使って体内で酸化・分解され，最終的には二酸化炭素（CO_2）と水（H_2O）になる。一方，タンパク質は二酸化炭素（CO_2）と水（H_2O）のほか窒素（N）化合物となる。そのため，体内に摂取した酸素（O_2）の量と体外に排出された二酸化炭素（CO_2）の量，および尿中の窒素（N）を調べることによって，体内で生産された（＝消費された）エネルギー量，すなわち代謝量を知ることができる。

　摂取した酸素（O_2）の量と排出した二酸化炭素（CO_2）の量は分析器により測定するが，呼気をいったんバッグ（ダグラスバッグ）に採取した後にガス分析する場合と，採気マスクを装着したままリアルタイムでガス分析する場合とがある。バッグを用いる方法は，測定者とダグラスバッグがそろえば一度に10人程度は測定可能であるが，バッグを担いでの動作は被験者に負担がかかるため純粋にある動作についてのエネルギー消費量を知ることは難しい（図27）。一方，ガス分析器の付属の採気マスクを装着して酸素消費量やカロリーを直接測定する方法は，1人1台のガス分析器が必要になり一度に多人数を測定できないなどの欠点がある。

① ダグラスバッグ法

　ダグラスバッグ法による測定は古くから行われている。この方法は基礎代謝の測定から激しい運動や労作までのエネルギー代謝量の測定が可能である。その測定の方法を示した（図28）。赤字で書かれた項目は測定しなければならないものである。たとえば採気時間・呼気量（換気量）・気温・気圧・呼気ガス温度，それにガス分析器による酸素濃度（O_2％），炭酸ガス濃度（CO_2％）の測定が必要である。併せて身長・体重・年齢などが，エネルギー消費量をkcal/体表面積や，酸素消費量（O_2/体重kg/分）などで示すときに必要となる。

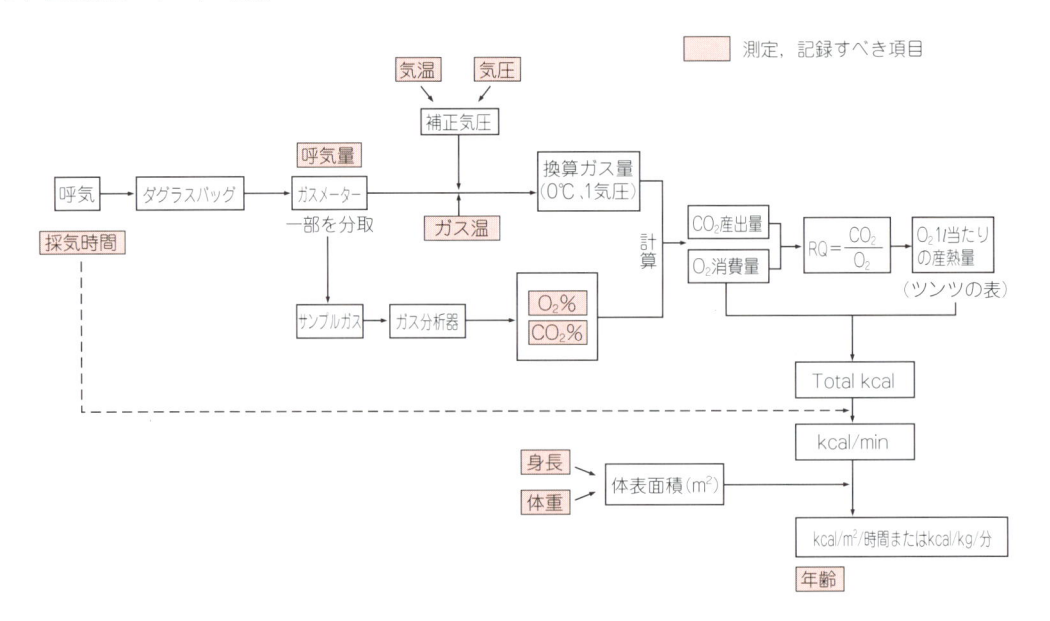

図 28. ダグラスバッグ法によるエネルギー代謝量の測定

② 採気マスクを装着する方法

最近のガス分析器は換気量計も内蔵されており、ガス分析器付属の採気マスクを装着することにより換気量、酸素(O_2)と炭酸ガス(CO_2)のガス濃度の測定が可能で、測定と同時に直接酸素消費量、カロリーが計算されてプリントされる。もし心拍計が装着されていると、心拍数や酸素脈も同時に得られる。

■ 最大酸素摂取量（$\dot{V}O_2$ max）■

最大酸素摂取量（Maximal Oxygen Intake；$\dot{V}O_2$ **max**）は**有酸素性のエネルギー**（Aerobic）または**全身持久力**の指標として利用され、ヒトの酸素摂取の最大能力のことである。またヒトの健康の指標としての利用面もあり、運動生理学では重要な意味を持っている。

① 直接測定法

運動選手にランニングでの最大運動を負荷し、最大酸素摂取量（$\dot{V}O_2$ max）を測定する。まずトレッドミルの傾斜角度を5°に固定して、3分間の軽い走運動から始め、2分ごとにスピードを20 m/分ずつ増速しながら最大作業（レベリングオフ、オールアウト）まで続け、1分間ごとに酸素摂取量を測定する（図29，30）。この方法は**角度一定スピード漸増法**と呼ばれ、スポーツマンの測定に適している。しかしこの方法は中高年者には負荷が強すぎて危険なので使用すべきでない。一般人に対してはトレッドミル歩行法で、90 m/分にスピードを固定して、軽い歩行から始め1分ごとに傾斜角度を変える**スピード一定角度漸増法**で測定するとよい。しかしこの方法も医師の協力のもとに注意して行うことはいうまでもない。

負荷の方法としてはトレッドミルや自転車エルゴメーター（図31）が一般的であり、トレッドミル法が自転車エルゴメーター法よりも一般的に高い値になるといわれている。レベルの高い運動選手の$\dot{V}O_2$ maxは60 ml/kg/分を超えるものが多く、中には90 ml/kg/分を超える値を示す選手も報告されている（表10）。厚生労働省の報告によると、デスクワークを主とする（生活活動強度Ⅰ）の平均的日本人の20代の推定値は男子で36 ml/kg/分、女子で31 ml/kg/分といわれている。参考に厚生労働省が示した成人病にかからない健康維持のための目標値を示しておく（表11）。

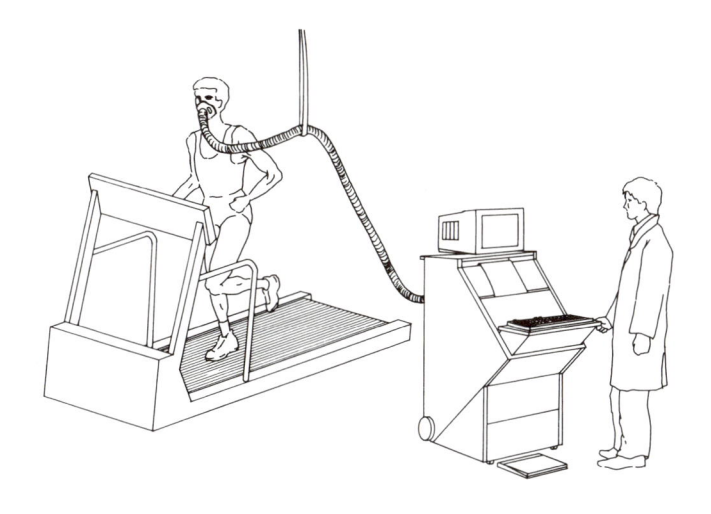

図 29. トレッドミルを用いたエネルギー代謝量の測定

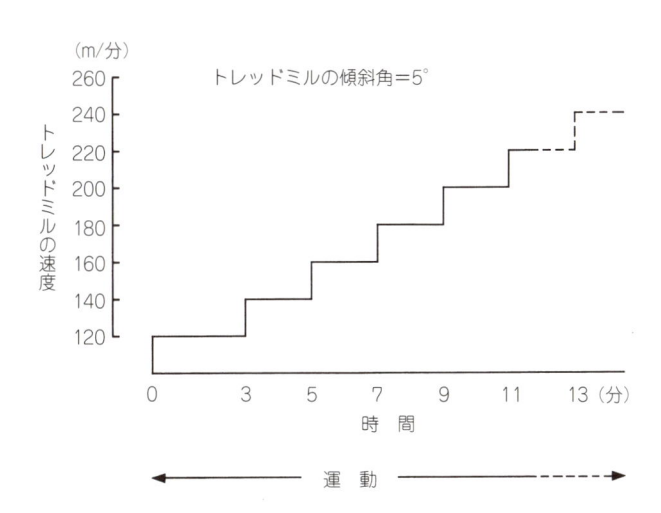

図 30. $\dot{V}O_2$ max 測定のためのトレッドミルテスト
スピードの測定は各人の運動能力によって変える(田原ら).

② 間接測定法

中高年者や体力のない人には次に述べる最大負荷まで上げない最大下（Submaximal)運動で行う間接法がよい．

1) 12分間走・歩による方法

この方法は，12分間走・歩によってその人の $\dot{V}O_2$ max を間接的に推定しようとするものである（図32）．この方法は特別な測定機器や設備がなくても実施できるので便利である．それだけに精度の点では問題が残ることは仕方がないともいえよう．

2) 歩行による方法

この方法は最大酸素摂取量の推定方法ではないが，歩行による簡易スタミナテストから健康度を簡易に調べる方法が考案されている．これは軽い歩・走行程度の運動時の脈拍数や主観的運動尺度から健康度評価・到達目標健康度決定・運動処方箋作成までできる簡便なテストであり，実用的な方法と考えられる．

3) 自転車エルゴメーターによる方法

最近は自転車エルゴメーターを使った心拍数の測定から簡便な方法が利用されている．この方法

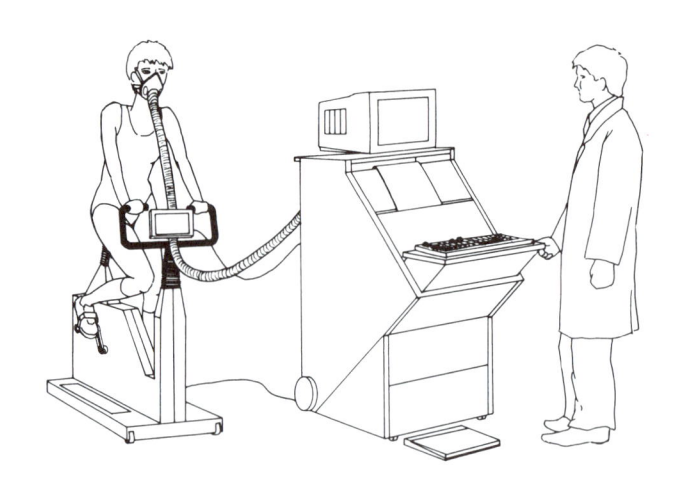

図 31. 自転車エルゴメーターを用いたエネルギー代謝量の測定

表 10. 運動選手の最大酸素摂取量（種目別，個人値）

スポーツ種目	国　　名	$\dot{V}O_2$ max (ml/kg/min)	備　　考	
男子				
距離スキー	ノルウェー	94.0	ノルウェーチャンピオン	Åstrand（1977）
トライアスロン	アメリカ	84.5	—	O'Toole（1987）
マラソン	日本（君原）	84.2	オリンピック銀メダル	黒田（1968）
自転車	スウェーデン	80.0	オリンピック銀メダル	Saltin（1967）
スケート	スウェーデン	80.0	5,000（7分47秒7）	Saltin（1967）
長距離（駅伝）	日本（長崎）	68.7	九州一周駅伝チーム	田原，綱分（1990）
サッカー	日本（国見高校）	61.0	高校チャンピオン	田原，綱分（1990）
女子				
トライアスロン	アメリカ	80.0	—	O'Toole（1987）
距離スキー	ソ連	74.0	オリンピック金メダル	Michalov（1965）
マラソン	日本（増田）	72.8	2時間30分30秒	野口（1983）
陸上長距離	日本（長崎駅伝）	57.3	長崎県代表平均値	田原，綱分（1991）
バスケット	日本（鶴鳴高校）	56.7	高校チャンピオン	田原，綱分（1992）
バレーボール	日本（九州文化）	45.7	高校チャンピオン	綱分，田原（1993）

は軽い段階から徐々に負荷を上げ，最大下の運動から求められる段階別の心拍数から $\dot{V}O_2$ max を推定するものである。この方法の測定結果の数値はあくまでも間接法であることを十分認識しておくことが必要である。この測定法は心拍数が重要となるので，測定前の心拍数を十分チェックしておくことが大切である。

■ 心拍数と酸素摂取量の関係 ■

有酸素的なあまり強くない運動では運動強度，酸素消費量，心拍数の直線関係がみられる（図33）。そのために比較的簡単に測定できる心拍数を使って運動強度を得ることができる。心拍数と酸素摂取量（％ of $\dot{V}O_2$ max＝最大酸素摂取量に対する割合）を示した（図34）。この図より年齢別心拍数から酸素摂取量（％ of $\dot{V}O_2$ max）が算出可能

表 11. $\dot{V}O_2$ max の維持目標値

	20代	30代	40代	50代	60代
男	41	40	39	38	37
女	35	34	33	32	31

注：体重1キログラム当たりに1分間に摂取できる酸素の最大量であり，単位はミリリットルである（ml/kg/分と書く）。
最大酸素摂取量と成人病の危険因子との関係を示す内外の文献を検討した結果，性・年齢別に上記のように維持目標値を設定した。

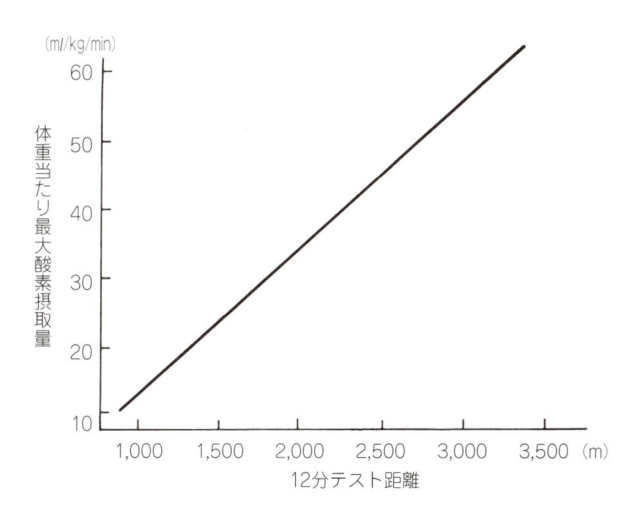

図 32. 12分テストと体重当たり最大酸素摂取量の関係

で，その運動時の強度を知ることができる。

■ 運動時のエネルギー代謝の測定 ■

① 酸素負債

運動を開始するとただちに酸素必要量は増すが，実際に体内に摂取する量はいきなり増加することができないので酸素の必要量と酸素の供給量とにズレが生じる。この酸素不足によるエネルギー不足は筋肉中に貯蔵されているATPやクレアチンリン酸の分解，あるいは乳酸系による無酸素的なエネルギー産生経路によってとりあえず供給されるが，運動を終了した後にこの分のエネルギーは有酸素系によるエネルギー合成によって補われる。酸素の借金ともいえるこのような酸素量を**酸素負債**（Oxygen Debt）という（図35）。

軽い運動（有酸素運動）の場合は酸素負債は無視できるほど小さいため，その運動によって消費されたエネルギー量の総和は，運動中のエネルギー消費量（酸素消費量）の測定のみで可能である。しかし激しい運動（無酸素運動）の場合は，運動中のエネルギー消費量に加え，酸素負債の分を測定して運動するために使った総消費エネルギー（エネルギー需要量）を計算しなければならない。400m走などのように運動後に「ハアハア」するような激しい運動では，運動中の酸素消費量と運動後の酸素消費量を合わせた酸素消費量（エネルギー需要量）が実際にその運動で消費したエネルギー量となる（図36）。そこで運動（労作）の内容によって運動中のみの測定でよいか，運動中と運動後を合わせた測定が必要かを考慮する必要がある。

第3章 ■ 運動とエネルギー代謝

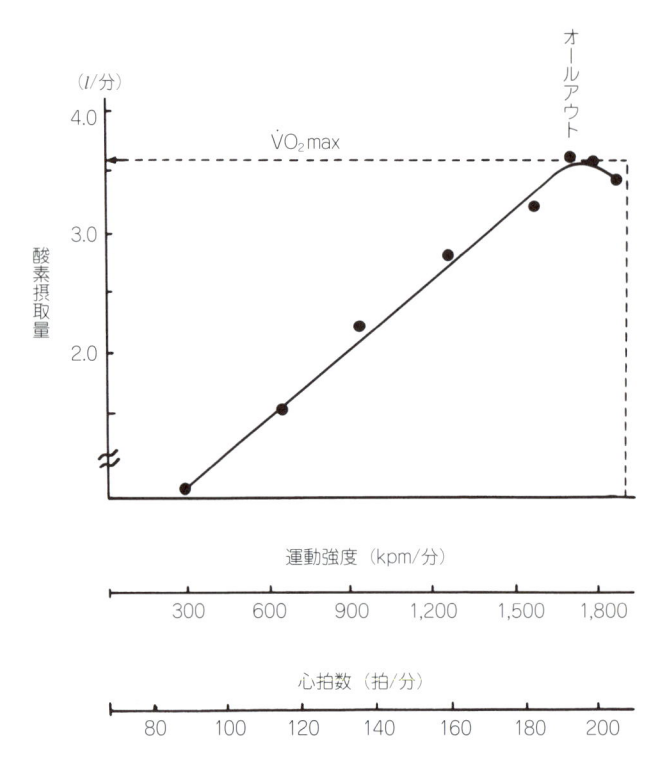

図 33. 運動強度および心拍数と酸素摂取量の関係（平田ら）

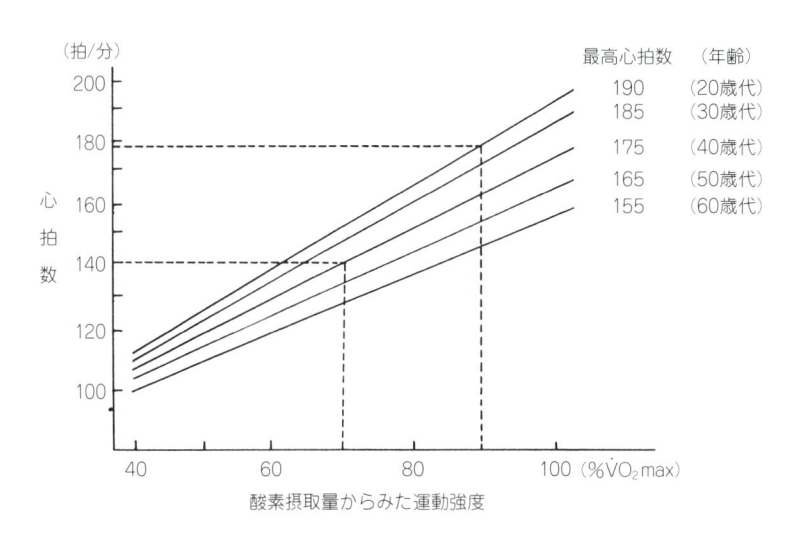

図 34. 年齢別にみた運動強度と心拍数との関係（体育科学センター）

② 最大酸素負債量

最大酸素負債量（Maximum Oxygen Debt：**O_2 debt max**）は無酸素性エネルギーやスピードの指標として有効である。その値はエネルギー代謝の測定で述べたダグラスバッグ法やガス分析器法から求めることができる。運動負荷の方法はトレッドミル走・自転車エルゴメーター・グラウンド走などの方法がある。傾斜角度5°のトレッドミル

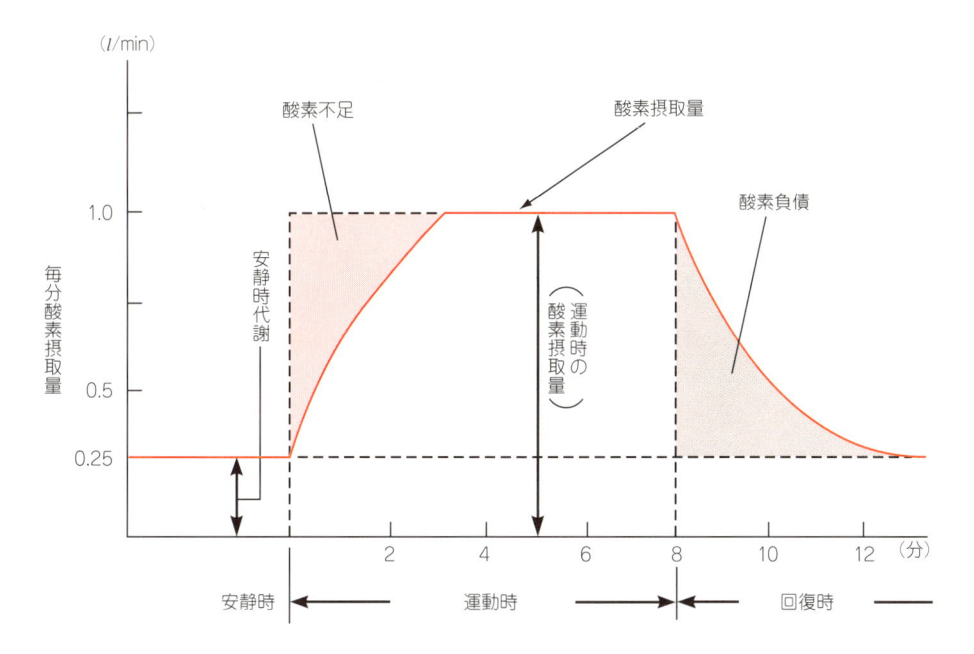

図 35. 運動と酸素摂取量との関係

走で60秒から70秒程度で運動が不可能になるような最大無酸素的運動をさせ（図37），運動終了後の回復期の超過代謝量の積算から求める（図38）。長崎県のサッカー選手の最大酸素負債量の平均値は135 ml/kgでスピード感のある試合が証明され，カヌーのオリンピック選手を含む成人では174 ml/kgの高い値を示した。100 mの元オリンピック選手の15.5 l，254 ml/kgなどの記録も残されている。男子の一般人は90 ml/kg前後といわれている（図39）。

■ 呼吸商（RQ）■

われわれが食べた食物の中でエネルギー源となるものは，糖質・脂質・タンパク質である。生体内で糖質・脂質・タンパク質のうちどの栄養素がどれだけ燃焼したかは**呼吸商**（呼吸比，**R**espiration **Q**uotient；**RQ**）から求めることができる。RQは産生した炭酸ガス量（VCO_2）を消費した酸素量（VO_2）で割った値である。普通はタンパク質からの分を除いた部分を**非タンパク質呼吸商**（**N**on-**P**rotein **R**espiratory **Q**uotient；**NPRQ**）は1.000から0.707の間になる。非タンパク質呼吸商はツンツ（Zuntz）の表から読みとることができる（表12）。

体内で実際に燃焼するのは糖質・脂質が主体となるので，計算のときはタンパク質の燃焼分は無視してもよい。RQについては長嶺らの資料によると

たとえば糖質のみが燃焼したときのRQは，1.000
$C_6H_{12}O_6 + 6\ O_2 = 6\ CO_2 + 6\ H_2O$

$$RQ = \frac{6\ CO_2}{6\ O_2} = \frac{1}{1} = 1.0$$

脂質（トリパルミチンの場合）のみが燃焼したときのRQは0.703
$2\ C_{51}H_{98}O_6 + 145\ O_2 = 102\ CO_2 + 98\ H_2O$

$$RQ = \frac{102\ CO_2}{145\ O_2} = 0.703$$

また脂質の平均RQが0.707としてツンツの表に示されている。

タンパク質が燃焼すると，その代謝産物として尿中に排泄される窒素1gにつき酸素5.923リットル（l）を消費し，CO_2 4.754 lを発生するのでRQは約0.80となる。

$$RQ = \frac{4.754/CO_2}{5.923/O_2} = 0.80$$

RQを知れば三大栄養素の燃焼比率を知ることができ，脂質が燃焼するとRQが低いことが知れ

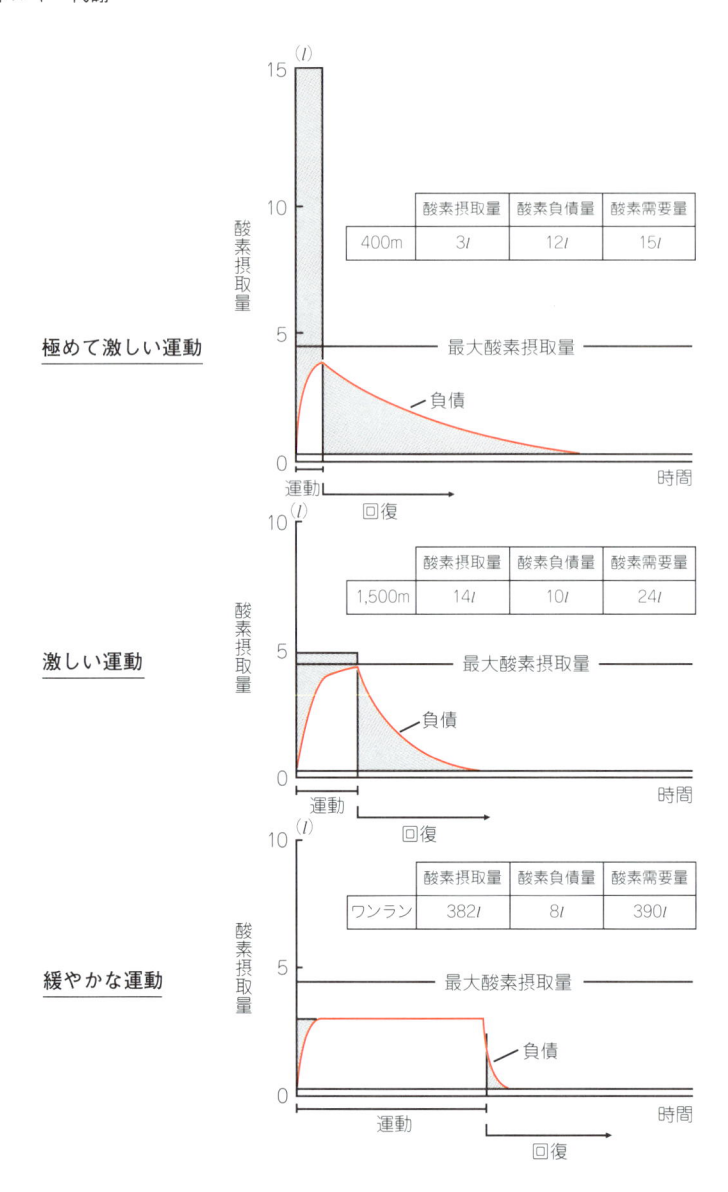

図 36. 運動強度と酸素負債量(加賀谷を改変)

よう。強い運動に比べて軽い運動時の方がRQの値は低い。つまり，体内の脂質(皮下脂肪などの貯蔵脂肪)を燃やすためにはゆるやかな軽い運動が適していることになる。

呼吸商(RQ)が低く脂質を燃やすような運動が**有酸素運動**(エアロビックス)である(図40)。脂質を燃やすためには軽い運動を長い時間，できれば30分間以上継続できるような運動がよい(図41)。歩行，ジョギングなど最大酸素摂取量の50%から70%強度程度の比較的軽い運動を1週間に3回以上実施することが貯蔵脂肪の減少に適している。

エネルギー所要量

エネルギー代謝の区別は次のように分けることができる。少ない方から睡眠中の代謝，基礎代謝，

第3章 ■ 運動とエネルギー代謝

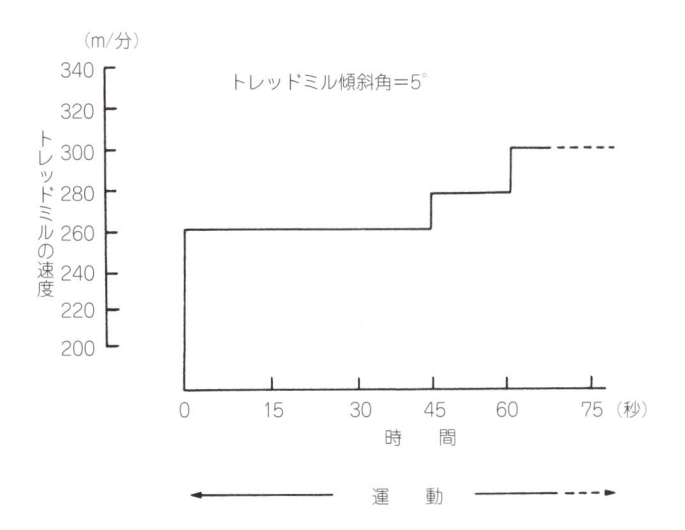

図 37. 最大酸素負債量測定のためのトレッドミルテスト
スピードの設定は各人の運動能力によって変える。

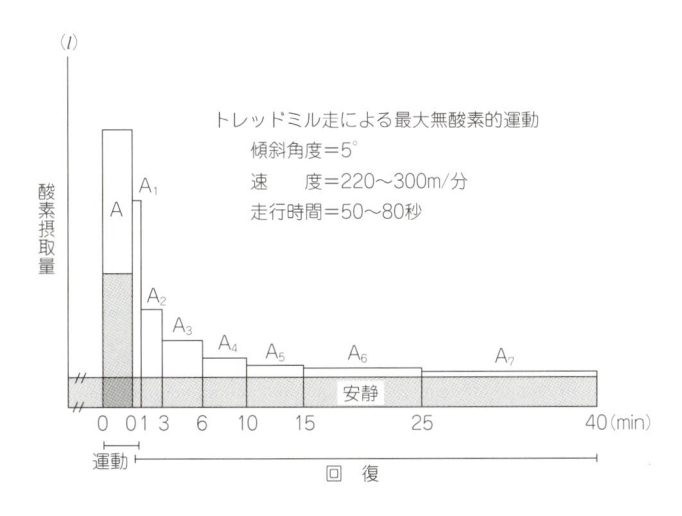

図 38. 最大酸素負債量の測定
最大酸素負債量＝回復期全酸素摂取量－安静時全酸素摂取量
なお，A は回復期全酸素摂取量 ($A_1+A_2+A_3+A_4+A_5+A_6+A_7$) より求める
（田原ら）。

安静時代謝，軽い運動（労作）時代謝，激しい運動時代謝，最大の代謝に区分され，安静時代謝からの増加分は**エネルギー需要量**（Energy Requirement）と呼ばれている。またエネルギー代謝（酸素, O_2）に関する用語と図を示した（図42）。

■ **基礎代謝量（BM）** ■

ヒトは，生命の維持・体温の維持・日常生活のための身体の活動・労作・運動のためにエネルギー代謝を行っている。これらのエネルギー代謝量のうち最低限の基本的な生命の維持のために使われるエネルギー量は**基礎代謝量**（Basal Metabolism ; **BM**）と呼ばれている。基礎代謝量の測定方法はダグラスバッグ法や直接測定できるガス分析による方法が一般的である。基礎代謝量は，1）前日の夕食後12時間以上経過した空腹時で，2）特

第3章 ■ 運動とエネルギー代謝

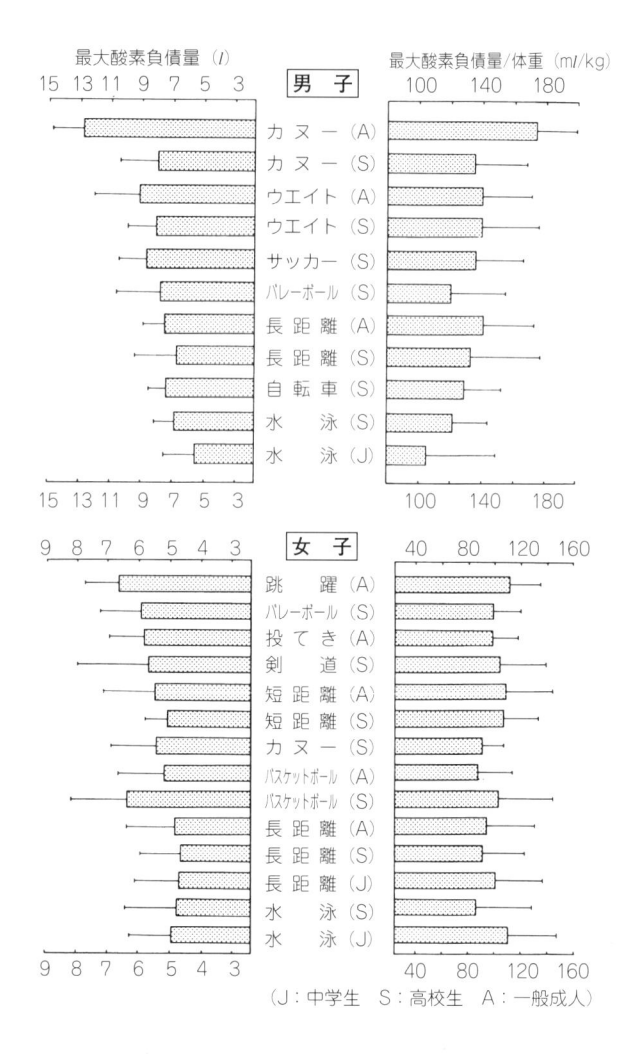

図 39. 長崎県スポーツ選手の最大酸素負債量（田原ら）

（J：中学生　S：高校生　A：一般成人）

表 12. 非タンパク質RQ

非タンパク質 RQ	糖　質 %	脂　肪 %	O_2 1 l 当たりの カロリー (kcal)
0.71	0	100	4.69
0.75	14.7	85.3	4.74
0.80	31.7	68.3	4.80
0.85	48.8	51.2	4.86
0.90	65.9	34.1	4.92
0.95	82.9	17.1	4.99
1.00	100.0	0	5.05

（Zuntz の表より）

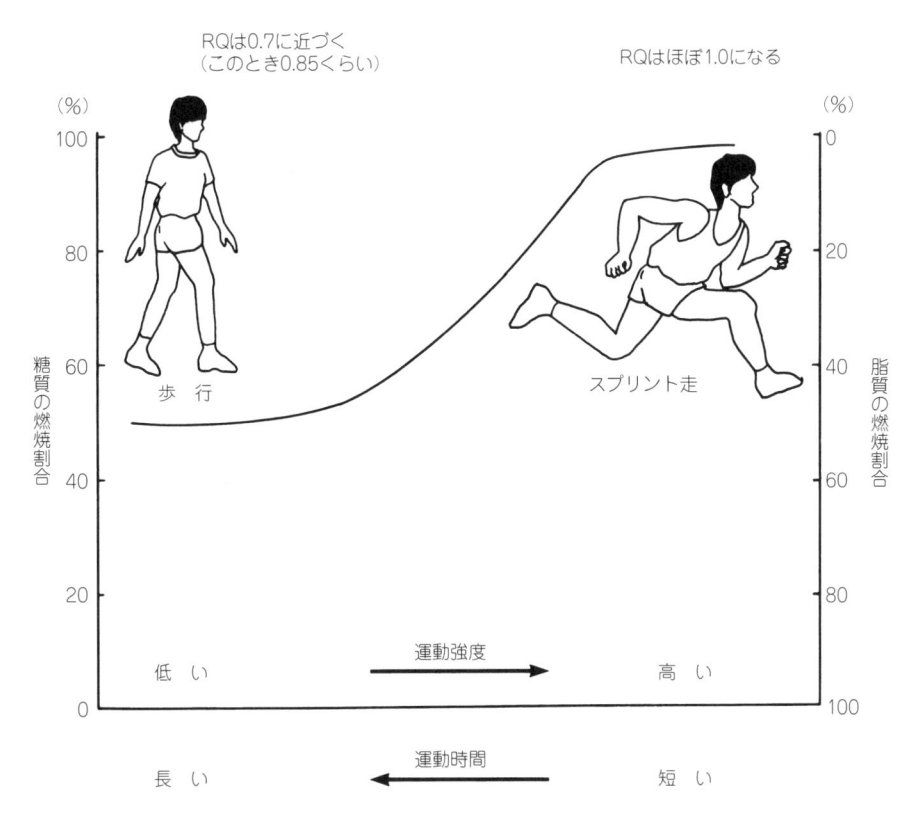

図 40. 運動とエネルギー源の関係（フォックスによる）

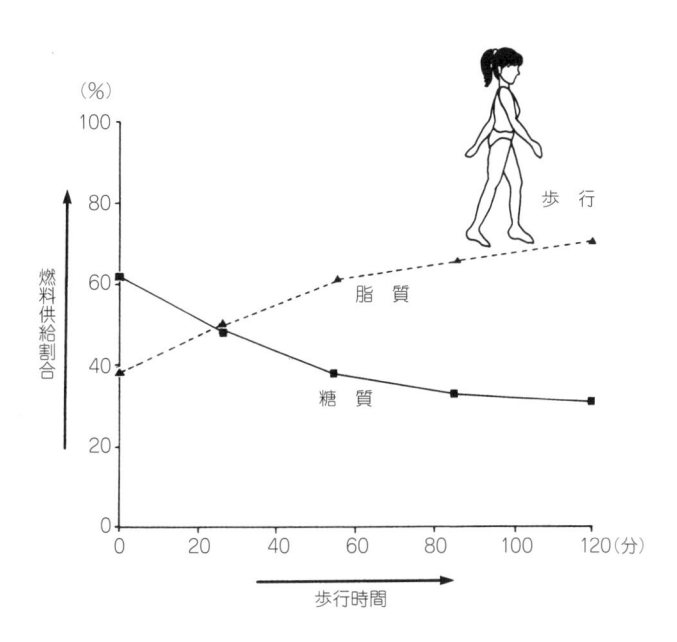

図 41. 長時間にわたる運動では，はじめは脂質より糖質が多く使われる。また，運動が長く続くと脂質が多く使われるようになる。
（フォックスによる）

第3章 ■ 運動とエネルギー代謝

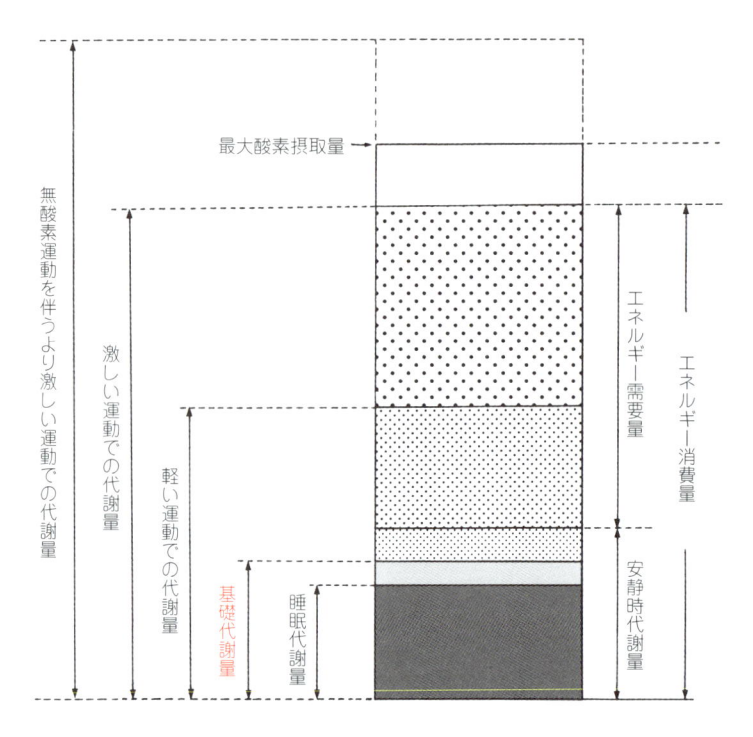

図 42. エネルギー消費量の内容

エネルギー需要量とはエネルギー消費量から安静時代謝量を控除したエネルギーのことで，運動のために余分に使ったエネルギーのことである。無酸素運動では酸素負債量も含めて計算する。

異動的作用の影響がなくなった早朝の起床前の目がさめた時，3) 室温が20〜25℃の寒くなく，暑くない快適な環境条件下で，4) 仰臥位(ぎょうがい)の姿勢での安静状態で，5) 精神的興奮がなく，気分も良く発熱(風邪など)がない時などの条件下で測定されたエネルギー代謝量である。

基礎代謝は基準値を用いて推定することができる。男女別，年齢別の基準値に体重を乗じることで基礎代謝量を算出する。

・体重を用いる場合（表13）

例えば40歳代の男性では65.0 kgとすると，表13から

基礎代謝量＝22.3×65.0＝1,449.5 kcal/日
と計算できる。

■ 基礎代謝に及ぼす因子 ■

基礎代謝は次に述べるような諸々の因子の影響を受けている。基礎代謝の測定はそれほど難しいものではないが，諸々の因子の影響を受けやすいので測定の条件をきちんと確認することが大切である。

① 体格・身体組成

一般に基礎代謝量は体重や体表面積に比例して大きくなるため，同性・同年齢の者を比較した場合は体格の大きい者の方が小さい者よりも基礎代謝は大きい。

② 季節（気温）

冬季の基礎代謝量は夏季に比べて約9％増加する（図43）。長崎地方で測定された基礎代謝量のこれまでの報告では，季節変動は6.5％から17.0％の幅があり住居環境や食生活の影響があるといわれている。寒い地方の住民の基礎代謝量は高く，暖かい地方の民族の基礎代謝量は低くなっている（図44）。

表 13. 性・年齢階層別基礎代謝基準値と基礎代謝量

年齢 (歳)	男				女			
	基準体位		基礎代謝基準値 (kcal/kg/日)	基礎代謝量 (kcal/日)	基準体位		基礎代謝基準値 (kcal/kg/日)	基礎代謝量 (kcal/日)
	身長 (cm)	体重 (kg)			身長 (cm)	体重 (kg)		
1～2	83.6	11.5	61.0	700	83.6	11.5	59.7	700
3～5	102.3	16.4	54.8	900	102.3	16.4	52.2	860
6～8	121.9	24.6	44.3	1,090	120.8	23.9	41.9	1,000
9～11	139.0	34.6	37.4	1,290	138.4	33.8	34.8	1,180
12～14	158.3	47.9	31.0	1,480	153.4	45.3	29.6	1,340
15～17	169.3	59.8	27.0	1,610	157.8	51.4	25.3	1,300
18～29	171.3	64.7	24.0	1,550	158.1	51.2	23.6	1,210
30～49	169.1	67.0	22.3	1,500	156.0	54.2	21.7	1,170
50～69	163.9	62.5	21.5	1,350	151.4	53.8	20.7	1,110
70以上	159.4	56.7	21.5	1,220	145.6	48.7	20.7	1,010

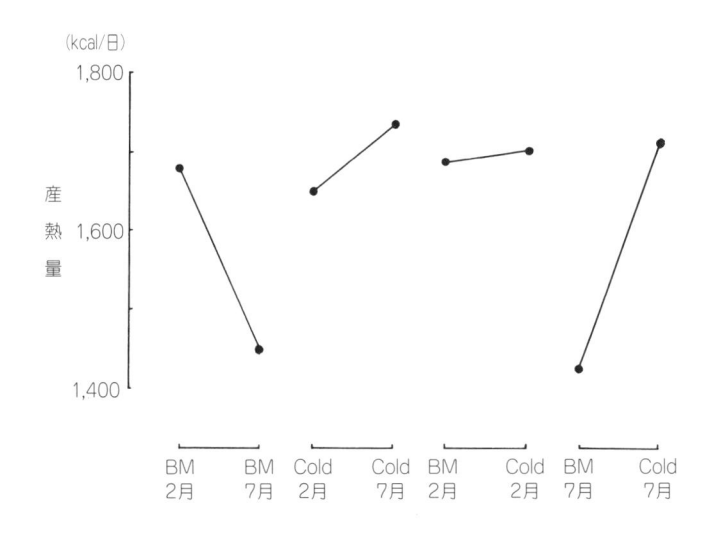

(厚生労働省)

図 43. 基礎代謝(BM)および寒冷(Cold)にさらされた時の産熱量についての季節変動
(20人の平均)

③ 年 齢

身体が形成される成長期には体重当たり、または体表面積当たりの基礎代謝量は大きい。体表面積当たりの基礎代謝量は生後急上昇して、3歳の男子では57.2 kcal/m²/時、女子では55.6 kcal/m²/時と最大値に達した後、加齢とともに低下する。75～79歳では男子31.9 kcal/m²/時、女子30.9 kcal/m²/時となり、/m²/時でみると男女とも3歳時の56%程度の基礎代謝量になる(図45)。3歳児には身体の成長に必要なエネルギー代謝が加わって基礎代謝が大きくなる一方、高齢期には身体組成の変化、特にエネルギー消費の大きな組織である筋量の減少が生じるため基礎代謝が減少するのである。

④ 性 差

男性は女性に比べて体重や体表面積当たりでも基礎代謝量が大きい。この理由は男性は女性に比べて除脂肪量が多く、貯蔵脂肪が少ないためである。しかし女性の基礎代謝は性周期にも影響を受

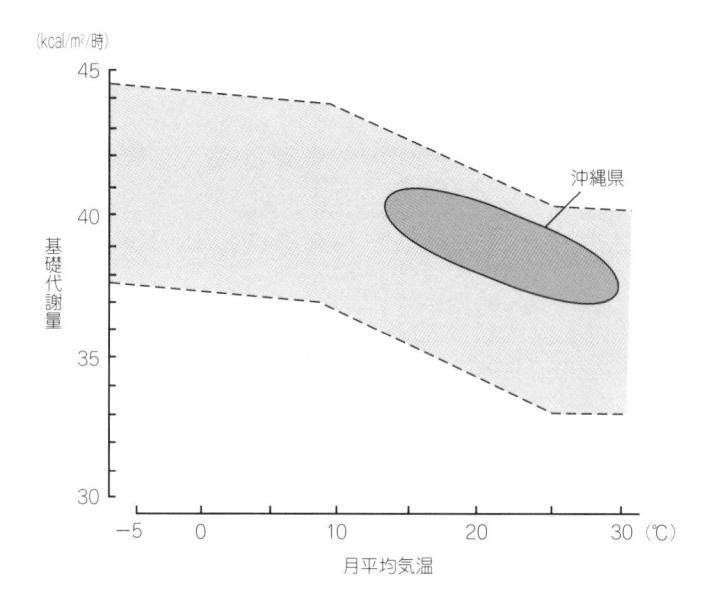

図 44. 基礎代謝と気温との関係（田原）

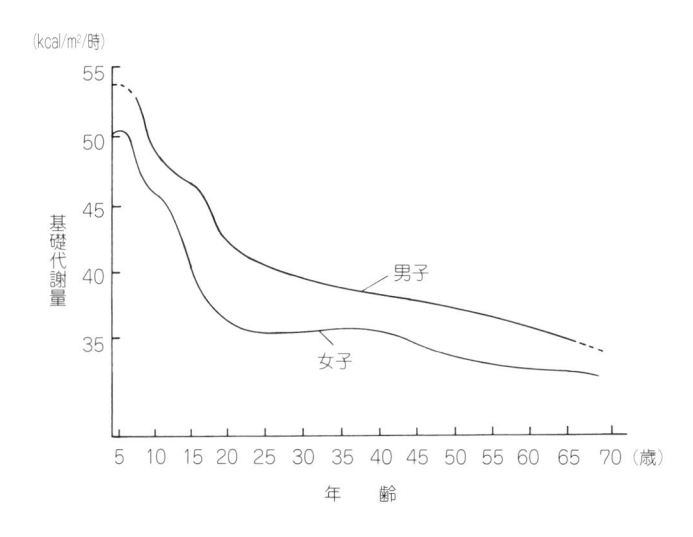

図 45. 加齢に伴う基礎代謝量の減少

けるといわれており，基礎体温の上昇時や妊娠期にもわずかに上昇するといわれている。

⑤ ホルモン

よく知られているのは甲状腺ホルモンである。脳下垂体は甲状腺刺激ホルモン（Thyroid-Stimulating Hormones；TSH）の分泌により基礎代謝を上昇させる。また精神的な緊張時に分泌される副腎髄質からのエピネフリン（アドレナリン）も代謝量を高めるといわれているので，精神的緊張時には基礎代謝は測定できない。

⑥ 栄養状態・体温

食料不足による強度の栄養失調や飢餓状態では基礎代謝は低下する。また，体温の高い者ほど基礎代謝は高く，体温が1℃高ければ基礎代謝は約

表 14. スポーツ選手の基礎代謝量(男子)

スポーツ種目		基礎代謝量 kcal/m²/時	基準値よりの増減 (%)
基 準 値 (20～29歳)		37.0	0
陸上競技選手	短 距 離	36.0	－ 3
	中 距 離	35.4	－ 5
	長 距 離	36.7	－ 1
	跳 躍	36.0	－ 3
	投 て き	34.8	－ 6
マラソン選手	前日42km走	42.3	＋15
	前日11km走	36.4	－ 2
ボート選手	A	40.9	＋11
	B	40.6	＋10
	C	39.5	＋ 7
ラグビー選手	前 衛	39.1	＋ 6
	後 衛	38.4	＋ 4
サッカー選手		37.5	＋ 1
力 士 (幕内)		35.0	－ 5

(山岡による)

13％増加するともいわれている。

⑦ 身体活動・運動

一般的に運動選手や激しい労作を行う職種の人は基礎代謝が高いといわれている(表14)。その理由は身体組成に占める筋肉や臓器の比率とその重量が多いためと説明できる。また激しい運動をした翌日などはBMが高くなるといわれているので、測定時に注意が必要である。

■ 安静時代謝 ■

安静時代謝量は、基礎代謝量の約1.2倍といわれている。この安静時代謝量は、座位安静時の代謝量を意味する。通常はこの安静時代謝量を、被験者が実験室に来室30分後の座位安静後の状態から、10分間の2本のダグラスバッグへの採気の平均値から求めている。この安静時の代謝量は超過代謝(Excess Metabolism)や先に述べた最大酸素負債量の計算の際に、つまり純粋にある運動や労作に使ったエネルギー量(エネルギー需要量)の計算に重要である。

■ 食物の特異動的作用(SDA) ■

食事、特にタンパク質を多く摂取すると食後のエネルギー代謝量が増加する。この代謝量の増加は**特異動的作用**(Specific Dynamic Action；SDA)と呼ばれ、タンパク質では20～40％の増加、糖質では6～9％、脂質で4～14％の増加といわれている。この特異動的作用は食後3時間ぐらいが最大になり、日本人ではおおよそ10％程度といわれている。また図46に高タンパク食を食べた後の特異動的作用を示したが、食後6時間が最高となっている。

■ エネルギー所要量 ■

1日の生活に必要となるエネルギー量は基礎代謝量、身体活動によって増えた代謝量、特異動的作用によって増えた代謝量の総和と考えられている。また成長期にあるもの、妊娠または授乳期にあるものについては、体内の細胞増殖や物質合成に必要なエネルギー量を付加して所要量が策定されている。

エネルギー所要量は、健康の維持と増進のために望ましいと思われる1日のエネルギー摂取量を示しており、不足も避けるべきであるが過剰もいけないという点で、他の栄養素の所要量とは意味が異なっている。かつては、必要エネルギー量に10％の安全率を加算してエネルギー所要量を定

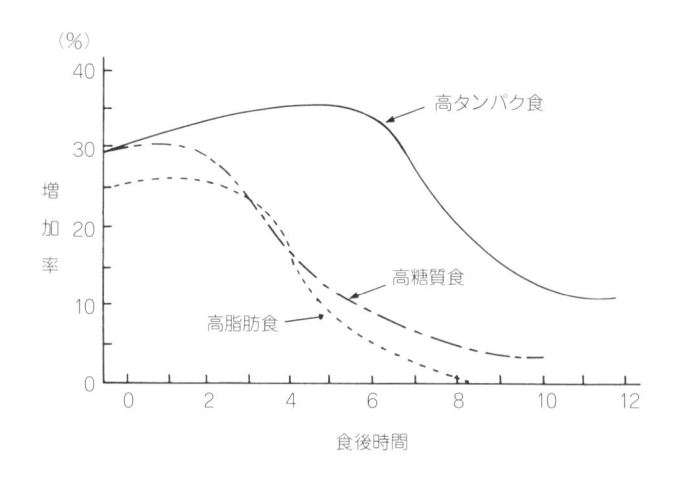

図 46. 特異動的作用(SDA)に対する食事の影響（鈴木慎次郎らによる）

めた時代もあったが，日常生活の機械化，省力化に伴う運動不足，さらには栄養過多，エネルギー過剰摂取が危惧されている現在の日本では，エネルギー必要量の安全率を加味せず，必要量をそのまま所要量とすることになった。

① 生活活動指数によるエネルギー所要量の計算

「第六次改定日本人の栄養所要量」（平成11年）によると，日本人の1日当たりのエネルギー必要量は，次式に示すように，基礎代謝に対する生活活動強度の倍率（表15）で求めることができる。表16には性，年齢，生活強度別のエネルギー所要量を示した。

エネルギー所要量＝1日の基礎代謝量×生活活動強度

ただし，生活活動強度＝$\Sigma Af \cdot T / 1,440$ 分

ここでは Af：動作強度(Activity factor：基礎代謝の倍数)
T：各種生活動作の時間(分)

② 生活活動強度の区分

在来の生活活動強度は，日常の生活活動レベルを1〜4の4段階（軽い，中等度，やや重い，重い）に分けられてきた。しかしながら，国民の生活活動強度はさらに低下しているおそれがある。このことから，第六次改定により，望ましい日常のエネルギー消費レベルをわかりやすく示し，身体活動を多くして生活活動強度のレベルの向上を図れるよう生活活動強度の区分を改定した（表15）。

生活活動強度は従来と同様に4段階に区分されているが，Ⅰ（低い），Ⅱ（やや低い），Ⅲ（適度＝好ましい目標），Ⅳ（高い）に分けられている。各生活活動強度の指数は基礎代謝の倍率である。さらに各生活強度別におよその日常生活の内容と各生活動作の1日当たりの時間の平均目標が例示されている。

生活活動強度Ⅱ（やや低い）は，現在国民の大部分が該当すると推定されている。生活活動強度Ⅲ（適度）は健康人として適正なエネルギー消費量レベルとし，望ましい目標とするものである。

③ 成長に伴う体重増加のための必要なエネルギー

16歳までの成長期では，身体発育による体重増加のためのエネルギー消費量を加える必要がある。この消費量は次式と表17によって求める。

$G(kcal/日) = 2.64 \times \Delta W$

ただし 2.64：沈着組織1g当たりの含有エネルギー量(kcal)
ΔW：1日の体重増加量(g)

表 15. 生活活動強度の区分の目安

生活活動強度 と指数（基礎代謝量の倍数）	日常生活活動の例		日常生活の内容
	生活動作	時間	
Ⅰ （低い） 1.3	安　静 立　つ 歩　く 速　歩 筋運動	12 11 1 0 0	散歩，買物など比較的ゆっくりした1時間程度の歩行のほか，大部分は座位での読書，勉強，談話，また座位や横になってのテレビ，音楽鑑賞などをしている場合
Ⅱ （やや低い） 1.5	安　静 立　つ 歩　く 速　歩 筋運動	10 9 5 0 0	通勤，仕事などで2時間程度の歩行や乗車，接客，家事等立位での業務が比較的多いほか，大部分は座位での事務，談話などをしている場合
Ⅲ （適度） 1.7	安　静 立　つ 歩　く 速　歩 筋運動	9 8 6 1 0	生活活動強度Ⅱ（やや低い）の者が1日1時間程度は速歩やサイクリングなど比較的強い身体活動を行っている場合や，大部分は立位での作業であるが1時間程度は農作業，漁業などの比較的強い作業に従事している場合
Ⅳ （高い） 1.9	安　静 立　つ 歩　く 速　歩 筋運動	9 8 5 1 1	1日のうち1時間程度は激しいトレーニングや木材の運搬，農繁期の農耕作業などのような強い作業に従事している場合

注：生活活動強度Ⅱ（やや低い）は，現在，国民の大部分が該当するものである。生活活動強度Ⅲ（適度）は，国民が健康人として望ましいエネルギー消費をして，活発な生活行動をしている場合であり，国民の望ましい目標とするものである。
（厚生労働省）

乳児・小児期のエネルギー所要量：

乳児期は一生のうちで最も成長の速い時期である。体重は生後1年で約3倍にもなり，この急速な体組織増殖のため，エネルギー付加必要量は生後3～6カ月ごろで約15%といわれている。また乳児及び小児期は年齢が低いほど基礎代謝率が著しく高くなり，エネルギー所要量も大きく，特に乳児期では単位体重当たりでは成人の3倍にも達する。その後年齢の増加に伴い，体重当たりのエネルギー必要量は漸減する。

生後5カ月まで（授乳期）110～120 kcal/kg/日
6～11カ月（離乳期）100 kcal/kg/日

④ 妊婦および授乳期のエネルギー付加量

妊娠期には胎児の成長や子宮，乳腺などの増大のため付加エネルギーを必要とする。また，授乳期には乳汁生産のためのエネルギーが必要となる。妊婦，授乳期の年齢および生活活動強度に応じ，エネルギー所要量に妊婦では＋150 kcal，授乳婦では＋700 kcalを付加する。

■ 運動所要量 ■

厚生労働省は健康づくりのための**運動所要量**を策定した。国民の運動不足を解消して身体活動量の低下を抑えることにより肥満や成人病の増加を抑えようと考えて「健康づくりのための運動所要量」を作成したのである。この「運動所要量」の中で，健康を維持するために重要とされる最大酸素摂取量の維持目標値が設定されている（表11）。厚生労働省が示した付加運動量の目安とそのエネ

表 16. 生活活動強度別エネルギー所要量　　（kcal／日）

年齢(歳)	Ⅰ（低い） 男	Ⅰ（低い） 女	Ⅱ（やや低い） 男	Ⅱ（やや低い） 女	Ⅲ（適度） 男	Ⅲ（適度） 女	Ⅳ（高い） 男	Ⅳ（高い） 女
0～（月）	110～120/kg							
6～（月）	100/kg							
1～ 2	—	—	1,050	1,050	1,200	1,200	—	—
3～ 5	—	—	1,350	1,300	1,550	1,500	—	—
6～ 8	—	—	1,650	1,500	1,900	1,700	—	—
9～11	—	—	1,950	1,750	2,250	2,050	—	—
12～14	—	—	2,200	2,000	2,550	2,300	—	—
15～17	2,100	1,700	2,400	1,950	2,750	2,200	3,050	2,500
18～29	2,000	1,550	2,300	1,800	2,650	2,050	2,950	2,300
30～49	1,950	1,500	2,250	1,750	2,550	2,000	2,850	2,200
50～69	1,750	1,450	2,000	1,650	2,300	1,900	2,550	2,100
70以上	1,600	1,300	1,850	1,500	2,050	1,700	—	—
妊婦	＋350							
授乳婦	＋600							

注：1. 基礎代謝量（表13）×生活活動指数（表15）。成長期の数値は，体重増加のために必要なエネルギー（表17）を含む。
　　2. 生活活動強度の判定については，表15「生活活動強度の区分の目安」を参照されたい。
　　3. 生活活動強度が「Ⅰ（低い）」または「Ⅱ（やや低い）」に該当する者は，日常生活活動の内容を変えるかまたは運動を付加することによって，生活活動強度「Ⅲ（適度）」に相当するエネルギー量を消費することが望ましい。

（厚生労働省）

ルギー消費量を示した（表18，19）。

運動のエネルギー代謝量

■ エネルギー代謝率（RMR）■

運動することによって代謝量は増加するが，この代謝の増加程度は人の体格に左右されるため，同じ運動を行ったとしても運動時代謝量は各人で異なる。しかし，運動時代謝量が基礎代謝（BM）の何倍に当たるかという比率，すなわち**エネルギー代謝率**（Relative Metabolic Rate；**RMR**）は運動によって一定しており個人差が少ない。そのため，RMRは運動強度や労働強度を示す指標として日本でよく使われている。日常生活のRMRに関する厚生労働省の値を示しておく（表20）。

$$RMR = \frac{(運動時の全酸素消費量) - (運動時間の安静時酸素消費量)}{運動時間の基礎代謝量（酸素消費量）}$$

$$= \frac{運動（労働）のために純粋に使った代謝量（エネルギー需要量）}{基礎代謝量}$$

ただし，無酸素運動を伴った時は酸素負債量も加えたものがエネルギー需要量となる。

① RMRを使って運動によるエネルギー消費量を計算する例

活動時の総エネルギー E(kcal)
＝(R＋1.2)Tw・W・Bm

ただし，式中の数字1.2は昼間の生活活動条件の安静時代謝率であり，食物摂取による特異動的作用も含んでいる。

R：実施した運動のRMR値（表20より）

表 17. 成長期の体重増加量とエネルギー付加量

年齢（歳）	体重増加量（g/日） 男	女	エネルギー量(kcal/日) 男	女
1〜2	6.1	6.2	16	16
3〜5	6.1	6.1	16	16
6〜8	8.2	7.9	22	21
9〜11	12.4	12.8	33	34
12〜14	14.0	8.2	37	22
15〜16	3.5	0.4	9	1

（厚生労働省）

表 18. 日常生活活動強度別付加運動量の目安

生活活動強度	運動によるエネルギー消費量の目安（kcal/日） 男	女
Ⅰ（軽 い）	200〜300	100〜200
Ⅱ（中等度）	100〜200	100 程度
Ⅲ（やや重い）	運動を行うことが望ましい	
Ⅳ（重 い）		

注：1. ここに示した運動のエネルギー消費量は，栄養所要量に付加して消費するエネルギー量であって，安静時代謝量はこれに含まれていない。
2. ここに示した運動のエネルギー消費量は，中年の人が「普通」の運動強度で，あるいはそれ以下の運動をするときの目安である。
3. 生活活動強度がⅢ，Ⅳの場合において，平常使用することの少ないような筋肉を使うスポーツや運動を行うことが望ましい。
4. 運動所要量は，この目安を基盤に，健康増進のための運動の質的内容をさらに具体的に提示したものである。指導現場では，対象者や現場の条件，指導の目的等に基づいて，適宜柔軟に選択して使用することが望ましい。

（厚生労働省）

Tw：運動時間（分）
W：運動した人の体重（kg）
Bm：性別・年齢別基礎代謝基準値〔kcal/kg/分〕（表13）の値を1分当たりの値に換算して求める。〕

＜計算例＞
男子体重60 kg，年齢20歳，分速120 mのジョギングを60分（RMR＝6.0）行ったとすると
　E＝(6.0＋1.2)×60分×60 kg×0.0167(kcal/kg/分)＝433 kcal

② 付加運動量の求め方

付加運動量とは総エネルギー消費量から安静時代謝量を差し引いた運動に純粋に使ったエネルギー消費量の意味である。

付加運動量 L(kcal)＝(ΣRTw)・W・Bm
　ただし　R：実施した運動のRMR値（表20より）
　　Tw：運動時間（分）
　　W：運動した人の体重（kg）
　　Bm：性別・年齢別基礎代謝基準値（kcal/kg/分）（表13より）

表 19. 付加運動のエネルギー消費量(20〜29歳男女の概算値)

(単位：kcal/時)

日常生活活動と運動の種類	付加運動1時間当たりのエネルギー消費量			
	男		女	
	体重60 kg	体重70 kg	体重50 kg	体重60 kg
ゆっくりした歩行（買物，散歩）	90	105	70	90
家庭菜園，草むしり	120	140	100	120
普通歩行（通勤，買物）	130	150	100	120
自転車（普通の速さ）	160	180	130	150
急ぎ足（通勤，買物）	210	250	170	210
階段昇降	280	320	220	270
ゲートボール	120	140	100	120
バレーボール（9人制）	130	150	100	120
日本舞踊（春雨）	130	150	100	120
ボーリング	150	180	120	150
ソフトボール	150	180	120	150
野球	160	190	130	160
キャッチボール	180	210	150	180
ゴルフ（平地）	180	210	150	180
ダンス　軽い	180	210	150	180
活発な	300	350	240	290
サイクリング（時速10 km）	200	240	170	200
ラジオ・テレビ体操	210	250	170	210
日本民謡の踊り（秋田音頭など）	240	280	200	230
エアロビックダンス	240	280	200	230
ハイキング（平地）	180	210	150	180
ピンポン	300	350	240	290
ゴルフ（丘陵）	300	350	240	290
ボート，カヌー	300	350	240	290
テニス	360	420	290	350
雪上スキー（滑降）	360	420	290	350
（クロスカントリー）	540	630	440	530
水上スキー	360	420	290	350
バレーボール	360	420	290	350
バドミントン	360	420	290	350
ジョギング（120 m/分）	360	420	290	350
登山	360	420	290	350
柔道，剣道	360	420	290	350
サッカー，ラグビー，バスケットボールなど	420	490	340	410
スケート（アイス，ローラー）	420	490	340	410
水泳　遠泳	480	560	390	470
横泳　軽く50 mを	480	560	390	470
平泳　流す	600	700	490	590
クロール	1,200	1,400	980	1,170
縄とび（60〜70回/分）	480	560	390	470
ジョギング（160 m/分）	510	600	420	500
筋力トレーニング（平均）	580	670	470	560
日本民謡の踊り（阿波踊りなど）	720	840	590	700
ランニング（200 m/分）	720	840	590	700

注：ここに示した付加運動によるエネルギー消費量は安静時代謝量を含まないため，運動による純粋なエネルギー消費量と考えてよい。

(厚生労働省)

表 20. 日常生活活動と運動の強度の目安

日常生活活動と運動の種類	生活活動と運動の強度 エネルギー代謝率（RMR）	エネルギー消費量 (kcal/kg/分)（Ea）	
		男	女
非常に弱い運動	1.0 未満		
睡眠	基礎代謝の 90％	0.017	0.016
休息・談話（座位）	0.2	0.023	0.022
教養（読む，書く，見る）	0.2	0.023	0.022
談話（立位）	0.3	0.025	0.024
食事	0.4	0.027	0.025
身の回り（身支度，洗面，便所）	0.5	0.029	0.027
裁縫（縫い，ミシンかけ）	0.5	0.029	0.027
趣味・娯楽（生花，茶の湯，麻雀，楽器演奏など）	0.5	0.029	0.027
自動車の運転	0.5	0.029	0.027
机上事務（記帳，算盤，ワープロ，OA 機器の使用）	0.6	0.030	0.029
弱い運動	1.0～2.5		
乗物（電車，バス，立位）	1.0	0.038	0.035
靴磨き	1.1	0.039	0.037
ゆっくりした歩行（買物，散歩）	1.5	0.046	0.043
洗濯　電気洗濯機	1.2	0.041	0.038
手洗い	2.2	0.059	0.055
干す，とりこむ	2.2	0.059	0.055
アイロンかけ	1.5	0.046	0.043
炊事（準備，片づけ）	1.6	0.048	0.045
掃除　電気掃除機	1.7	0.050	0.046
掃く	2.2	0.059	0.055
家庭菜園，草むしり	2.0	0.055	0.051
普通歩行（通勤，買物）	2.1	0.057	0.053
入浴	2.3	0.061	0.056
育児（背負って歩く）	2.3	0.061	0.056
ゲートボール	2.0	0.055	0.051
バレーボール（9 人制）	2.1	0.057	0.053
日本舞踊（春雨）	2.1	0.057	0.053
普通の運動	2.5～6.0		
自転車（普通の速さ）	2.6	0.066	0.061
階段を降りる	3.0	0.073	0.068
掃除　雑巾がけ	3.5	0.082	0.076
急ぎ足（通勤，買物）	3.5	0.082	0.076
布団　あげおろし	3.5	0.082	0.076
干す，とりこむ	4.9	0.107	0.099
階段昇降	4.6	0.101	0.094
ボーリング	2.5(1.5～3.5)	0.064	0.060
ソフトボール（平均）	2.5(1.5～3.5)	0.064	0.060
投手	3.0(2.0～4.0)	0.073	0.068
野手	2.0(1.5～3.5)	0.055	0.051
野球（平均）	2.7(2.5～4.0)	0.068	0.063
投手	4.0(3.0～5.0)	0.091	0.084
野手	2.5(2.0～3.0)	0.064	0.060
キャッチボール	3.0(2.0～4.0)	0.073	0.068
ゴルフ（平地）	3.0(2.0～4.0)	0.073	0.068
ダンス（軽い）	3.0(2.5～3.5)	0.073	0.068

（厚生労働省）

表 20. 日常生活活動と運動の強度の目安（つづき）

日常生活活動と運動の種類	生活活動と運動の強度 エネルギー代謝率（RMR）	エネルギー消費量（kcal/kg/分）（Ea） 男	女
（活発な）	5.0(4.0〜5.0)	0.108	0.100
サイクリング（時速10 km）	3.4	0.080	0.074
ラジオ・テレビ体操	3.5(2.0〜5.0)	0.082	0.076
日本民謡の踊り（秋田音頭など）	4.0(2.5〜6.0)	0.091	0.084
エアロビックダンス	4.0(3.0〜5.0)	0.091	0.084
ハイキング（平地）	3.0(2.5〜4.0)	0.073	0.068
（山地）	4.5(3.6〜6.0)	0.100	0.092
ピンポン	5.0(4.0〜7.0)	0.108	0.100
ゴルフ（丘陵）	5.0(3.5〜6.5)	0.108	0.100
ボート，カヌー	5.0(2.0〜8.0)	0.108	0.100
強い運動	6.0以上		
階段を昇る	6.5	0.135	0.125
テニス	6.0(4.0〜7.0)	0.126	0.117
雪上スキー（滑降）	6.0(4.0〜8.0)	0.126	0.117
（クロスカントリー）	9.0(6.0〜13.0)	0.179	0.165
水上スキー	6.0(5.0〜7.0)	0.126	0.117
バレーボール	6.0(4.0〜7.0)	0.126	0.117
バドミントン	6.0(6.0〜9.0)	0.126	0.117
ジョギング（120 m/分）	6.0(5.0〜7.0)	0.126	0.117
登山（平均）	6.0	0.126	0.117
登り	8.0(6.0〜10.0)	0.161	0.149
下り	5.0(5.0〜6.0)	0.108	0.100
柔道，剣道	6.0(3.0〜9.0)	0.126	0.117
サッカー，ラグビー，バスケットボールなど	7.0(5.0〜9.0)	0.144	0.133
スケート（アイス，ローラー）	7.0(6.0〜8.0)	0.144	0.133
水泳　遠泳	8.0(6.0〜10.0)	0.161	0.149
横泳　軽く 50 m を	8.0	0.161	0.149
平泳　流す	10.0	0.197	0.182
クロール	20.0	0.374	0.345
縄とび（60〜70回/分）	8.0(7.0〜9.0)	0.161	0.149
ジョギング（160 m/分）	8.5(7.0〜10.0)	0.170	0.157
筋力トレーニング（平均）	9.6	0.190	0.175
腹筋運動	7.6	0.154	0.143
ダンベル運動	11.5	0.223	0.206
バーベル運動	8.7	0.174	0.161
日本民謡の踊り（阿波踊りなど）	12.0(11.0〜14.0)	0.232	0.214
ランニング（200 m/分）	12.0(11.0〜13.0)	0.232	0.214

注：（　）内は範囲を示した。　　　　　　　　　　　　　　　　　　　　　（厚生労働省）

＜計算例＞

男子体重 60 kg，年齢 20 歳，キャッチボール 30 分(RMR＝3.0)，急ぎ足歩行 30 分(RMR＝3.5) の運動をしたとすると

L(kcal)＝(3.0×30 分＋3.5×30 分)×60 kg
　　　　×0.0167(kcal/kg/分)＝195 kcal

■ メッツ（METS）■

メッツ（Metabolic Equivalents；METS）は運動時の全酸素消費量が安静時の酸素消費量の何倍に当たるかを示した単位であり，欧米でよく利用されている。ヒトが安静状態を維持するために必要な O_2（酸素）量はおよそ 3.5 ml/体重 1 kg/分であるが，これを 1 単位として計算する。たとえば体重 60 kg の人の 1 メット（MET）は 3.5 ml×60 kg＝210 ml で，10 メッツ（METS）では 210 ml×10＝2,100 ml となる。

$$METS = \frac{運動時代謝}{安静時代謝} = RMR \times \frac{基礎代謝}{安静時代謝} + 1$$
$$= 0.83 \times RMR + 1$$

表 21. 余暇活動の METS（スポーツ，各種運動，ゲーム，ダンス）

種　　　目	平均	範囲	種　　　目	平均	範囲
アーチェリー	3.9	3〜4	ホースシュー投げ	—	2〜3
バックパッキング	—	5〜11	狩猟（弓矢または銃）		
バドミントン	5.8	4〜9⁺	小さい獲物（軽装備の徒歩で）	—	3〜7
バスケットボール			大きい獲物（獲物を引きずりながら徒歩で）	—	3〜14
ゲーム	8.3	7〜12⁺			
非ゲーム	—	3〜9⁺	柔道	13.5	—
ビリヤード	2.5	—	登山	—	5〜10⁺
ボウリング	—	2〜4	音楽を伴ったゲーム	—	2〜3
ボクシング			パドルボール，ラケットボール	9	8〜12
試合	13.3	—			
スパーリング	8.3	—	縄跳び	11	—
カヌー，ローリングとカヤックこぎ	—	3〜8	60〜80 回/分	9	—
			120〜140 回/分	—	11〜12
コンディショニング運動	—	3〜8⁺	ランニング		
丘登り	7.2	5〜10⁺	（12 分/mi；マイル）	8.7	—
クリケット	5.2	4〜8	（11 分/mi）	9.4	—
クロケット	3.5	—	（10 分/mi）	10.2	—
サイクリング			（ 9 分/mi）	11.2	—
趣味または通勤	—	3〜8	（ 8 分/mi）	12.5	—
1.6 km/時	7.0	—	（ 7 分/mi）	14.1	—
ダンス（ソーシャル，スクエア，タップ）	—	3〜8	（ 6 分/mi）	16.3	—
			帆走	—	2〜5
ダンス（エアロビック）	—	6〜9	スキューバダイビング	—	5〜10
フェンシング	—	6〜10⁺	シャッフルボード	—	2〜3
ホッケー	8.0	—	スケート（アイスとローラー）	—	5〜8
フィッシング					
土手あるいは岸あり	3.7	2〜4	スキー（雪上）		
水流で徒歩しながら	—	5〜6	滑降	—	5〜8
フットボール（タッチ）	7.9	6〜10	クロスカントリー	—	6〜12⁺
ゴルフ			スキー（水上）	—	5〜7
動力カートを使って	—	2〜3	そり滑り	—	4〜8
徒歩（バッグを背負い，またはカートを引きながら）	5.1	4〜7	スノーシュー	9.9	7〜14
			スカッシュ	—	8〜12⁺
ハンドボール	—	8〜12⁺	サッカー	—	5〜12⁺
ハイキング（クロスカントリー）	—	3〜7	階段登降	—	4〜8
			水泳	—	4〜8⁺
乗馬			卓球	4.1	3〜5
ギャロップする	8.2	—	テニス	6.5	4〜9⁺
トロットする	6.6	—	バレーボール	—	3〜6
歩行する	2.4	—			

（ACSM, 1995）

近年，わが国でも RMR よりも計算や考え方が簡単なために利用されるようになってきた。例として，アメリカスポーツ医学会（American College of Sports Medicine；ACSM）の値を表22に示した。

■ 活動代謝（E_a）■

成人が日常の生活活動や各種スポーツによって消費するエネルギーの平均的な量は，1分当た

表 22. 活動代謝の年齢別・性別係数

年齢(歳)	男	女
18〜	1.07	1.03
19〜	1.05	1.03
20〜29	1.00	1.00
30〜39	0.95	0.95
40〜49	0.92	0.91
50〜59	0.92	0.89
60〜64	0.90	0.88
65〜69	0.90	0.89
70〜74	0.89	0.89
75〜79	0.87	0.90
80〜	0.86	0.89

*20〜29歳の基礎代謝を基準として算出

り，体重1kg当たりの値として表される。これを活動代謝（Ea）という。この Ea は実際の運動による消費カロリーの計算でよく利用される便利な単位である。Ea（kcal/kg/分）の値はRMRとならんで表20に示されている。

① 活動代謝（Ea）を使って運動によるエネルギー消費量を計算する例

実施した活動のエネルギー消費量は次の式によって計算する。

活動によるエネルギー消費量 E(kcal)＝
$$Ea \cdot Tw \cdot W \cdot A$$

ただし Ea：各種動作，活動時のエネルギー消費量(kcal/kg/分)
　　　Tw：運動時間(分)
　　　 W：体重(kg)
　　　 A：活動代謝の年齢別・性別係数（表22より）

＜計算例＞

男子60kg，年齢20歳の人が，120m/分のジョギング60分（0.126 kcal/kg/分）の運動をしたとすると

E＝0.126 kcal/kg/分×60分×60kg×1.00
　＝454 kcal

■ 生活時間調査による1日のエネルギー消費量の推定 ■

1日のエネルギー消費量を知るためには，1日の過ごし方を分単位で記録してそれぞれの動作について消費エネルギーを計算する方法がとられる。これを，生活時間調査（Time Study，タイムスタディー）と呼んでいる。記録した各種動作別の時間数をもとにして，活動代謝 Ea の値（表20）とその年齢別・性別係数（表22）を用いて次式で算出する。

エネルギー消費量(kcal/日)＝$\Sigma (Ea \cdot T \cdot W \cdot A)$

　Ea：各種動作，活動時のエネルギー消費量(kcal/kg/分)
　　T：活動あるいは睡眠をしている時間(分)
　　W：体重(kg)
　　A：活動代謝の年齢別・性別係数

なお，RMRと Ea との間にはきわめて高い相関関係があることが確かめられており，次式によってRMRの値から Ea の値を換算できる。

Ea＝基礎代謝基準値(kcal/kg/分)
　　×（RMR＋1.2）

ただし，1.2は昼間の生活活動期の安静時代謝率であり，食物摂取による特異動的作用も含まれている。

第4章

運動と健康

　日本国民の平均寿命(＝ゼロ歳の平均余命)は，乳幼児死亡率と高齢者死亡率の低下によって大幅に伸長し，現在では人生80年といわれる時代を迎えている。1986年，日本人女性の平均寿命は，スウェーデンを抜いて世界1位となった。男性もその翌年の1987年に1位となり，寿命の伸びは現在も続いている(図47)。近年，食生活の向上による国民栄養の改善，環境衛生の整備，医学治療の進歩などにともなって結核をはじめとする多くの感染症は急速に減少した。このことが寿命の伸びを支える大きな原因になったといわれている(図48)。しかし，一方において，人口の高齢化と食生活の欧米化による栄養のアンバランスが生活習慣病を増加させ問題となっている。脳血管疾患の死亡率は，低下傾向にあるが，依然として死亡原因の第3位であり，悪性新生物や心疾患などで死亡する人の割合も増加している。これら3つの疾患が現在のわが国における死因の70％以上を占めている。心疾患および脳血管疾患の発症には，肥満，高血圧，動脈硬化，糖尿病などの生活習慣病が深くかかわっている。生活習慣病を予防し，老化を防止するためには，適度な運動を行う習慣をもつことが非常に重要である。高齢化社会を迎えたわが国においては，運動の効果をよく理解し，いかに生活に運動を取り入れるかが，人々の健康を維持・増進するための重要な課題である。

現代人の生活と問題点

　われわれは，仕事をはじめとして，日常生活におけるあらゆるものが機械化され，交通手段が発達した先進国に生活している。そのため，必要に迫られて体を動かすことが少なくなってきた。また，日本人の1カ月当たりの労働時間は近年低下傾向にあり，労働内容も軽いものが多くなってきた(図49)。これは第一次産業に従事する人が減り，第三次産業に従事する人が増えたためである(図50)。このような労働内容の変化が運動不足の一因となっている。経済が発展し，世界中のあらゆる食品が流通するようになってきており，ともすると美食，飽食による肥満をまねきやすい状況にもある。高度に分化し，情報化した現代社会においては，年々仕事が複雑化し，個人の処理能力を越える仕事を強要される職場も少なからずある。現代人の多くはこのような時代背景によって，なんらかの精神的ストレスを受け続けている。ストレスは交感神経を刺激して副腎皮質からグルココルチコイドの分泌を促進し，血糖値を上昇させる。加えて，副腎髄質からアドレナリンの分泌も促進し，血圧と血糖値を上昇させる。このため，ストレスは糖尿病や高血圧症の原因にもなることがある(図51)。

　現代人の生活は，運動不足，栄養素の過剰摂取，ストレスなど，あらゆる面で人間にとって快適な生活環境とはいいがたく，これらのことが肥満や生活習慣病の発症率を高めていると考えられる。

第4章 ■ 運動と健康

図 47. 世界の国々の平均寿命の推移

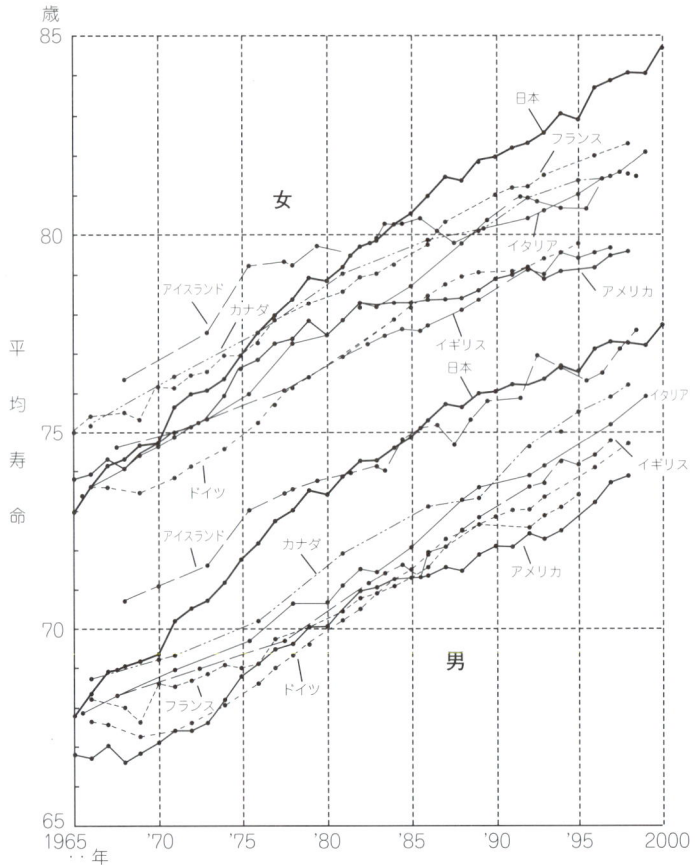

注：1990年以前のドイツは，旧西ドイツの数値である。

肥　満

■ 肥満のしくみ ■

ヒトは生命を維持するため，一定の食べ物を外界から取り入れ，物質代謝を行っている。食べ物の中には，身体活動に必要なエネルギーを発生させる栄養素として，タンパク質，糖質，脂質が含まれている。これらの栄養素はエネルギー源（熱源）になることから，三大熱量素と呼ばれている。身体が運動によって消費するエネルギー量と食べ物として摂取したエネルギー量が同じであれば，エネルギー収支はゼロとなり体重の増減はない。しかし，摂取エネルギー量が消費エネルギー量を上回れば，エネルギー収支はプラスとなる。この場合，過剰に摂取したエネルギーは体内に蓄積される。

摂取したエネルギーは，その一部が肝臓あるいは筋肉中にグリコーゲンとして蓄えられ，それぞれ血糖値の維持あるいは筋運動のエネルギー源として再利用される。ところが，過剰にエネルギーを摂取した場合は，そのほとんどが脂肪の形で体内に蓄積する（図52）。

体内のエネルギー貯蔵量の90％以上が，脂肪として脂肪組織に存在している。脂肪1gのもつエネルギー量は9kcalで，タンパク質（4kcal），糖質（4kcal）に比べ，2.25倍もあり三大栄養素の中で最も大きい。このため，同じエネルギー量を貯留するのであれば，脂肪はその重量が最少とな

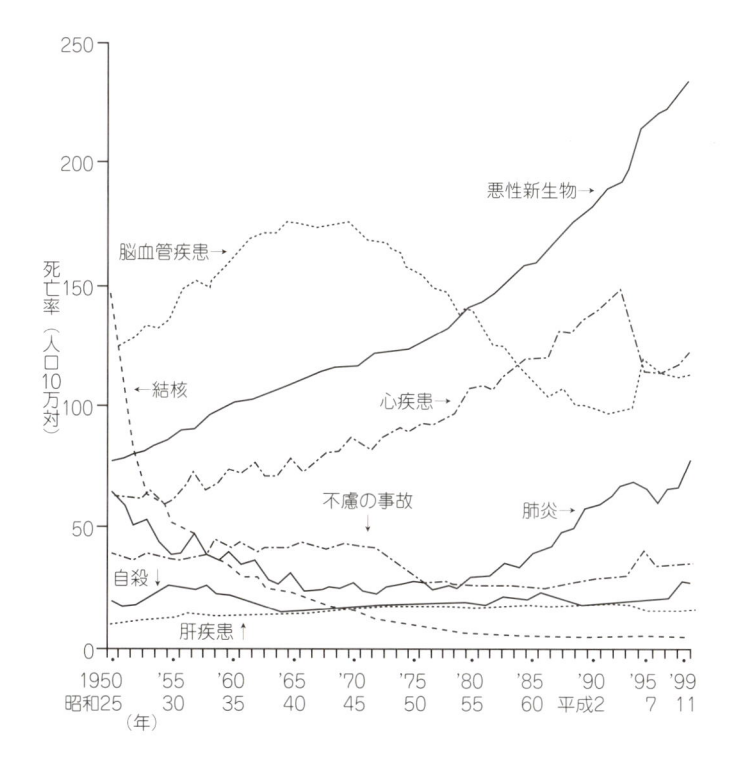

図 48. 日本人の主要死因別死亡率の年次推移

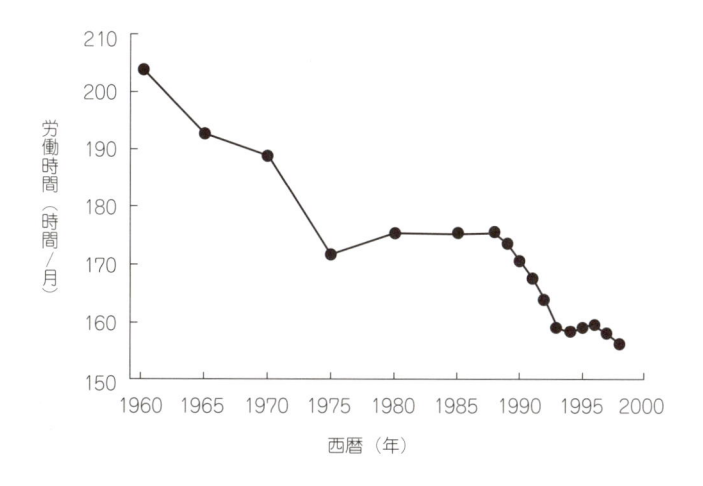

図 49. 日本人の1カ月当たりの労働時間の変化

り，生体にとっては極めて都合が良い。ところが，長期に渡りエネルギーを過剰に摂取し続けると，体内には脂肪が大量に蓄積し，体重が著しく増加する。脂肪が必要以上に蓄積して，体重に占める脂肪の割合が，ある一定限度を超えると，いわゆる「肥満」と呼ばれる状態となる。だから，スポーツ選手にみられるような筋肉の発達による体重増加などの場合は，肥満とは呼ばない。体重に占める脂肪重量〔Fat（kg）〕の割合を，体脂肪率（％Fat）と呼ぶ。男子では体脂肪率20％以上の場合を，女子では30％以上の場合を軽度の肥満と判定する（図53）。体脂肪率と成人病との間には強い関連

第4章 ■ 運動と健康

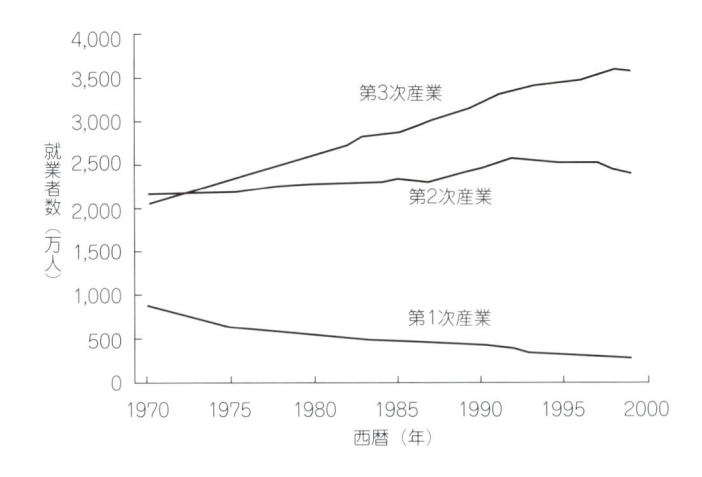

図 50. 産業 3 部門別就業者人口の推移
第1次産業：農業，林業，漁業など
第2次産業：鉱業，建設業，製造業など
第3次産業：サービス業，公務員など

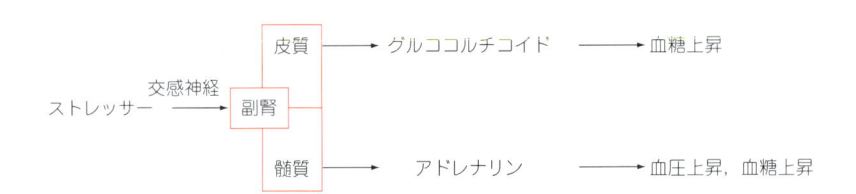

図 51. ストレスによる障害（Selye のストレス説）

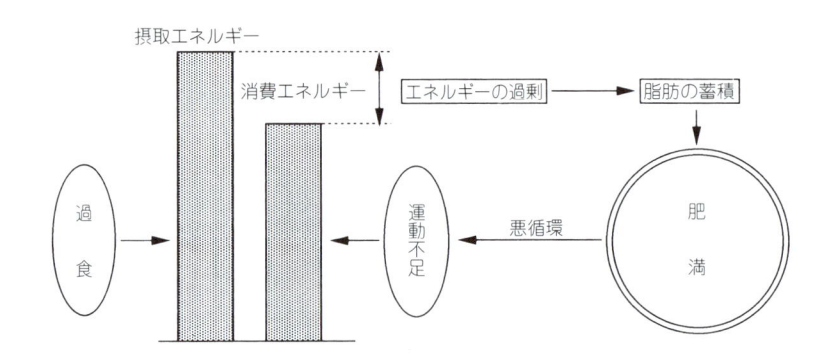

図 52. 肥満のなりたち

性が認められ，体脂肪率の高い人すなわち肥満者は，男女ともに糖尿病，高血圧症，心臓障害などを合併していることが多い（表25）。栄養と運動によるウエイトコントロール，つまり過剰な体脂肪を蓄積しないようにすることが，健康の維持・増進につながるのである。

肥満の多くは，食物の食べ過ぎやアルコールの飲み過ぎによるエネルギー過剰摂取と，運動不足による消費エネルギーの減少，またはその両方が原因となって起こる単純性（外因性）肥満症である。代謝異常や内分泌系異常などによって起こる症候性（内因性）肥満症は少なく，実際にみられる肥満の95％以上は単純性肥満である。いずれの場合も，肥満の進行状態を知るためには，身体組

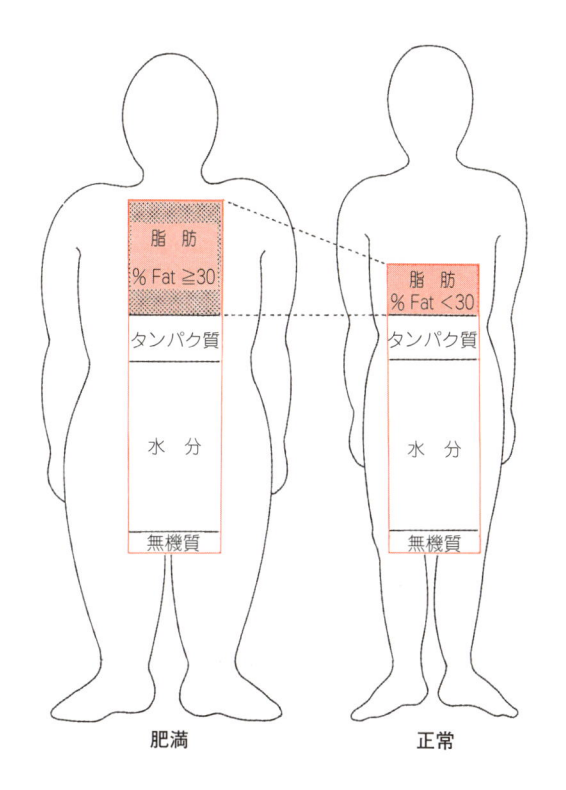

図 53. 正常と肥満の身体組成の割合（女子）

肥満　　　正常

表 25. 肥満による糖尿病，高血圧，心筋障害の罹病率（％）

	男			女		
	糖尿病	高血圧	心筋障害	糖尿病	高血圧	心筋障害
肥　満	17.9	47.7	28.1	11.0	54.9	34.1
正常体重	9.4	33.0	14.2	6.0	31.6	27.8
や　せ	5.6	23.8	10.7	3.6	34.9	24.1

（40〜69歳）

成を調べ，脂肪の蓄積程度を的確に把握することが必要となる。

身体組成の測定には多くの方法がある。水中体重秤量法，皮脂厚計（キャリパー）で皮下脂肪厚を測定するキャリパー法，近赤外線法，超音波法，インピーダンス法，筋肉中の微量の天然放射能で

メモ

〈除脂肪組織（Lean Body Mass；LBM）〉

　身体組成や，性・年齢・環境・栄養・身体活動などによって変化する。肥満の評価やダイエット効果の判定あるいは体力の指標として体重を用いる場合には，体重の構成内容を体脂肪組織（Fat）と除脂肪組織（Lean Body Mass；LBM）の2つに分けて考える。また，LBMの概念は単なる除脂肪体重（Lean Body Weight；LBW）とは異なっており，LBMはその性質を，LBWはその重量を示すことにある。LBMはエネルギー代謝や体力と深い関係がみられ，身体組成（＝体構成，Body Composition）からの評価にとって重要な概念である。

表 26. 身体組成(肥満)の測定法

測定法	内容(用具)	長所	短所
・体格指数……体格から肥満度などを算出			
BMI	体重/身長(m)^2	簡便	筋肉型も肥満と評価
ローレル指数	体重/身長(cm)^3×10^7	簡便	身長の影響が大
ブローカの変法	{身長(cm)−100}×0.9	簡便	身長の影響が大
標準体重(肥満学会)	身長(m)^2×22	簡便	筋肉型も肥満と評価
ウエスト/ヒップ比	ウエスト/ヒップ	簡便(内臓脂肪型)	ヒップの影響が大
標準体重	標準体重表(厚生労働省発行など)	簡便	筋肉型も肥満と評価
・身体組成(全身)……体重を脂肪と除脂肪に区分			
身体密度法	水中体重の測定機器・設備	精度が高い	高価な設備が必要
体水分量法	体水分分析装置	精度が高い	重水などの薬物を飲む
体内カリウム法	ヒューマンカウンター装置	精度が高い	高価な設備が必要
クレアチニン法	クレアチニン測定機器	精度が高い	測定設備が必要
DEXA法	DEXA法の測定装置	精度が高い	高価な設備が必要
CTスキャン法	CTスキャン装置	精度が高い	高価な設備が必要
空気置換法	空気置換法の装置	精度が高い	高価な設備が必要
・身体組成(局所)……身体の局所から体脂肪量を評価			
キャリパー法	皮下脂肪厚計	簡便, 安価	皮下脂肪測定の技術
インピーダンス法	インピーダンス測定器	簡便, 安価	精度が悪い
近赤外線法	近赤外線測定器	簡便, 再現性が良い	かなり高価
X線法	X線装置	精度が良い	高価な設備が必要
CTスキャン法	CT装置	精度が良い	高価な設備が必要
超音波法	超音波装置	簡便, 再現性が良い	かなり高価

ある ^{40}K を測定するカリウム法など,数多くの方法が工夫されている。それぞれの測定法には長所と短所があり,目的に応じて使用しなければならない(表26)。多くの人の測定を短時間で行わねばならないフィールド調査や学校の健康診断では,キャリパー法,近赤外線法,インピーダンス法などがよく利用されているが,より正確に身体組成を知るためには,水中体重秤量法などを用いる必要がある。

■ 肥満の判定方法 ■

① 標準体重

標準体重を求める方法には,有病率の最も少ない体重を理想体重とし算出する方法や多数の集団の平均値または中央値を採用する方法などがある。

昭和61年に,厚生労働省が約2万人の調査に基づいて作成した「肥満とやせの判定表・図」の一部を示す(表27)(図54)。これは性別,年齢別,身長別の日本人標準体重と比較して判定する方法で,体重の重い方から10%に入る人を肥満と判定する。

この方法とは別に,標準体重の簡便な算出法として,ブローカ(Broca)指数の桂変法が広く用いられている。次の式より算定された肥満度が,±10%までを正常,10〜20%までを肥満傾向,20%以上を肥満と判定する。ただし,この方法は身長の低い人は高い人に比べ,肥満と判定される場合が多くなる傾向があるので,判定には注意を要する。標準体重を求める際に,身長150cm以下は0.9を乗じないで算定する。

標準体重(kg) = {身長(cm)−100}×0.9

(Broca式の桂変法)

$$肥満度(\%) = \frac{実測体重(kg) - 標準体重(kg)}{標準体重(kg)} \times 100$$

表 27. 肥満とやせの判定表

(男：20〜29歳)

身長(cm)	10%↓ やせすぎ	25%↓ やせぎみ	ふつう 50%	75%↓ ふとりぎみ	90%↓ ふとりすぎ
130	33.6	36.1	39.1	42.3	45.4
132	34.4	37.0	40.0	43.3	46.5
134	35.3	37.9	41.0	44.3	47.6
136	36.1	38.8	41.9	45.4	48.8
138	36.9	39.7	42.9	46.5	49.9
140	37.8	40.6	44.0	47.6	51.1
142	38.7	41.6	45.0	48.7	52.3
144	39.6	42.6	46.1	49.9	53.6
146	40.6	43.6	47.2	51.1	54.8
148	41.6	44.6	48.3	52.3	56.1
150	42.5	45.7	49.5	53.5	57.5
152	43.6	46.8	50.6	54.8	58.8
154	44.6	47.9	51.8	56.1	60.2
156	45.7	49.0	53.1	57.4	61.7
158	46.7	50.2	54.3	58.8	63.1
160	47.9	51.4	55.6	60.2	64.6
162	49.0	52.6	56.9	61.6	66.2
164	50.2	53.9	58.3	63.1	67.8
166	51.4	55.1	59.7	64.6	69.4
168	52.6	56.5	61.1	66.1	71.0
170	53.8	57.8	62.6	67.7	72.7
172	55.1	59.2	64.0	69.3	74.4
174	56.4	60.6	65.6	71.0	76.2
176	57.8	62.0	67.1	72.7	78.0
178	59.1	63.5	68.7	74.4	79.9
180	60.5	65.0	70.4	76.2	81.8
182	62.0	66.6	72.0	78.0	83.7
184	63.5	68.1	73.8	79.8	85.7
186	65.0	69.8	75.5	81.7	87.8
188	66.5	71.4	77.3	83.7	89.8
190	68.1	73.1	79.1	85.7	92.0

体重 (kg)

(女：20〜29歳)

身長(cm)	10%↓ やせすぎ	25%↓ やせぎみ	ふつう 50%	75%↓ ふとりぎみ	90%↓ ふとりすぎ
130	32.5	35.1	38.2	41.6	44.9
132	33.2	35.9	39.0	42.5	45.9
134	34.0	36.7	39.9	43.5	46.9
136	34.7	37.5	40.8	44.4	47.9
138	35.5	38.3	41.7	45.4	49.0
140	36.3	39.2	42.6	46.4	50.1
142	37.1	40.0	43.6	47.5	51.2
144	37.9	40.9	44.6	48.5	52.4
146	38.8	41.8	45.6	49.6	53.5
148	39.6	42.8	46.6	50.7	54.7
150	40.5	43.7	47.6	51.8	55.9
152	41.4	44.7	48.7	53.0	57.2
154	42.3	45.7	49.7	54.2	58.5
156	43.3	46.7	50.9	55.4	59.8
158	44.2	47.8	52.0	56.6	61.1
160	45.2	48.8	53.1	57.9	62.5
162	46.2	49.9	54.3	59.2	63.9
164	47.3	51.0	55.5	60.5	65.3
166	48.3	52.2	56.8	61.8	66.7
168	49.4	53.3	58.0	63.2	68.2
170	50.5	54.5	59.3	64.6	69.7
172	51.6	55.7	60.7	66.0	71.3
174	52.8	57.0	62.0	67.5	72.9
176	53.9	58.2	63.4	69.0	74.5
178	55.1	59.5	64.8	70.6	76.2
180	56.4	60.9	66.3	72.1	77.9
182	57.6	62.2	67.7	73.7	79.6
184	58.9	63.6	69.2	75.4	81.4
186	60.2	65.0	70.8	77.1	83.2
188	61.6	66.5	72.4	78.8	85.0
190	62.9	67.9	74.0	80.5	86.9

体重 (kg)

<判定の例>
身長……170 cm の者の場合（男）
体重……53.8 kg 未満の者は，やせすぎ
　　　　53.8 kg 以上 57.8 kg 未満の範囲の者は，やせぎみ
　　　　57.8 kg 以上 67.7 kg 未満の範囲の者は，ふつう
　　　　67.7 kg 以上 72.7 kg 未満の範囲の者は，ふとりぎみ
　　　　72.7 kg 以上の者は，ふとりすぎ

② BMI（Body Mass Index）

身長と体重の比率で体格を表すために，これまでに多くの体格指数（計算式）が考案されてきたが，現在用いられている体格指数の代表的なものとしては，BMI（Body Mass Index）がある。BMIをはじめとした体格指数は，比較的簡単に，しかも高価な機器や特別な技術を必要とせずに測定できるため，フィールドにおける肥満の評価によく

第4章 ■ 運動と健康

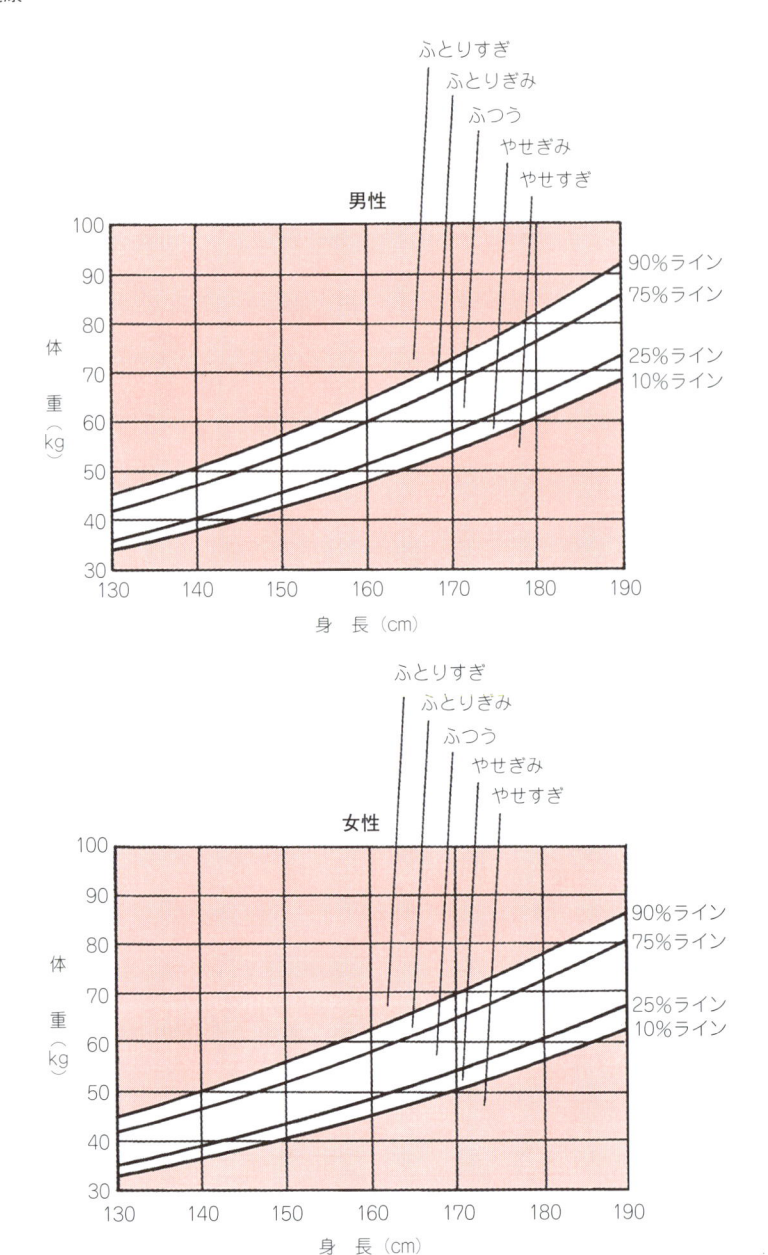

図 54. 肥満とやせの判定図（20〜29歳）

用いられている。測定は，18.5未満をやせ（低体重），18.5以上25未満を普通体重，25以上30未満をやや肥満（肥満1度），30以上を肥満（2〜4度）とする。また，BMIが22になる体重を理想体重としている。BMIの計算式は次の通りである。

$$BMI = 体重(kg) \div 身長(m)^2$$

なお，上記の式について，身長の単位にセンチメートルを用いた場合は以下の**カウプ指数**と呼ばれる。

③ 栄養指数（ローレル指数，カウプ指数）

その他，体格指数としてはローレル指数やカウプ指数が有名であるが，本来この指数は，乳児期

〈BMIによる肥満の判定の注意点〉

あるスポーツ愛好家(40歳代，男性)の肥満度を判定した例では，身長(170 cm)と体重(80.0 kg)からBMIは27.7となり，やや肥満と判定された(表28)。しかし，水中体重秤量法で身体組成を調べたところ，体脂肪率は18%であることがわかり，肥満でないことがわかった(図55)。BMIが高いほど肥満の程度も著しいと判定する体格指数の欠点は，体重の中味まで評価できないことである。つまり，体重に占める脂肪以外の組織(除脂肪体重と呼ばれ，筋肉や骨など)が発達している人に対しては誤って評価してしまう。柔道あるいはウエイトリフターなど，骨格筋重量の多い人によくあるケースである。また，年齢30歳，身長160 cm，体重65 kgの女性が食事制限によるダイエットを行って体重が6 kg減少したときの一例をみると(図56)，BMIは25.4から23.1となり，BMIの判定でやや肥満から普通の評価となっており，一見肥満を解消したかのようにみえた。しかし実際に身体組成を測定したところ，脂肪量の減少と同時に筋肉などの活性組織も減少しており，体脂肪率(%Fat)は減少していなかった。いわゆる「かくれ肥満」といわれる状態になっていたのである。このようなケースからもわかるように，体重減少の中味が脂肪組織によるものかあるいは脂肪以外の組織によるものかに注意して，肥満の評価を行わなければならない。

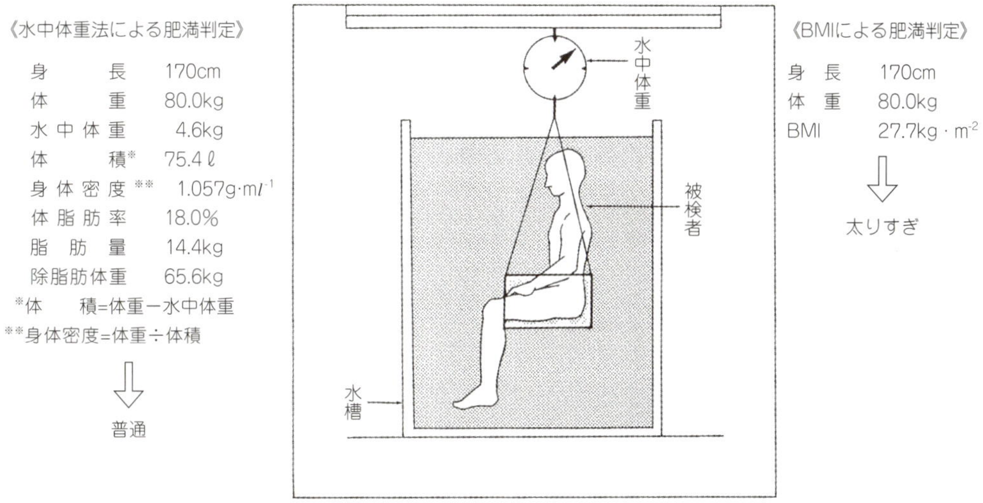

図 55. BMIによる肥満判定と水中体重秤量法による肥満判定

《水中体重法による肥満判定》
- 身　　　長　　170cm
- 体　　　重　　80.0kg
- 水 中 体 重　　4.6kg
- 体　積*　　　　75.4ℓ
- 身 体 密 度**　1.057g・mℓ$^{-1}$
- 体 脂 肪 率　　18.0%
- 脂　肪　量　　14.4kg
- 除脂肪体重　　65.6kg

*体　積＝体重－水中体重
**身体密度＝体重÷体積

⇒ 普通

《BMIによる肥満判定》
- 身　長　　170cm
- 体　重　　80.0kg
- BMI　　　27.7kg・m^{-2}

⇒ 太りすぎ

(生後12カ月まで)，幼児期(1～5歳)，学童期(6～11歳)における栄養状態の評価に使用されているものであり，肥満度の判定には，あくまでも目安として用いるべきである。カウプ指数は乳幼児向け，ローレル指数は学童向けの指数である。

カウプ指数＝体重(kg)÷身長(cm)^2×10^4
　　(1歳児で19以上，2～3歳児で18.5以上，4～5歳児で18以上は肥満)

ローレル指数＝体重(kg)÷身長(cm)^3×10^7
　　(標準値＝100～140，140以上は太りすぎ，160以上は肥満)

④ ウエスト/ヒップ比(W/H比)

最近，体脂肪の分布が皮下脂肪型なのか内臓脂肪型なのかが問題になっている。皮下脂肪型と内臓脂肪型は，ウエスト対ヒップの比(W/H比)で鑑別される。男性でW/H比0.95以上，女性で0.8以上の人は内臓脂肪型の肥満であり，糖尿病，

表 28. 肥満とやせの判定表（男：40〜49歳）

	10% やせすぎ｜やせぎみ	25%	ふつう 50%	75% ふとりぎみ｜ふとりすぎ	90%
130	35.2	37.8	41.0	44.5	47.8
132	36.0	38.7	42.0	45.5	49.0
134	36.9	39.7	43.0	46.7	50.2
136	37.8	40.7	44.1	47.8	51.4
138	38.7	41.7	45.2	49.0	52.7
140	39.7	42.7	46.3	50.2	54.0
142	40.7	43.8	47.4	51.4	55.3
144	41.7	44.8	48.6	52.7	56.7
146	42.7	45.9	49.8	54.0	58.1
148	43.8	47.1	51.0	55.3	59.5
150	44.8	48.2	52.3	56.7	61.0
152	45.9	49.4	53.6	58.1	62.5
154	47.1	50.6	54.9	59.5	64.0
156	48.2	51.9	56.3	61.0	65.6
158	49.4	53.2	57.6	62.5	67.2
160	50.6	54.5	59.1	64.0	68.9
162	51.9	55.8	60.5	65.6	70.6
164	53.2	57.2	62.0	67.2	72.3
166	54.5	58.6	63.5	68.9	74.1
168	55.8	60.0	65.1	70.6	75.9
170	57.0	61.5	66.7	72.3	77.8
172	58.6	63.0	68.3	74.1	79.7
174	60.0	64.6	70.0	75.9	81.7
176	61.5	66.2	71.8	77.8	83.7
178	63.0	67.8	73.5	79.7	85.7
180	64.6	69.5	75.3	81.7	87.9
182	66.2	71.2	77.2	83.7	90.0
184	67.8	72.9	79.1	85.8	92.2
186	69.5	74.7	81.0	87.9	94.5
188	71.2	76.6	83.0	90.0	96.8
190	73.0	78.5	85.1	92.3	99.2

身長（cm） / 体重（kg）

心筋梗塞，脳血管障害などの疾患に罹りやすいことが明らかになっている．今後は，内臓脂肪型肥満の判定も重要である．

⑤ 皮下脂肪厚

体内脂肪の約半分は，皮下脂肪として蓄積されるので，皮下脂肪厚を測定することにより，全身に蓄積している脂肪量を推定することができる（表29）．身長・体重から算定する体格指数は，身体組成のことまで考慮していないのに対し，皮下脂肪厚を測定して得られる体脂肪量は，より直接的で肥満度の判定には有効とされている．しかし，脂肪の蓄積には個人差があり，部位差，性差・民族差なども存在するので，測定値を評価する場合には注意を要する．

皮下脂肪厚の測定法を図57に示した．一般には，栄研式またはハーペンデン式**皮下脂肪計**（キャリパー）を用いて，右上腕背部と右肩甲骨下部の皮下脂肪厚を測定し，体脂肪率を推定している（図58）．測定は，親指と人差し指で皮膚をつまみあげ，指から約1cm離れたところをキャリパーで一定の力（$1 kg/cm^2$）ではさみ，その厚みを測定

	ダイエット前	ダイエット後
BMIによる判定	太りすぎ	普通
％Fatによる判定	中程度肥満	中程度肥満

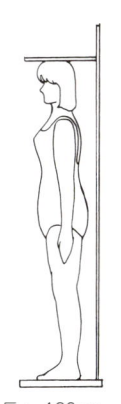

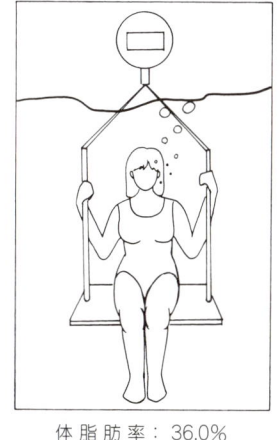

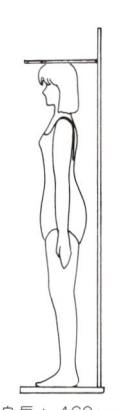

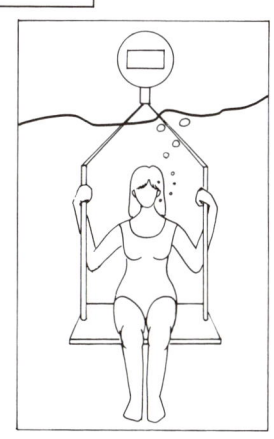

身長：160cm　　体脂肪率：36.0%
体重：65kg　　　体脂肪量：23.4kg
BMI：25.4kg・m⁻²　除脂肪体重：41.6kg

身長：160cm　　体脂肪率：36.0%
体重：59kg　　　体脂肪量：21.2kg
BMI：23.1kg・m⁻²　除脂肪体重：37.8kg

図 56．BMIと％Fatによる肥満の判定は異なることがある

表 29．皮下脂肪による肥満判定基準（皮脂厚＝上腕背部＋背部）

性別	年齢階級（歳）	軽度の肥満		中程度の肥満		重度の肥満	
		皮脂厚(mm)	体脂肪(%)	皮脂厚(mm)	体脂肪(%)	皮脂厚(mm)	体脂肪(%)
男	6～8	20	20	30	25	40	30
	9～11	23	20	32	25	40	30
	12～14	25	20	35	25	45	30
	15～18	30	20	40	25	50	30
	成人	35	20	45	25	55	30
女	6～8	25	25	35	30	45	35
	9～11	30	25	37	30	45	35
	12～14	35	25	40	30	50	35
	15～18	40	30	50	35	55	40
	成人	45	30	55	35	60	40

注：表中の「体脂肪（％）」は脂肪貯蔵率のことである。　　　　　（長嶺，1972）

する。上腕背部は上腕三頭筋の中央部を縦につまみ，肩甲骨下部は肩甲骨の内側線に沿って縦につまむ。なお，測定は誤差を生じやすいので，同一者あるいは熟練者が行うことが望ましい。測定はそれぞれの部位で数回行い，その中央値を測定値とする。皮下脂肪厚の測定値からの体脂肪率を算定するには，右上腕背部と右肩甲骨下部の皮下脂肪厚の合計から**身体密度**（Body Density；**BD**）を算出し，その値をブロゼック（Brožek）の式に代入して体脂肪率を求める。

成人男子の場合：
　身体密度（BD）＝1.0913－0.0016×（上腕背部皮脂厚＋肩甲骨下部皮脂厚）

成人女子の場合：

第4章 ■ 運動と健康

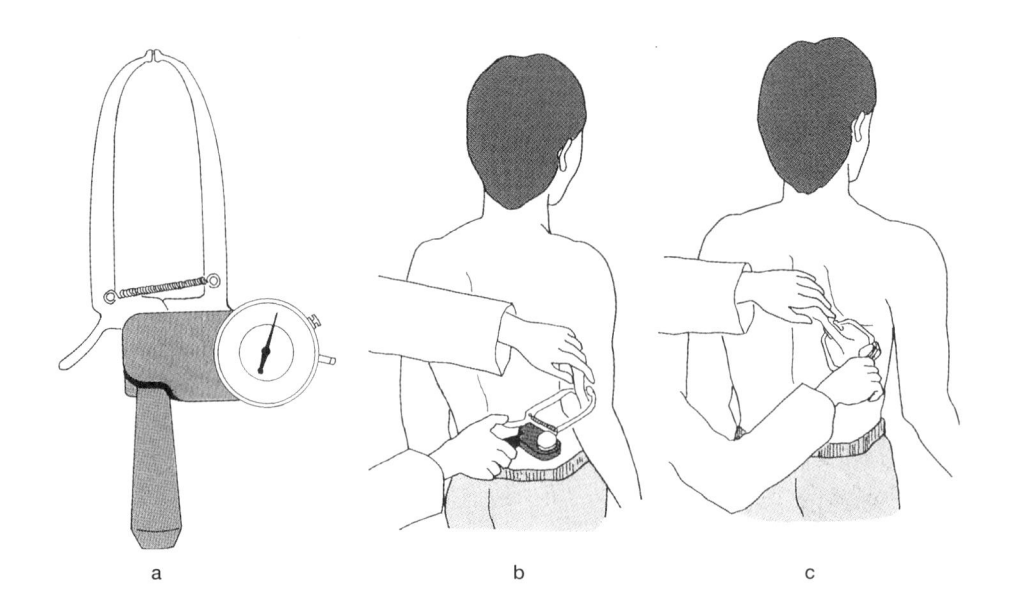

図 57. 皮下脂肪厚の測定方法
a．ハーペンデン式(または栄研式)皮脂厚計
b．上腕背側部：右腕の背部の中間点を測定する。腕の長軸と平行に持ち上げる。
c．肩甲骨下部：楽な姿勢で立たせ，右肩甲先端の真下を測定する。脊椎から下方へ45度の角度をなしていること。

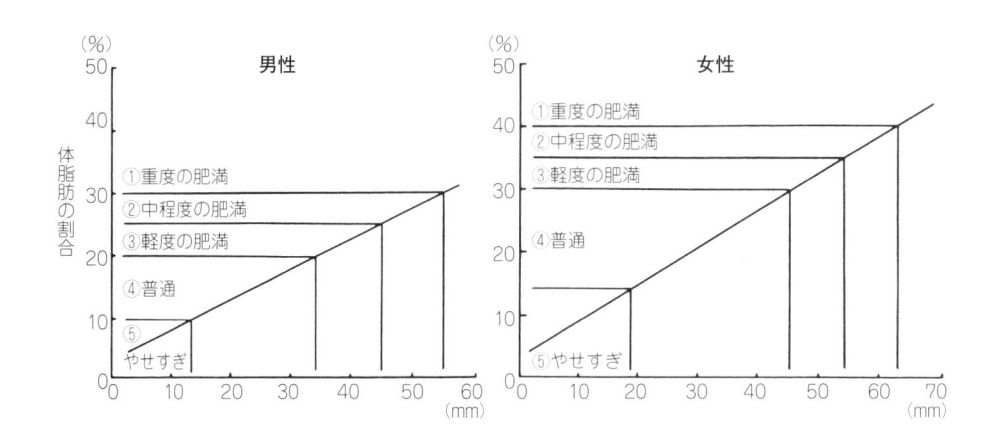

図 58. 皮下脂肪厚(上腕三頭筋部と肩甲骨下部の合計)による肥満度の判定

身体密度(BD)＝1.0897−0.00133×(上腕背部皮脂厚＋肩甲骨下部皮脂厚)
(鈴木，長嶺の式)
体脂肪率＝(4.570/身体密度−4.142)×100
(ブロゼックの式)
皮下脂肪から求められた肥満判定基準を用い て，成人男性で体脂肪率が20％以上，成人女性で30％以上を肥満と判定する(表29)。

⑥ 水中体重秤量法

この方法は，水中体重測定装置(図55)を用いて身体密度を測定し，ブロゼックらの式から体脂

肪率(体重に占める脂肪の割合)を算出する方法である。

具体的な測定項目としては，①体重，②水中体重(水槽の37℃前後のお湯の中で，最大呼息後に頭も水中に沈めた状態での水中体重)，③肺残気量(ヘリウム法などで測定し最大呼息後に残る空気量)，④水温の密度で補正，⑤これらから身体密度を計算して，⑥上記のブロゼックの式を使って体脂肪率(%Fat)を求め，⑦%Fatと体重から脂肪重量〔Fat(kg)〕を算出して，⑧体重からFat(kg)を差し引いた値をLBM(またはLBW)とする。この水中体重秤量法(密度法)の身体密度は次式により算出する。

身体密度(BD)

$$= \frac{体重(kg)}{\frac{体重(kg)-水中体重(kg)}{測定時の水温の密度} - 肺残気量(l)}$$

%Fat，体脂肪(Fat)，LBMの求め方
1) 身体密度；BD(g/ml)からの%Fatの算出はブロゼックの次式を使う
2) 体脂肪率；%Fat=(4.570/BD-4.142)×100(%)
3) 体脂肪量；Fat(kg)=体重×%Fat/100
4) 除脂肪体重；LBM(kg)=体重(kg)-Fat(kg)

<計算例>
体重：57.5 kg，水中体重：0.975 kg：水温36℃の密度：0.99369
肺残気量：1.264リットル(l)の女性の例で計算すると
1) 身体密度(BD)

$$= \frac{57.5(kg)}{\frac{57.5(kg)-0.975(kg)}{0.99369} - 1.264(l)}$$

$$=1.0338 \ (g/ml)$$

2) %Fat(ブロゼックの式)=(4.570/1.0338-4.142)×100=27.9(%)
3) Fat(kg)=57.5×27.9/100=16.0(kg)
4) LBM(kg)=57.5-16.0=41.5(kg)

肥満度の判定は体脂肪率の表を用いて，20代の男性で25%以上，女性で30%以上を肥満と判定する。

水中体重の測定には大掛かりな設備と専門的技術を必要とし，測定にはある程度の時間を要する上，被験者は水中で呼吸を止めておく必要がある。この測定法は，最も正確に体脂肪量を知ることができる方法ではあるが，被験者に肉体的苦痛と危険を強いるという問題もある。そのため，最近ではより簡便に体脂肪量を測定するためにインピーダンスまたはTOBEC(Total Body Electrical Conductivity)などの装置が考案されている。これらの装置は，脂肪組織の電気抵抗が脂肪以外の組織より約20倍大きいことを利用し，身体の電気伝導性を測定することによって，体脂肪率を計ることができるものである。

⑦ X線CTスキャン(X線コンピュータ断層撮影)

X線CTスキャンは人体を切断する一平面に対し，弱いX線を種々の角度からあて，それを，コンピュータを用いて画像化する装置で，全身の骨，臓器，脂肪(脂肪層の厚み)などの分布を数ミリ単位で測定することができる。皮下脂肪型肥満と内臓脂肪型肥満の判定にはきわめて有力な手段である。

■ 肥満の予防と解消 ■

最近の国民栄養調査の結果，国民の20%以上がエネルギー所要量より20%以上多いエネルギー量を摂取していることが明らかになった。肥満が健康増進の面からみて問題なのは肥満者は成人病の罹病率が高いだけでなく死亡率も高いからである。肥満度と虚血性心疾患の発症率および肥満度と死亡率の関係については，図59，60に示した。肥満の予防と解消のためには，食事からの摂取エネルギー量を減らし，運動による消費エネルギー量を高める必要がある。摂取エネルギー制限は，肥満を解消するのに非常に有効な手段であるが，運動を併用しない減量は，体脂肪量を減少させるだけでなく，筋肉などのLBMすなわち除脂肪体重(活性組織量)も同時に減少させる恐れがある。このような減量は，体力を低下させるため，

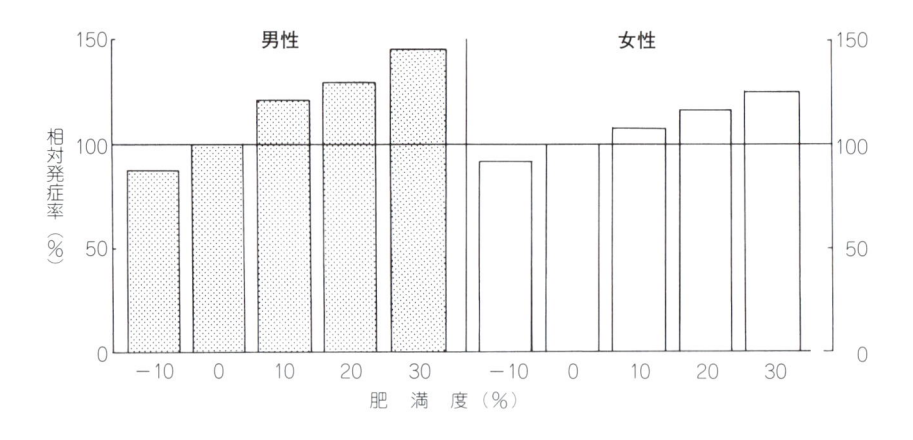

図 59. 肥満度と虚血性心疾患発症率の関係

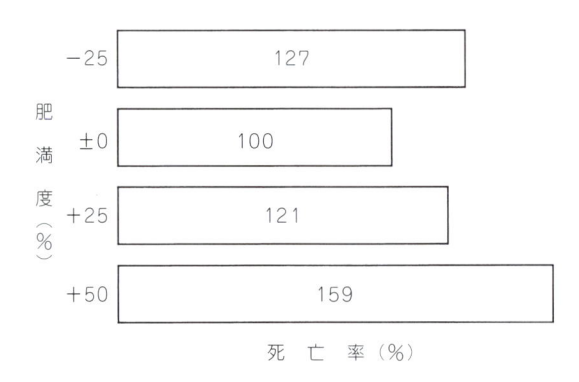

図 60. 肥満度と死亡率の関係

好ましいとはいえない。また体重は減少したとしても，肝心の体脂肪が減少しない場合もある。

一方，運動を伴う減量はエネルギー消費を高め，筋肉量の減少を防ぎ，体力の低下を起こさない点が優れている。肥満の解消はいかに体脂肪量を減少させるかである。たとえ体重が減少しなくても，体脂肪量が減少し，一方で筋肉などの活性組織量が増加すれば，身体は好ましい状態に回復したわけであり，このことが真の意味での肥満解消である。運動による活性組織量の増加は，基礎代謝量が上昇し，日々の消費エネルギー量がおのずから増加するので，肥満の予防と解消に通じる（図 61）。

本項では単純性肥満に限定して，予防と解消法について述べてきたが，症候性肥満(内分泌性肥満，中枢性肥満，先天性代謝異常性肥満など)については臨床栄養学の教科書を参照されたい。

■ 肥満と疾病 ■

エネルギー摂取過剰と運動不足が原因で，身体の脂肪組織や種々の内臓組織に脂肪が異常に蓄積して肥満が起こる。蓄積した脂肪も変化しないわけではなく，たえず代謝(合成と分解)によって入れ代わっている。肥満者は正常者に比べ，脂質代謝が異常に亢進した状態を示し，身体の各組織への負担が増大し，種々の障害を引き起こす(図 62)。

① 心臓に及ぼす悪影響

体重が増加するということは，血液を必要とす

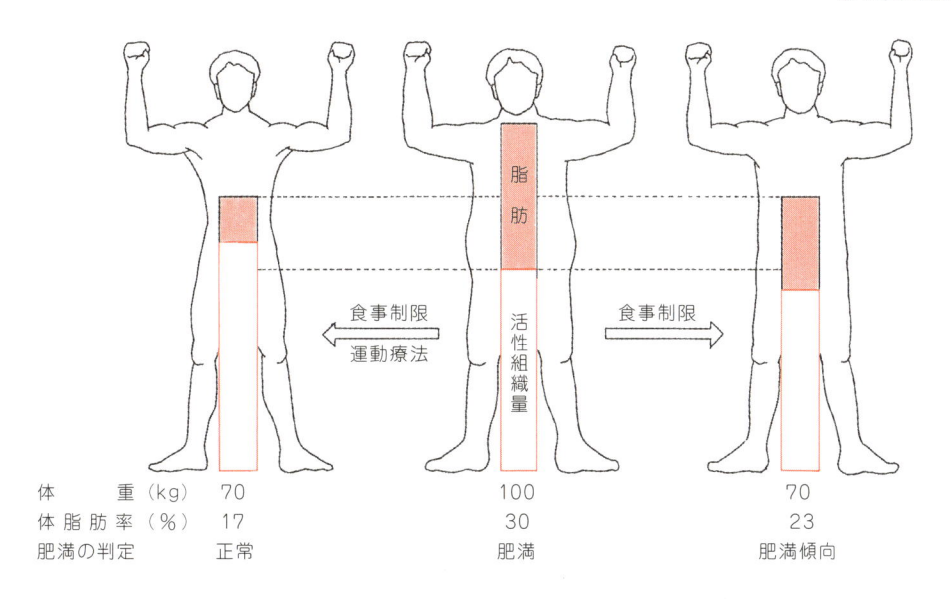

図 61. 肥満解消における食事制限と運動による違い（男子）

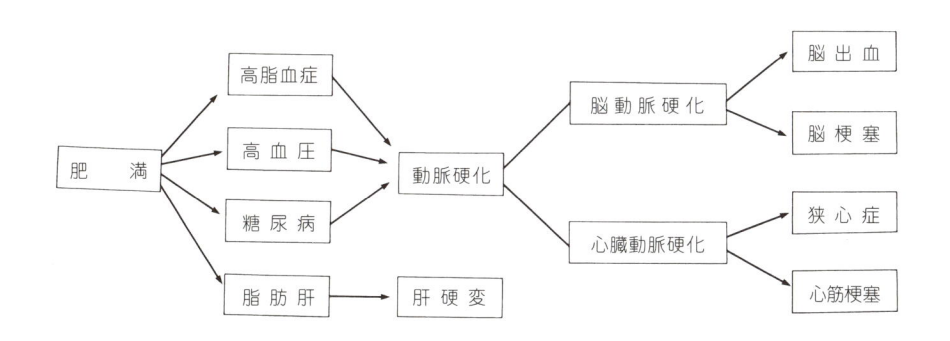

図 62. 肥満によって引き起こされる疾病

る組織がその分だけ増加することを意味しており，心臓から送り出される血液量も増大する。このことが心臓に余分な負担をかけることになる。また，肥満によって，脂肪が心臓自体にも，おおいかぶさるように蓄積する。そのため，その負担はさらに大きくなる。

② 血液に及ぼす悪影響

肥満による脂質代謝異常は，脂質の血中濃度を上昇させる。血中コレステロールが増加し高脂血症になると，動脈の血管内にコレステロールが沈着する。コレステロールの沈着は動脈壁を厚くし，動脈が硬くなり，弾力性を失って動脈硬化になる。

動脈硬化は高血圧の原因の1つである。肥満によっても血圧が上昇し，高血圧になる（図63）。一般に体重が5kg増加すると，血圧が約10mmHg増加するという。このように，肥満は高脂血症，動脈硬化，高血圧などの疾病を引き起こす。さらに，動脈硬化が進行し，脳の血管が動脈硬化を起こすと，脳梗塞，脳出血を起こし，心臓の冠状動脈が動脈硬化を起こすと，心筋梗塞，狭心症など生命にかかわる重大な疾病を誘発する。

③ 代謝に及ぼす悪影響

インスリンには，血液中の糖（ブドウ糖）の値を低下させる作用があることは周知の通りである。

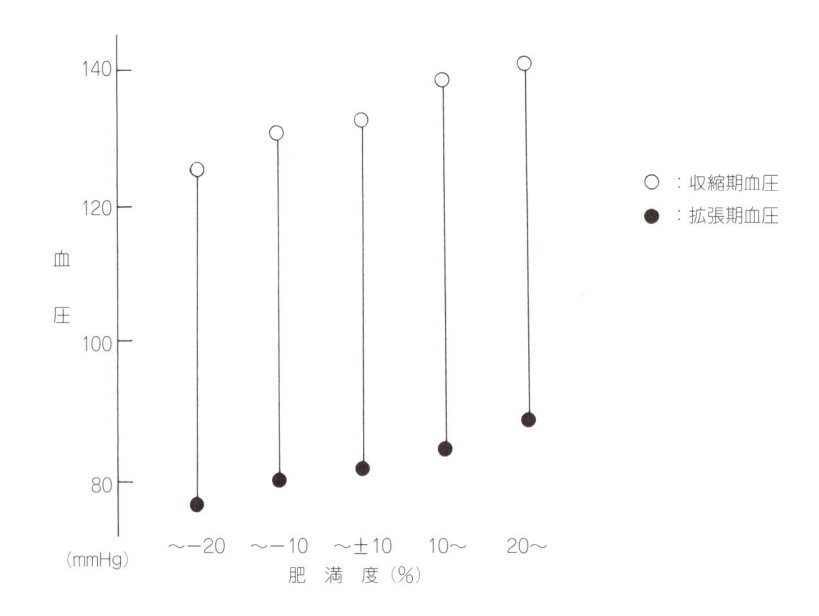

図 63. 肥満度と血圧の関係

ところが、肥満になって脂質代謝がさかんになると、多量のインスリンが中性脂肪の合成に使用されるため、糖の代謝に振り向けられるインスリンが相対的に低下する。この結果、血糖値が上昇し、糖尿病を起こす。

④ 肝臓に及ぼす悪影響

脂質代謝異常が起こると、肝臓で合成された脂肪の運搬がスムーズに行われなくなり、肝細胞内に留まるため細胞内に脂肪滴が生じる。この病的状態を脂肪肝という。脂肪肝になると、肝臓の機能は低下し、胆のう炎、胆石がみられる。また長期的には肝硬変へと進行する。

⑤ その他の悪影響

胸腔内や腹腔内に脂肪が蓄積すると、胸腔を圧迫し、呼吸器系(肺循環)へ悪影響を及ぼすため、気管支炎、肺炎にかかりやすくなる。また、不妊症、月経不順、性欲の減退なども起こる。加えて肥満は、運動機能を低下させ運動不足を助長するため、さらに肥満を進行させることになる。

疾病と運動

■ 高脂血症 ■

高脂血症は血中総コレステロールが220 mg/d*l* 以上、トリグリセライドが150 mg/d*l* 以上のいずれか一方、あるいは両方の値が高い場合と定義されている。総コレステロール値の上昇は動物性脂肪の過剰摂取、トリグリセライド値の上昇は糖質の摂取過剰が主な原因であるといわれている。いずれの場合も、エネルギー摂取量過剰と運動不足によって肥満が進行している場合、その影響が大きく現れることは前述の通りである。トリグリセライドやコレステロールなどの脂質は、食事中の脂質が消化吸収されて血中に現れるものと、肝臓で合成されて血中に出現するものとがある。脂質は水に溶けないので、体内ではリポタンパク質の形で存在する(図64)。血中の**低比重リポタンパク質**(Low Density Lipoprotein; **LDL**)が上昇すると、動脈内膜と中膜との間にコレステロールが沈着し、動脈硬化を起こす(図65)。一般に、悪玉コレステロールと呼ばれているものである。一

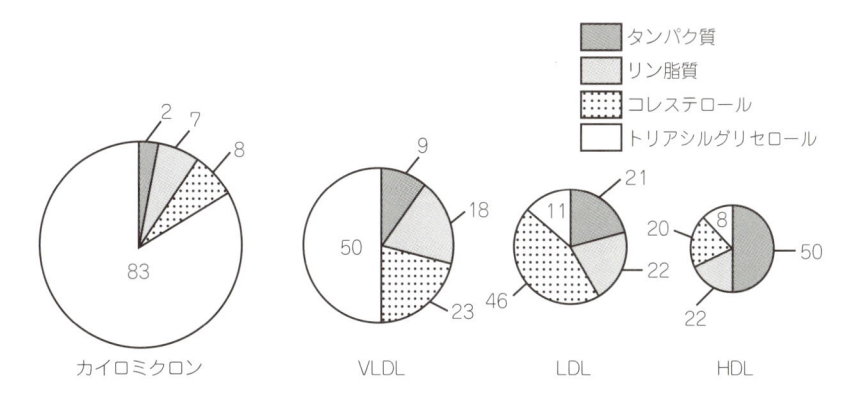

図 64. 血液中のリポタンパク質の組成（%）

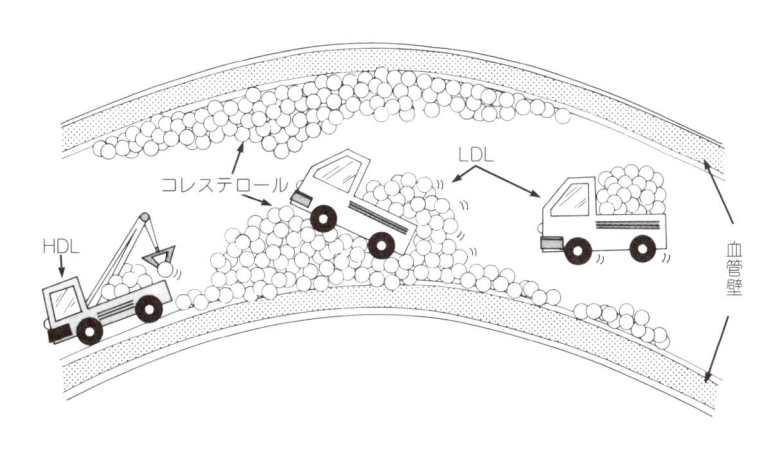

図 65. LDL と HDL の働き

方，**高比重リポタンパク質**（High Density Lipoprotein；**HDL**）は，血管壁に沈着したコレステロールを肝臓に運び，運ばれたコレステロールは胆汁などの合成に再利用されるため，動脈硬化の予防に役立つ。一般に，善玉コレステロールと呼ばれているものである。

　動脈硬化が進行し，「心臓に栄養を供給する」冠状動脈内の血液が悪くなると，虚血性心疾患（狭心症，心筋梗塞）を起こすが，その割合は血清脂質濃度の異常と深い関係がある。総コレステロール値と LDL 値の上昇は，虚血性心疾患の合併率を高めるが，逆に HDL 値の上昇は合併率を低下させる（図66）。運動はこの HDL 値を上昇させる効果がある（図67）。さらに総コレステロール，LDL およびトリグリセライドなどの濃度を低下させるため，高脂血症の病態を改善する。総コレステロール値が正常であっても，HDL 値が 40 mg/d*l* 以下の場合は動脈硬化を促進するため，運動によって HDL を上昇させることは，高脂血症の治療，動脈硬化の予防という点で重要である。

■ 高 血 圧 ■

　高血圧は，収縮期血圧が **140 mmHg 以上**，拡張期血圧が **90 mmHg 以上**のいずれか一方，または両方が高い場合と定義される（図68）。高血圧は原因がはっきりしない本態性高血圧と，腎炎，内分泌疾患，心血管疾患などが原因で起こる二次性高血圧に分けられる。本態性高血圧の原因は不

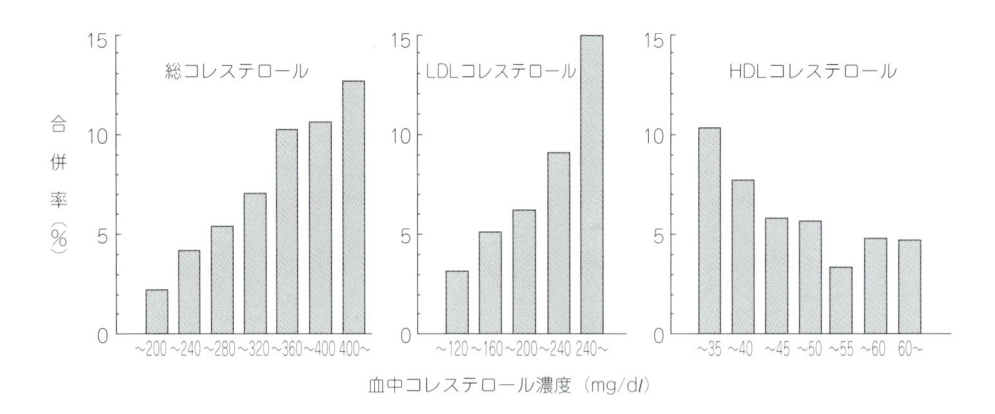

図 66. 血中コレステロール値と虚血性心疾患の合併率

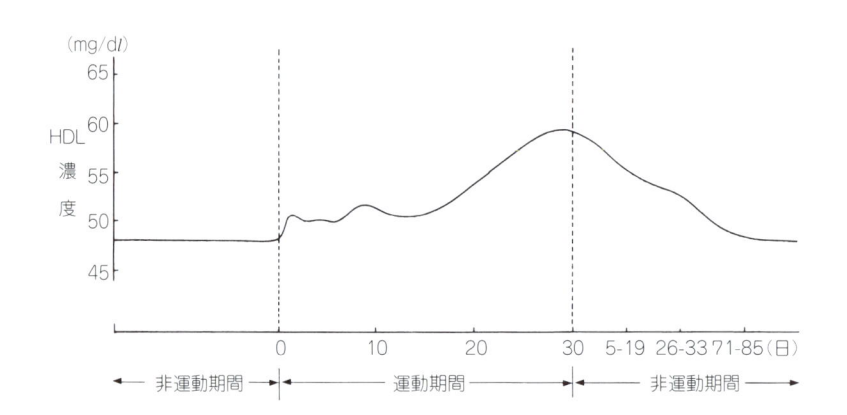

図 67. 50%$\dot{V}O_2$ max の運動強度で運動を行った時の血液中の HDL 濃度の変化（進藤ら，1985）

図 68. WHO による高血圧区分

明確であるが，ストレス，肥満，高脂血症，糖尿病などが関係しているといわれており，高血圧の80〜90%をこの本態性高血圧が占める。二次性高血圧は，その原因である疾患を治療することが先決であり，運動は各臓器への負担を増大させるので，むしろ害になる場合が多い。本態性高血圧の一般的療法は，①食塩制限，②肥満解消，③運動療法，④アルコール制限，⑤ストレス解消などがある。本項では，運動の効果が最も期待できる境界域の高血圧の人の運動療法について述べる。

運動には，筋力を最大限発揮させる重量挙げのような等尺性運動と，歩行，ジョギングなど強い

力を使わないで長時間行える等張性運動とがある。等尺性運動とは，収縮期および拡張期の血圧を共に上昇させるので，運動療法には適さない運動である。一方，等張性運動は，運動中に収縮期血圧を多少上昇させるが，拡張期血圧はむしろ低下させる傾向があり，高血圧患者には適した運動である。運動強度が最大酸素摂取量（$\dot{V}O_2$ max）の50％程度の有酸素運動であれば，収縮期血圧も160 mmHg 程度までの上昇にとどまり，安全である。運動強度を測定するためには，自転車エルゴメーターやトレッドミルなどの大型装置が必要である。一般に運動強度を容易に知るためには，脈拍数を計る方法が用いられる。1分間の脈拍が30歳代で120拍，40歳代で115拍，50歳代で110拍を目安にするとよい。$\dot{V}O_2$ max 50％ の軽い運動は，運動中も楽に会話ができる程度の運動で，以下のような特徴がある。①乳酸の生成量が少ない，②エネルギー源として半分は脂質を燃やすことができる，③筋肉や関節への負担がほとんどない，④運動後の疲労回復が早い。3カ月間運動を取り入れることにより血圧が高い人は血圧が低下し，血圧が低い人は血圧が上昇した。つまり，血圧の改善には運動療法は極めて有効である（図69）。さらに，$\dot{V}O_2$ max 50％ の軽い運動は，収縮期血圧だけでなく拡張期の血圧も低下させる効果もある（図70）。しかし，$\dot{V}O_2$ max 75％ の強い運動を行った場合は，収縮期血圧が 200 mmHg を上回ることもあり，安全性に問題があるだけでなく，$\dot{V}O_2$ max 50％ の軽い運動より血圧を下げる効果は少ないことが知られている。

■ 糖 尿 病 ■

糖尿病は，空腹時の血糖値が 120 mg/dl 以上と定義されている。糖尿病には，若年型糖尿病と成人型糖尿病とがある。前者は，膵臓からのインスリン分泌量の低下が原因であり，治療にはインスリン投与が不可欠である。後者は，インスリン分泌量は正常であるが，肥満などによってインスリンの働きが相対的に低下しているため，血中ブドウ糖の利用がうまくいかなくなって血糖値が上昇する。いずれの場合も，血糖値が 160 mg/dl 以上に上昇すると，腎臓でのブドウ糖再吸収機能を上回るため，尿中にブドウ糖が出現する。若年型糖尿病の場合，インスリン治療が行われているので，空腹時の運動は急激な血糖値の低下（低血糖）を引き起こし，低血糖昏睡を招くことがあるので特別な注意を要する。以下，成人型糖尿病（以下糖尿病）のことについて述べる。

本来インスリンは，食事摂取後に上昇した血中ブドウ糖の膜透過性を高め，各組織でエネルギー

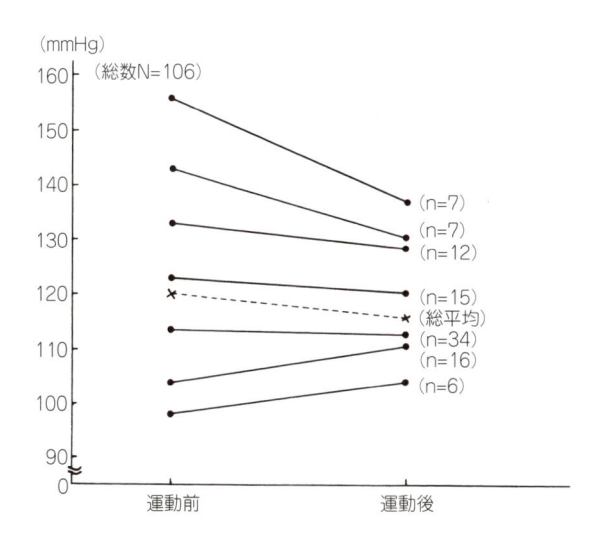

図 69. 3カ月間の運動が収縮期血圧に及ぼす影響（片岡ら，1977年）

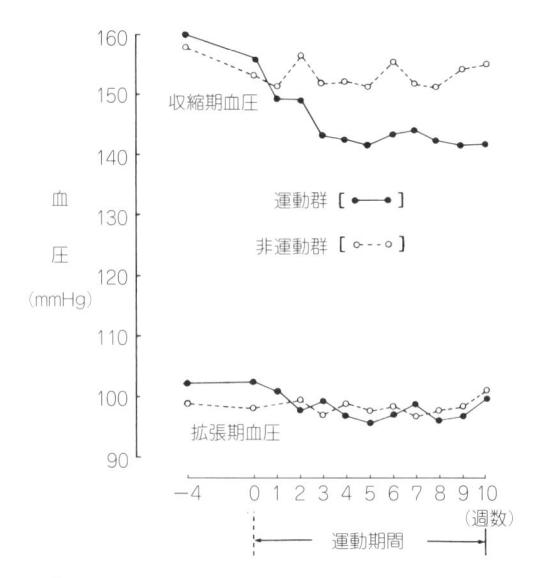

図 70. $\dot{V}O_2$ max 50% の軽い運動を行ったときの血圧の変化

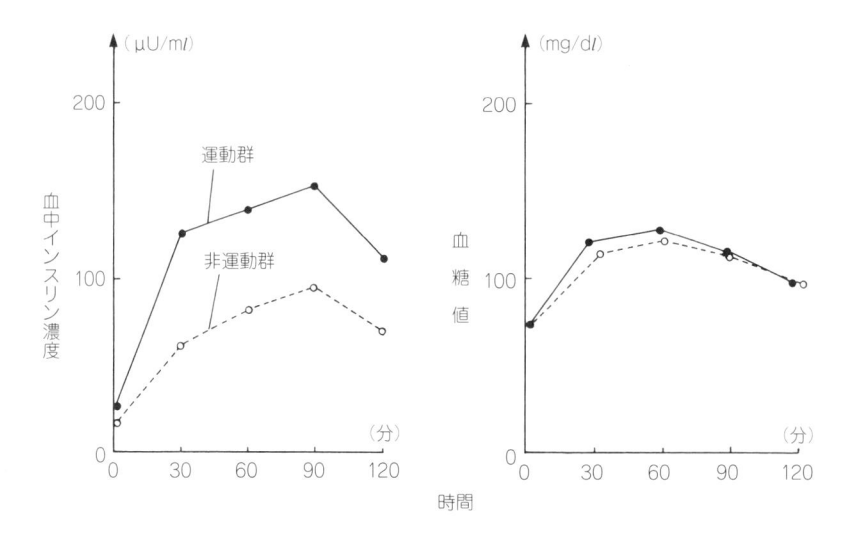

図 71. 糖(100 g)負荷後の血中インスリン濃度および血糖値の変化（Bjorntrop ら，1970）

源として利用することを助けている。しかし，肥満により脂肪細胞の肥大が起こると，インスリンに対する感受性が低下する。インスリン感受性の低下は，ブドウ糖の利用効率を低下させて，新たなインスリン分泌を促進させる。このような理由で，糖尿病では血中インスリン量はむしろ上昇して，高インスリン血症を起こしている場合が多い。つまり，糖尿病は血中インスリン濃度は高値を示すにもかかわらず，ブドウ糖の利用が極端に低下し，血糖値が上昇した病態と考えられる。インスリンは交感神経を刺激し，ノルアドレナリンの血中濃度を上昇させるので，末梢血管が収縮し高血圧を起こす。事実，糖尿病患者は，高血圧を合併している場合が多い。糖尿病の運動療法も前項の高血圧と同じで，$\dot{V}O_2$ max 50% の軽い運動を行うとよい。運動は，インスリン感受性を上昇させる(図71)。インスリン感受性の回復は，ブドウ糖の利用を高め糖尿病の病態を改善する。

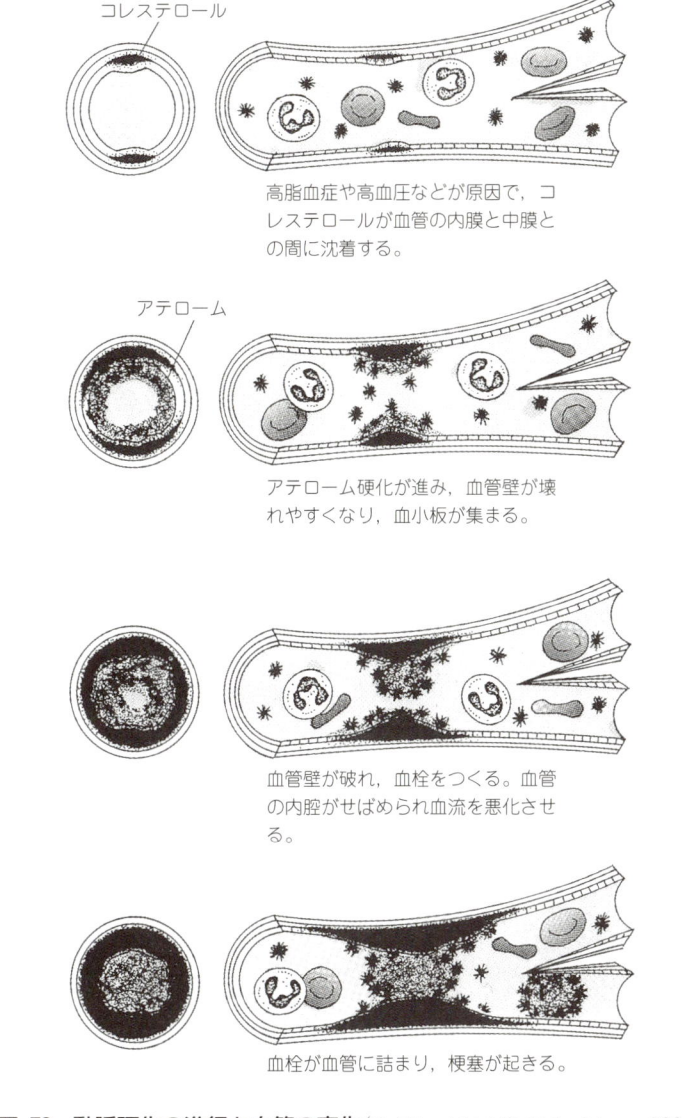

高脂血症や高血圧などが原因で、コレステロールが血管の内膜と中膜との間に沈着する。

アテローム硬化が進み、血管壁が壊れやすくなり、血小板が集まる。

血管壁が破れ、血栓をつくる。血管の内腔がせばめられ血流を悪化させる。

血栓が血管に詰まり、梗塞が起きる。

図 72. 動脈硬化の進行と血管の変化（R. Mitsuishi；K. Nakashima, 1995）

■ 動脈硬化症 ■

動脈硬化は、動脈血管壁にコレステロールが沈着し、アテロームという粥状の腫瘤ができることをいい、肥満、高脂血症、高血圧、糖尿病などの疾病が、それぞれ互いに悪影響を及ぼしながら進行する（図72）。動脈硬化の危険因子を表に示したが、この危険因子が多い人ほど動脈硬化の進行は激しい（表30）。動脈硬化はなかなか自覚症状がないまま進行し、動脈が75％ぐらい塞がると

はじめて症状が現れる。動脈の内腔が狭くなると、血流量は低下し局所の貧血（**虚血**）を起こし、これが冠状動脈で起これば、**狭心症**になる。

動脈硬化を起こした血管の内表面は滑らかでないため、血管内で血液凝固が起こり血栓を作る。血栓が成長し血流を完全に阻止すると、その先の組織は酸素の供給が絶たれ6時間で壊死する。冠状動脈がこの血栓によって塞がれると**心筋梗塞**に、脳動脈が塞がれると**脳梗塞**になる。これらの病気は致命的で、現在、わが国において、死亡率

表 30. 動脈硬化の危険因子

危険因子
ストレス
喫 煙
高コレステロール血症
高トリグリセライド血症
高血圧
糖尿病
肥 満
運動不足

表 31. 体重を1kg減らすために必要な運動時間

	運動時間	消費エネルギー/時間
歩 行	24～36 時間	200～300 kcal
テニス	14～36 時間	200～500 kcal
登 山	12～24 時間	300～600 kcal
水 泳	8～21 時間	350～900 kcal
ジョギング	8～18 時間	400～900 kcal

は癌に次いで虚血性心疾患が2位，脳血管疾患が3位であることからも，動脈硬化を予防することがいかに重要であるかを知ることができる。心筋梗塞が急に起こった場合，2日以内の死亡率は30～50％と極めて高い。冠状動脈の硬化は高脂血症の影響を受けやすく，動脈硬化指数；(総コレステロール−HDLコレステロール)/HDLコレステロールが4以上の場合，動脈硬化を起こしている可能性が高い。高血圧の影響を受けて脳動脈硬化が進行した人，すでに狭心症などの発作を起こした人は食事療法を十分行い，高脂血症と高血圧症を改善した後，運動療法を行う。この場合，運動は非常に危険を伴うので医師の管理に基づいて運動強度を定める必要があり，特に次の点に注意する。①患者の症状，病態を把握するための診断と運動負荷試験の実施が不可欠である。②運動中に不快感や異常が生じた場合は運動をただちに中止する。③狭心症の発作を起こす運動強度の50％程度の運動にとどめる。

■ 運動療法の注意点 ■

生活習慣病の予防と治療に，運動療法は有効な手段ではあるが，例えば，肥満解消のために運動する場合，体重を1kg減らすのに必要な運動量は，歩行運動であれば数十時間も行わなければならない(表31)。生活習慣病の予防と治療は，バランスの取れた適量の食事が基本であり，さらに運動療法を併用することで，その効果は最大となる。しかし，急激で無理な運動は，むしろ害になることがあるので注意を要する。運動開始時には，$\dot{V}O_2$ max 50％以下の軽い運動から始め，週3回以上，少なくとも2～3カ月継続して行うことが最も大切である。また運動強度は，最大でも$\dot{V}O_2$ max 75％以下にとどめることも忘れてはならない。何事も，ほどほどに行うことが肝要である。

第5章

体力と疲労

「体力がある」とか「体力がない」という表現は，ある身体活動による身体の変調あるいは気分的な変化から，いわゆる疲れを感じたかどうかで判断している場合が多い。確かに，同じ作業をしても人それぞれ疲れの程度は異なり，また回復の早さも違う。この背景には，体力を構成するさまざまな要素が関連している。今日では，普段の日常生活を送ることで確保されるべき身体活動量が減少の一途をたどり，高血圧症，冠動脈疾患，糖尿病あるいは肥満といった各種疾病をもたらす原因となることが理解されるようになってきている。そして，運動実践を日常生活に取り入れるような動きが高まり，運動をすることにより体力を高め，疲労回復を早めるという思考が，国民の生活行動に根付きつつある。現在，健康の維持・増進を目的とした運動プログラムが推奨されてきているが，実際の現場では，まず個人あるいは集団の健康状態を把握した上で，その結果に基づいた診断，評価，処方を行うことが望ましい。本章では，健康と密接な関係にある体力および疲労の概念を勉強し，健康状態を容易にしかも客観的に把握する測定方法や評価について勉強する。

体力とは

体力とは，人間の生存と活動の基礎をなす身体的および精神的能力を意味する。一般に，身体的能力を指して体力と称することが多いが，人間の行動それ自体には，意志，判断，意欲など精神的な要素が関連してくる。たとえば，抑うつ傾向が高く，情緒混乱があるときなどは，行動を起こすことに対して消極的になりがちである。反対に，活動性が高く積極的に働きかけることができるような場合には，疲労さえ感じないこともある。

精神的状態がランニング時の作業効率（同一運動を行うときに消費される酸素量で評価）に及ぼす影響をみた研究では，緊張，抑うつ，怒り，疲労，情緒混乱が低く，活動性が高いという精神的良好な状態にある時は，そうでない時に比べて，その作業効率が良いという。このようなことからも，身体活動には精神的な要素が深く関わっているといえる。

体力は，積極的に活動することにより身体内外の環境変化に適応する能力（**行動体力**）と生命維持のために外界からの刺激に抵抗する能力（**防衛体力**）に分類される。前者は能動的な体力であるのに対して，後者は受動的な体力である（図73）。

行動体力

行動体力は**形態面**と**機能面**とに分けられる。活動する身体の構造などは形態面の行動体力であり，活動を起こす力（**筋力，瞬発力**）や活動を持続する力（**筋持久力，全身持久力**）あるいは活動を調整する力（**平衡性，敏捷性，柔軟性**）は機能面の行動体力である。一般的に，行動体力は，加齢とともに発達し，20〜30歳にピークを迎え，それ以後次第に低下する。

第5章 ■体力と疲労

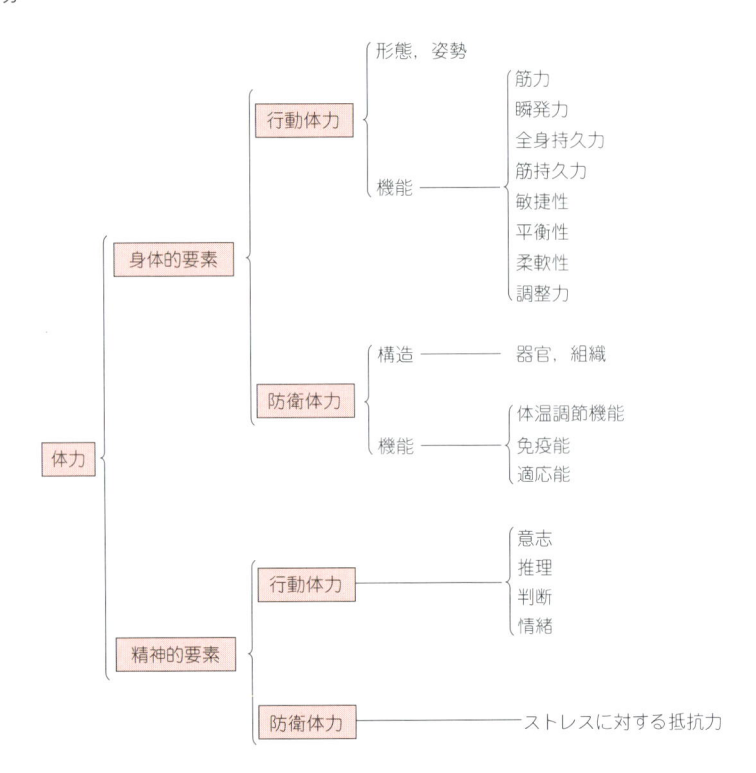

```
                                    ┌─ 形態，姿勢
                      ┌─ 行動体力 ─┤             ┌─ 筋力
                      │            │              ├─ 瞬発力
                      │            │              ├─ 全身持久力
                      │            │              ├─ 筋持久力
                      │            └─ 機能 ──────┤
        ┌─ 身体的要素┤                           ├─ 敏捷性
        │             │                           ├─ 平衡性
        │             │                           ├─ 柔軟性
        │             │                           └─ 調整力
        │             │            ┌─ 構造 ──── 器官，組織
        │             └─ 防衛体力 ─┤              ┌─ 体温調節機能
  体力 ─┤                          └─ 機能 ──────┤─ 免疫能
        │                                         └─ 適応能
        │                                         ┌─ 意志
        │             ┌─ 行動体力 ───────────────┤─ 推理
        │             │                           ├─ 判断
        └─ 精神的要素┤                           └─ 情緒
                      │
                      └─ 防衛体力 ─────── ストレスに対する抵抗力
```

図 73. 体力の分類

■ 形態面からみた行動体力 ■

身体の機能を発揮するためには，身体がある一定のかたち（形態）とつくり（構造）を備えていることが必要である。たとえば，ボールを蹴るとき，下腿を中心とした筋群および骨には大きな力が加わる。この力は強く蹴れば蹴るほど大きくなる。したがって，ボールを強く蹴るためには筋肉および骨の構造上の強靱さが要求される。もし，ボールから受ける力が，構造上耐えられる力以上になれば，その構造を維持することはできない。つまり，筋断裂，腱断裂，骨折などといった構造の破壊が起こる。形態測定は，一般的に身長，体重，座高，胸囲などが用いられている。

① 身 長

測定を受ける人は，身長計に裸足でのり，かかとを柱につけ殿部，背部が軽く触れるようにして直立姿勢をとる。足先は少し開き，肩の力を抜き，両腕は軽く体幹につける。視線は前方にまっすぐ向くように，耳眼水平姿勢を保持する。測定をする人は，被測定者の頭頂の中央最高部に横木を水平に接するように置き，測定する（図74）。身長は，日内変動（1～2 cm）があるので一定時刻（一般には午前10時前後）に測定するのが望ましい。

② 体 重

測定を受ける人は，最小限の下着で体重計にのる。測定値を読み取り，下着の重量を差し引き測定値とする。測定前には，排尿・排便をすませ，また測定室の温度調節に配慮する。

③ 座 高

座高計は，測定を受ける人の座高の高さ，下腿の長さによりあらかじめ調節しておく。測定を受ける人は，大腿部が座面に十分密着し，かつ膝の角度が直角になるように座り，背すじをまっすぐ伸ばし，耳眼水平姿勢を保持する。座高は，日内変動があるので一定時刻（一般には午前10時前後）に測定するのが望ましい。

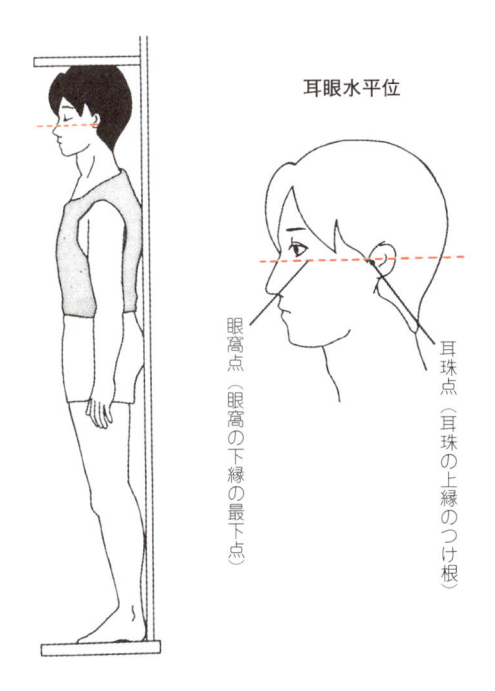

図 74. 身長の測定

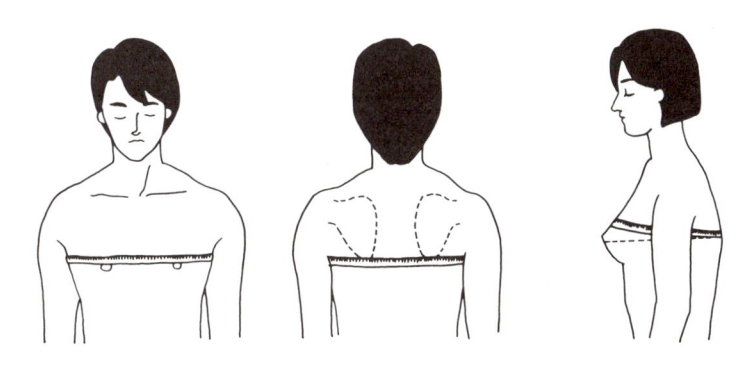

図 75. 胸囲の測定

④ 胸　囲

　測定を受ける人は，自然体で立つ。測定をする人は，巻尺を用いて背部は肩甲骨の直下，胸部は乳頭の真上を通るほぼ水平な胸郭の周囲を測定する(図75)。乳房が発達している場合は，乳頭よりもやや上方を通るようにして計るとよい。呼吸状態によって測定値に差が生じるので，一般的には，呼気と吸気の中間時に測定するのが望ましい。

⑤ 肥満度の測定

　肥満は，脂肪が過剰に蓄積した状態を意味するので，肥満度は，身体に占める脂肪の割合(体脂肪率)で評価することが望ましい。体脂肪率の測定には，<u>水中体重法</u>を用いて体密度を測定し，体密度から体脂肪率を算出する方法と身体の ^{40}K をヒューマンカウンターで測定した値から体脂肪率を算出する方法がある。しかし，水中体重法などによる測定は，高価な設備と高度なテクニックが必要とされるため，一般によく利用される肥満判

第5章 ■ 体力と疲労

定法としては身長・体重から計算によって求めるBMI(Body Mass Index)やカウプ指数，あるいは皮下脂肪厚から体脂肪率を推定する方法がある。また，標準体重より肥満度を求める方法なども用いられている。しかし，これらの方法は簡便ではあるが，必ずしも正確な結果が得られないこともあるので注意しなければならない。その他の方法として，身体の電気抵抗を利用して体脂肪率を推定するインピーダンス法，また，X線CT(X-Ray Computed Tomography)を用いて，腹部組織の脂肪蓄積を皮下脂肪型と内臓脂肪型に分類し評価する方法や体脂肪の蓄積の部位に着目したウエスト/ヒップ比などがある(4章「運動と健康」肥満を参照)。

■ 機能面からみた行動体力 ■

① 全身持久力

全身持久力の最も良い指標として最大酸素摂取量が用いられる。運動を長時間行うためには，その運動に必要なエネルギーを絶えず供給しなければならない。われわれは，エネルギーを作り出す原料として，糖質，脂質，タンパク質(運動時のエネルギー産生の大部分は糖質と脂質)を体内に蓄えている。長時間運動の場合は，これらを酸素とともに燃焼させることによってエネルギーを効率よく，しかも疲労物質を作り出すことなく産生している(図76)。したがって，酸素を摂取する能力の高い者ほど持久力に優れていることになる。最大酸素摂取量の測定法には，運動中の呼気量や空気中および呼気中のガス濃度を測定し，肺で行われたガス交換を測定する方法(直接法)と踏み台昇降運動などの結果から推定する方法(間接法)がある。直接法は，データの信頼性について利点があるものの換気量計，ガス分析器などの器械器具や熟練した測定者を必要とし，また実施者は，最大限まで運動を行うため，有疾患者や高齢者あるいは潜在的なリスクを伴う人にとっては危険である。したがって，比較的簡単に評価できる方法として，最大下運動を行ったときの仕事率と心拍数の変化から推定する間接法が広く用いら

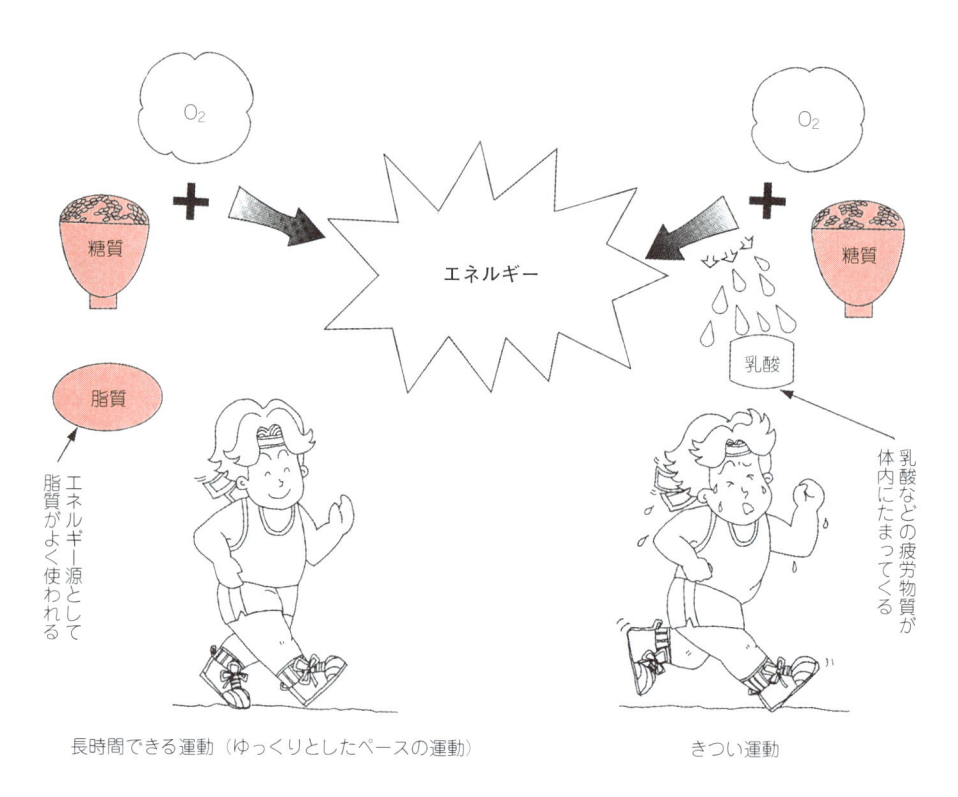

図76. 運動のペースとエネルギー源

れている。その方法には，自転車エルゴメーターやトレッドミルなど実験的器具を用いて測定することもあるが，フィールドでの簡易な測定法として踏み台昇降運動，20 m シャトルランテスト，持久走，急歩などがある。なお，実施する際には，被測定者の健康状態に十分注意し，ゆっくりとした運動などによるウォーミングアップおよびクーリングダウンを行うようにする。

② 筋　力

意識的であろうと無意識的であろうと身体が動くとき，筋肉は緊張したり弛緩したりする。ある筋肉が緊張するときに発生する力を外部から測定すればその筋肉の収縮力，すなわち筋力が測定できる。人間の筋力を測定するとき，1つの筋の筋力だけを測定することはできないので，一般的に測定される筋力は，ある運動に動員されるいくつかの筋群の総合力として評価される。その代表例として，簡単に測定できる項目として握力，背筋力がある。

③ 筋持久力

筋力の測定が，瞬発的な短時間の最大筋力を測定するのに対して，筋持久力は，ある一定の力をどの程度持続できるかを評価するものである。筋力が高いからといって筋持久力も高いとはいえない。実際，100 m ランナーは短時間に爆発的な力を発揮し，マラソンランナーはスピードは劣るものの長時間，力を発揮し続ける。オリンピックで100 m 走に出場する選手が200 m 走に出場することはあってもマラソン競技に出場することがないのは，その良い例である。これは，筋肉の生理学・生化学的特徴から説明することができる。短距離選手の筋組成は，短時間にハイパワーのエネルギーを作り出すのに適している**速筋（白筋）**が主体となっているのに対し，長距離選手の筋組成は，長時間，持続的にエネルギーを作り出すのに適している**遅筋（赤筋）**が主体に構成されている。筋持久力の評価には，腕立伏臥腕屈伸，上体起こしなどが用いられている。

④ 瞬 発 力

筋力は，筋肉が発揮する力の大きさを評価するのに対して，瞬発力は一定の重量物を一定の距離だけ一定方向にできるだけ速やかに移動させる時の仕事率で評価する。垂直跳びを例にとると，自分の体重をどれだけ高く持ち上げることができるか，この場合は動員される筋群が主に脚筋であるので脚筋パワーを評価できる。厳密には，跳び上がる距離は体重に影響されるので，体重で補正しなければならないが，垂直跳びの場合は，実際どれだけ跳び上がったかが意味を持つので，通常体重で補正しない。体力テストでは，垂直跳びのほか，立ち幅跳びで評価する場合もある。

⑤ 敏 捷 性

ある刺激に対してすばやく身体を動かすためには，刺激に対する神経系の伝達速度が速く，また感知したシグナルに対して発せられたシグナルを速やかに筋収縮へと結びつける能力，すなわち敏捷性が必要である。したがって，ある刺激に対して筋運動が起こるために必要な反応時間は，神経の機能と筋肉の機能が関係する。これらの機能を評価するテストとして，反復横跳び，全身反応時間，バーピーテストなどがある。

⑥ 平 衡 性

何かにつまずいて転倒しそうになった瞬間，これを補償するよう無意識に筋群が緊張したり，弛緩したりして体勢を保持する。たとえば身体が右方向に傾いたとき，これを感知した受容器からの刺激を受けた中枢は，身体を左方向へ立て直すために必要な筋群へ指令を出し，体勢を立て直す。この時，出された指令によってうまく反応できなければ右方向へ転倒してしまう。反対に，指令に対して過敏に反応してしまうと，右方向へ傾いていた身体が逆に左方向へ傾き始める。このように，身体の平衡状態を維持するためには，身体の平衡状態のくずれをすばやく感知し，それに対して速やかにシグナルを筋群へ伝達し，反応を起こす（筋の収縮および弛緩）という一連の機構，すなわち平衡性が重要となる。このような能力を評価す

る方法として閉眼片足立ちテストなどがある。

⑦ 柔軟性

新しいゴムは伸ばしてもまた縮むが，朽ちたゴムは伸びが悪く切れてしまう。たとえば，前屈するとき脚の前の筋肉は緩み，後ろの筋肉は伸ばされる。どれほど前屈できるかは，脊柱の弾性，腰関節など解剖学的な可動範囲に影響されるので，筋肉の伸展性のみが柔軟性の善し悪しを決定するものではないが，その解剖学的可動範囲の中で，いかに抵抗なくスムーズに動かすことができるかが重要である。実際，身体運動では，ある筋肉が収縮するとこれに拮抗する筋肉は弛緩するので，動作を円滑に行うためには，弛緩する筋肉が抵抗少なく伸張することが有利である。柔軟性を評価する方法として，立位体前屈，長座体前屈，伏臥上体反らしなどがある。

防衛体力

防衛体力は，生命を維持し，健康を保持するために，外部からの刺激（環境の変化など）に対して抵抗する能力である。低温あるいは高温環境に曝されたとき，身体は熱産生を亢進させたり，発汗作用を促進させたりして体温を自動調節する。外界から侵入した異物に対しては，それを排除するように，時には共存できるように，自らの身体を防衛するように働きかける。これらの諸機能は，抵抗力を評価する一例であるが，簡便にかつ平易に定量化することは難しい。また，その他の抵抗力を測定する方法として妥当性，客観性を満たす方法が確立されていないため，防衛体力を概念的に理解できたとしても，それを把握することができないのが現状である。

疲労とは

疲労とは，作業あるいは運動それ自体が引き起こす身体諸器官の能率の低下と定義され，多くの場合疲労感を伴う。疲労の実態については，十分に解明されていない部分が多いが，疲労が表れるある側面をとらえることによって疲労状態を把握し，評価することができる。疲労の状態は，精神的な緊張状態の連続から引き起こされる**精神的疲労**状態と過度な身体活動あるいは長時間の単純連続作業などからくる**肉体的疲労**状態に分けることができる。前者は，主に中枢神経系の疲労を，後者は身体的な活動による末梢の疲労，特に筋肉の疲労を反映している。

中枢性と末梢性の疲労状態を実験的に識別するために，非常に簡単なモデルを用いて検討した研究をみると，筋肉の疲労には中枢性の因子が深く関与していることがわかる。母指内転筋の最大神経刺激と最大随意収縮で発揮される張力の経時的変化は，神経刺激で得られる張力の低下より，随意収縮の時の方が著しく，筋疲労には中枢性の疲労も大きく関与している（図77）。しかし，最大の神経刺激を行っても筋肉の張力の低下が認められることは，末梢性の疲労も存在することを示している。

人間の行動それ自体には，身体的および精神的活動が伴うため，ある側面だけをとらえる方法では，全体的な疲労状態を評価することは難しい。身体的疲労状態と精神的疲労状態が一致しない場合がその一例であるが，単純で興味を消失させるようないやな作業は，身体的に疲労状態に陥ってなくとも疲れを感じる。逆に，非常に興味を引くような作業は，身体的にあるいは生理的に疲労していても疲れを感じない場合がある。

疲労の原因

疲労を引き起こす因子として，外部環境因子（温度，湿度，気圧，騒音，光の変化など）があげられる（図78）。また，これらの環境条件下で，身体的作業あるいは運動，精神的ストレスが加わることによって，内部環境因子（**疲労物質の蓄積，エネルギー源の枯渇，内分泌機能失調**）の変化を引き起こす。そしてこれらが引き金となって，局

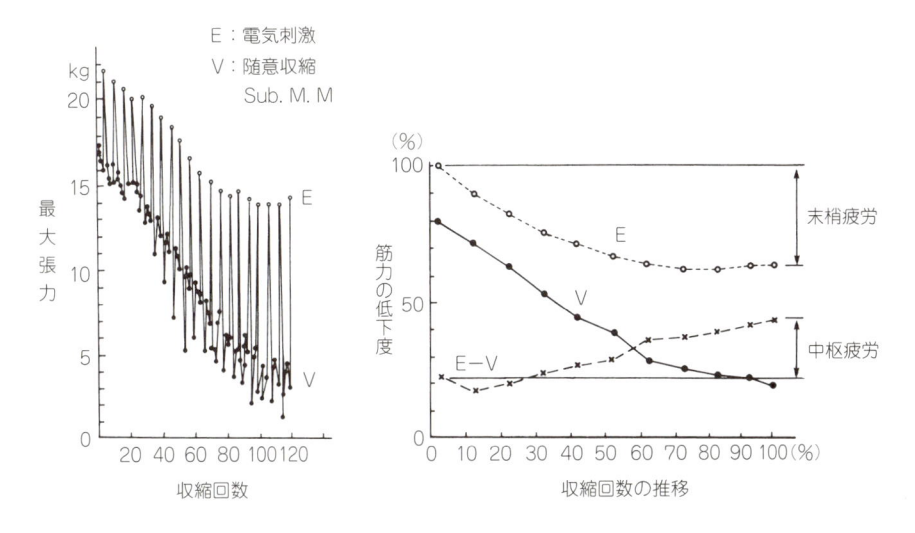

図 77. 中枢性疲労と末梢性疲労の分離（矢部）

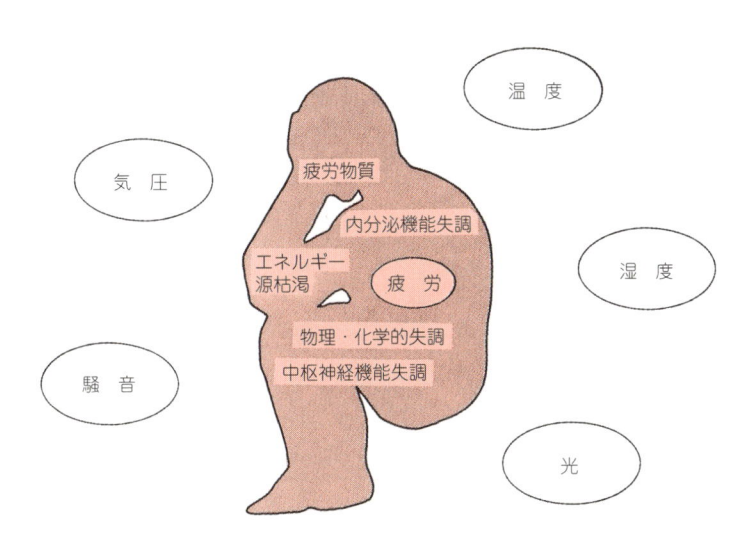

図 78. 疲労を引き起こす環境因子

所的・全身的あるいは急性的・慢性的に疲労現象が起こると考えられている。

■ 疲労を促す代謝産物の蓄積 ■

運動強度を漸増的に上げていくと，ある強度を超えると乳酸，水素イオン，アンモニアなどの代謝産物が著しく蓄積していくことが知られている。これらの代謝産物の蓄積は，筋収縮に必要なエネルギーを産生する化学反応に，直接あるいは間接的に働きかけ(pHを低下させるなどして)，エネルギーの合成反応を阻害する。エネルギー供給不足は，筋収縮を阻害し，筋疲労を引き起こす。運動中，運動直後の筋疲労には，これらの産物が深く関与していると考えられるが，慢性的な疲労との関係については明らかでない。たとえば，血中に蓄積した乳酸は，運動後，主に肝臓で再びエネルギー源(グリコーゲン)に合成されるが，蓄積した乳酸の消失は比較的早く，少なくとも数時間の後，安静時のレベルにまで回復する。また，乳酸が蓄積しない程度の運動(有酸素運動)でも長時

間行うと疲労感を伴うこともあるので，乳酸の蓄積だけが，慢性疲労の原因とは考えにくく，他の因子が関係するものと考えられている。

■ エネルギー源の枯渇 ■

身体作業あるいは精神作業に必要なエネルギー源の消耗によっても疲労が起こる。身体作業つまり筋運動に必要な直接的なエネルギーは，アデノシン三リン酸（ATP）がアデノシン二リン酸（ADP）に分解されるときに供給される。しかし，ATPは，筋肉中にわずかな量しか蓄えがないので，筋収縮を持続的に行うためには，分解されたADPを再びATPに再合成する必要がある。このATPを再合成するための材料として糖質，脂質，タンパク質が使われるが，運動の強さあるいは運動の継続時間など状況によって用いるものが異なる。低強度の長時間運動の場合に起こる疲労は，筋肉中のグリコーゲンあるいは血中からのグルコースの供給不足によって生じると考えられている。

■ 内分泌機能失調 ■

生体の内部環境の恒常性は，数多くの内分泌機能によって維持されているが，この恒常性の維持が崩れたために疲労を招くと考えられている。外部環境からの精神的あるいは身体的ストレスによって生じる生体内の歪が，耐え得た限度を超えた時，生体は適応できずに疲労状態に陥る。過度のストレスは，視床下部-下垂体系の機能不全をもたらし，黄体形成ホルモン，卵胞刺激ホルモン，成長ホルモン，副腎皮質刺激ホルモン，甲状腺刺激ホルモンなどの内分泌機能異常を引き起こす。このような内分泌異常は，生殖機能，糖質・脂質代謝，循環機能，免疫機能，電解質代謝などにも変調をきたす。

疲労の分類

疲労の分類は，疲労が現れる状態から考えて便宜的に分けられており，次のような用語が用いられている（図79）。

■ 急性疲労と慢性疲労 ■

疲労の持続時間によって分類される。急性疲労とは，ある作業あるいは運動による一時的な疲れが，作業時間あるいは作業強度により疲れの程度が異なっても，十分な休養あるいは睡眠をとることによって，翌日あるいは2～3日の間に解消される疲労をいう。たとえば，長時間の車の運転あるいはコンピュータ作業による一時的な眼の疲れ

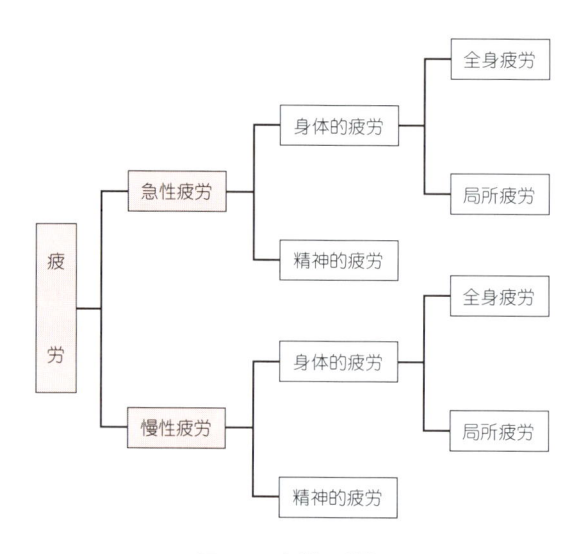

図 79．疲労の分類

や運動による筋肉痛などがある。しかし，このような疲労も休養や睡眠によって解消されないうちに，連日行った場合には，疲労の回復が遅れ，疲労が蓄積した状態が続く。これを**慢性疲労**という。慢性疲労は，身体的あるいは精神的機能の低下を引き起こし，症状としては全身的な倦怠感，行動意欲の低下，注意力の低下，食欲の低下などを招く。慢性的疲労を解消するためには，まず疲労の原因を究明し，日常生活から除去することが大切である。十分な栄養，睡眠および休養によって解消する消極的休養法と山登りやレクリエーションなどで軽い汗をかき，気分転換を図る積極的休養法がある。

■ 身体的疲労と精神的疲労 ■

疲労が現れる側面によって分類される。一般的に，**身体的疲労**は全身的あるいは局所的な筋肉運動によって起こる疲労をいう場合が多い。身体的疲労の程度は，非常に個人差が大きく，同じ作業をしても疲れを感じる人もいればまったく疲れを感じない人もいる。要因としては，作業を続けるための筋持久力の差異あるいは作業に対しての関心度の違いなどがあげられる。遺伝的にあるいはトレーニングにより，その作業に必要なエネルギーを長時間作り出すのに適している筋肉（遅筋）を多く有する人は，始めは大きな筋力を発揮できても短時間しか持続できない筋肉（速筋）を多く有する人に比べて，疲労を感じにくい。つまり，筋持久力に優れている人は疲労しにくく，筋持久力の劣る人は疲労しやすい。また，嫌なこと，気の向かないことを続けると身体的には軽い作業であってもすぐに疲れを感じる。このような場合は**精神的疲労**と呼ぶ場合が多い。ある作業に対する関心度の低下からくる眠気，あるいはイライラは，精神的疲労の代表である。身体的に軽作業でも単純な繰り返し作業は，疲れを感じやすいし，逆に非常に興味のある作業であれば，少々きつくても疲れを感じないこともあり，両者の分類は非常に複雑である。活動の種類によっては，身体面に現れやすい疲労（スポーツ活動など）と精神面に現れやすい疲労（コンピュータ作業やデスクワークなど）がある。

■ 局所疲労と全身疲労 ■

疲労が現れる部位別に分類される。**局所疲労**は，特に活動した部位の筋肉や器官に現れる疲労をいい，活動の範囲が全身に及んだ場合に起こる疲労を**全身疲労**と呼んでいる。局所疲労でも長時間続くような作業であれば，疲れは全身にわたり感じる場合もあるので，局所疲労は疲労の程度がその部分で著しいことを示しているにすぎない。局所疲労の代表例としては，筋肉痛や眼の疲労がある。筋肉痛は，活動した部位に特異的に起こり，数日後に痛みのピークを迎えるが，なぜ，痛みが遅延するかについてはよくわかっていない。筋肉痛が激しい場合や長引く場合は筋肉の損傷が大きいといわれている。激しい運動を行ったときには，すぐにその筋肉を冷やし，炎症を予防することが大切である。また，数日後，筋肉の硬直感があれば，ストレッチ運動や血液循環を促す軽い運動を行うと疲労回復に役立つ。

疲労の検査

疲労は，多くの要因が相乗的に作用し，現れる部分も多岐にわたるため，疲労状態を総合的にかつ簡便に，正確に評価することは大変難しい。しかし，疲労の検査を行い，疲労状態を客観的にとらえることは，健康を管理する上で重要なことである。疲労状態を把握する手段として，自覚的症状から判定する方法と身体の生理的状態から他覚的に判定する方法がある。

■ 自覚的疲労検査 ■

疲れたという自覚症状をできるだけ客観的に定量化する方法，すなわち**自覚的疲労検査**としては日本産業疲労委員会作成の自覚的症状調べなどがある（表32）。質問用紙は，A群：身体的症状，B群：精神的症状，C群：神経感覚的症状などからなり，それぞれの項目に対し，該当するものすべてをチェックするようになっている。調査は，症

表 32. 自覚的症状調査表

次に示すような症状があったら項目の□の中に○印を，ない場合には×印をつけて下さい。

A	B	C
1）頭が重い ……………□	1）頭がぼんやりする ………□ 　頭がのぼせる …………□	1）目が疲れる ……………□ 　目がちらちらする ………□ 　目がぼんやりする ………□
2）頭が痛い ……………□	2）考えがまとまらない ……□ 　考えるのがいやになる …□	2）目がしぶい ……………□ 　目が渇く …………………□
3）全身がだるい ………□	3）一人でいたい …………□ 　話をするのがいやになる □	3）動作がぎこちなくなる …□ 　動作が間違ったりする …□
4）体のどこかがだるい ……□ 　体のどこかが痛い ………□ 　体のどこかのすじがつる □	4）イライラする …………□	4）足もとが頼りない ………□ 　ふらつく …………………□
5）肩がこる ……………□	5）眠くなる ………………□	5）味が変わる ……………□ 　臭いが鼻につく …………□
6）息苦しい ……………□ 　胸苦しい …………………□	6）気が散る ………………□	6）めまいがする …………□
7）足がだるい …………□	7）物事に熱心になれない …□	7）まぶたやその他の筋が 　ぴくぴくする …………□
8）つばが出ない ………□ 　口が粘る …………………□ 　口が渇く …………………□	8）ちょっとした事が思い出 　せない …………………□ 　ど忘れする ……………□	8）耳が遠くなる …………□ 　耳鳴りがする …………□
9）あくびが出る ………□	9）する事に自信がない ……□ 　する事に間違いが多くなる 　…………………………□	9）手足が震える …………□
10）冷汗が出る …………□	10）物事が気にかかる ……□ 　物事が心配になる ………□	10）きちんとしていられない □

（日本産業衛生協会）

表 33. 自覚症状訴え率の望ましい基準値および平均値

	A 身体的症状		B 精神的症状		C 神経感覚的症状		計	
	作業前	作業後	作業前	作業後	作業前	作業後	作業前	作業後
男	13.5%	19.6%	10.4%	11.6%	8.7%	10.8%	10.4%	13.1%
女	9.7%	14.3%	9.6%	12.4%	9.5%	14.3%	9.5%	13.4%
全産業平均	19.1%		12.2%		9.8%		13.7%	

※全産業平均値は各種産業男女の作業前，作業後の値を含む全平均

（日本産業衛生協会）

状の程度を調査するものではなく，症状の現れる傾向をみるためのものである。あくまでも意識調査であるため，評価は個人によって疲れをどのようにとらえるかによって差があり，他人と比較することは難しいが，自覚症状の訴え率の望ましい標準値および平均値を参考にするとよい（表33）。評価方法は，各群あるいは全群について，○のついた数を全質問数で割り，百分率で表す。

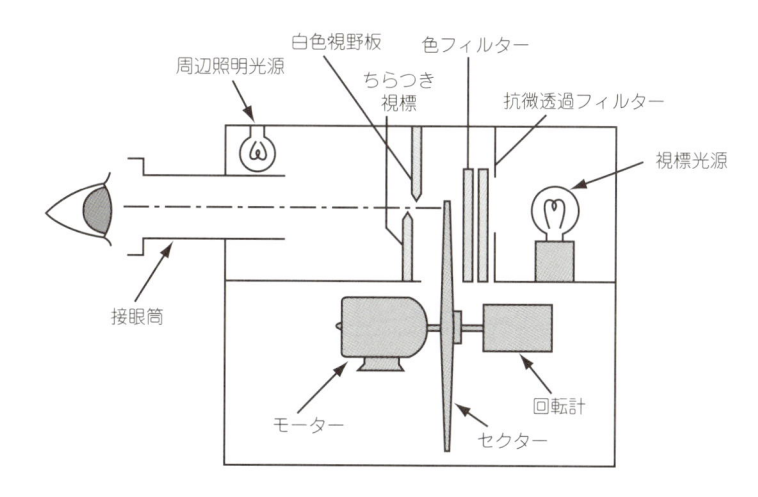

図 80. フリッカー測定器

■ 他覚的疲労検査 ■

他覚的疲労検査は，生理学的・生化学的に疲労をとらえようとするものである。疲労の本態は非常に複雑であるため，1つの検査法では正確に判断することが難しく，いくつかの評価法を組み合わせて総合的に判定するのが望ましい。よく用いられる検査法としてフリッカー検査があり，その他，膝蓋腱反射閾値法，二触点弁別閾値法なども利用されている。また，血中および尿中ホルモンなどの生化学的検査によって疲労を判断することもある。

① フリッカー検査（Flicker Test）

光源自体を点滅させるか，光源の前でセクターを回転させると光は点滅するが，点滅の頻度あるいはセクターの回転数を徐々に上げると連続光としてみえるようになる。連続光とみえるか断続光とみえるかの境界における閾値をちらつき値（Flicker value）と呼び，この点滅か連続かの判別は，網膜から視神経を通り視覚中枢に至る中枢神経系-視覚の活動水準に関わっていることから，中枢性の疲労の判定として用いられている（図80）。

② 膝蓋腱反射閾値法

筋機能に関係した反射機能の変動を測定することにより，疲労の状態を知る方法である。膝蓋腱反射は，自分の意識とは関係なく不随意に起こる大腿四頭筋の反射を利用している。閾値の測定は，まず椅子に深く腰をかけさせ，下肢全体の力を抜いた状態で，叩打槌で膝蓋骨直下のくぼみ中央の腱部を正確に前方から叩くようにし，反射を起こした最小の刺激を測定値とする（図81）。

③ 2触点弁別閾値法

2点の距離の離れた場所を，ノギスの間隔を変えながら移動させ，2点と感じるか1点と感じるかの閾値を測定する検査である。この閾値は，大脳皮質を含む中枢機能の影響を受けることから，精神的疲労の指標として用いられている。測定は，触覚計を用いて，右こめかみ部に水平に2点を1～2秒間あてて，明らかに区別できるところから徐々に短縮していく。1点と感じたあとさらに短縮し，逆に距離を離していく極限法によって行う。測定値は，距離を短くしていったときの閾値と離していったときの閾値をそれぞれ2回測定し平均値をとる。

④ 血液および尿中の生化学的検査

尿および血液の性状を調べ，身体の状況を知り疲労状態を把握する検査である。疲労と密接に関係すると考えられる項目として，特に各種のストレスの影響を受けるホルモンである血中コルチゾ

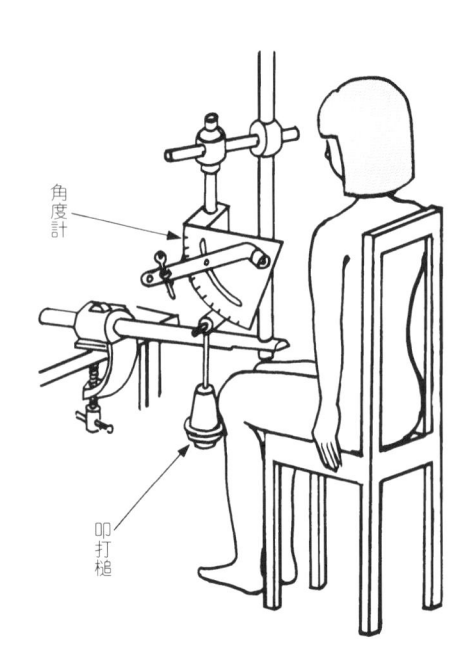

図 81. 膝蓋腱反射閾値測定法
反射が起きる最小の角度を測定する。

ールや血中および尿中アドレナリン，ノルアドレナリン，また尿中 17-ヒドロキシコルチコステロイド(17-OHCS)などがある。コルチゾールは，副腎皮質ホルモンでストレス性ホルモンの代表である。コルチゾールの分泌には日内リズムが存在するため，採取する時間に注意する必要がある。コルチゾールなど副腎由来のステロイドホルモンは肝臓などで代謝されて 17-OHCS として尿中に排泄されることから，尿中 17-OHCS はコルチゾールの分泌を反映する指標として用いられている。副腎髄質から分泌されるアドレナリンおよび交感神経末端から分泌されるノルアドレナリンは，運動ストレス，恐怖，不安，寒冷曝露などの刺激により上昇する。いずれの項目も，生体への過度な刺激によって上昇するが，必ずしも疲労の程度のみを反映するものではない。

第6章

スポーツ栄養

　健康の維持・増進を目的とした運動でも，あるいは競技力の向上をめざしての運動であっても，ある運動効果を期待するためには適切な栄養補給が不可欠である．近年，競技スポーツの発展にともなって，競技力向上の方法としてのスポーツ栄養が注目されるようになり，運動と栄養に関する知識の集積が進んできた．優秀な運動選手や金メダリストになるには，まず素質があり，十分なトレーニングを積み，優秀なトレーニングコーチの指導を受けることが必要であるが，さらに加えて，整った栄養補給の重要性が認識されるようになってきた．従来，栄養の摂取方法については各国ともに軽視されることが多く，特にわが国のスポーツ指導においては根性至上主義が長く続いたことから，なおさらこの傾向が強くみられた．しかし，近年の急速なスポーツ科学の発展にともない，競技力を向上させるためには適正な栄養の供給が不可欠であることが実証されるようになり，運動選手の間でも栄養の重要性が広く認識されるようになってきた．筋肉を強化するため，丈夫な骨を作るため，スタミナをつけるため，あるいは疲労をできるだけ早く回復させるため，など運動のパフォーマンスを上げるすべての目的において合理的な食事の組立が重要であることが理解されるようになってきた．しかし，運動選手用の特別な食事や栄養補給の方法があるわけではない．あくまでも「適切な食事」を「適切なタイミング」で摂取するといった，一般的な栄養学の知識を基礎にした食事の組立を実践することが重要なのである．成長期に合わせ，トレーニング期や競技期間の別によって各人に対応した適切な栄養補給が実施されなければならないが，食事は誰にとってもあまりに日常的な行為であるがゆえに，栄養に関しては根拠のない俗説が広まることも少なくなかった．たとえば，運動中に水分を摂取してはいけないとか，運動競技前日にトンカツなどの揚げ物を食べてスタミナをつけた方がよいとか，そういった話が少なからず広まってきた．本章では運動と栄養の関わりについての基本的な知識をまとめ，各栄養素ごとに解説する．

エネルギー源としての三大栄養素

■ 三大栄養素（三大熱量素）■

　われわれが実際に筋肉を動かすためにはエネルギーが必要である．体内にあるエネルギー物質にはいくつかの種類があるが，直接的に筋肉を動かすために使われる物質は **ATP（アデノシン三リン酸；A**denosine **T**ri-**P**hosphate）と呼ばれる物質である．ヒトはエネルギーを得るために食物を摂取するが，ATP そのものを直接体内に取り入れているのではない．摂取した食物は消化吸収されて栄養素として体内に運ばれ，身体成分として利用される一部を除いて，エネルギー源として利用されることになる．栄養素分子は体内で燃焼（酸化・分解）されながら分子中に含まれていた化学エネルギーが引き出され，そのエネルギーは数種類のエネルギー物質に保存される．保存されたエネルギーは，最終的には **ADP（アデノシン二リン**

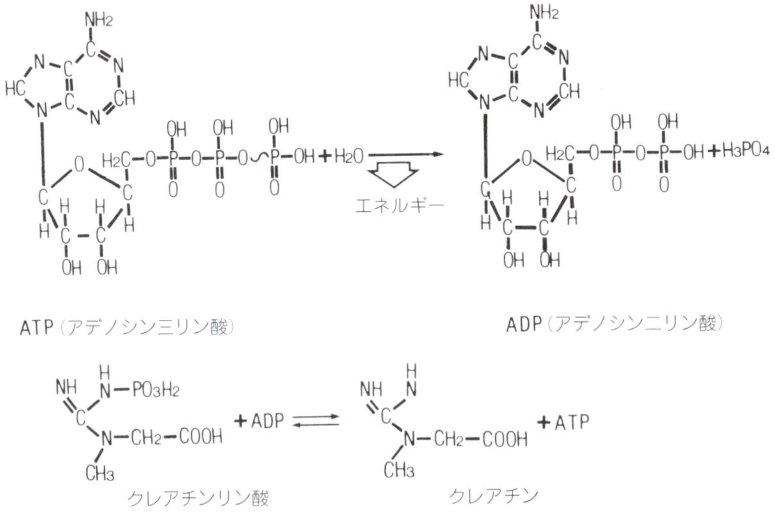

図 82. 高エネルギーリン酸化合物

酸；**A**denosine **D**i-**P**hosphate）という物質に移され，ADPからATPが合成される。つまり，栄養素中のエネルギーがATPにまで移されたことになる。ATPは非常に利用しやすいエネルギー物質で，体内のあらゆる細胞が生命活動に利用している。筋肉の収縮もATPがADPに分解するときに放出されるエネルギーを使って行われている（図82）。

食物中の栄養素でATPを作り出すことのできるものは糖質，脂質，タンパク質の**三大栄養素（三大熱量素）**であるが，エネルギー源としての性質はそれぞれに異なっている。**糖質**は最もエネルギー源として利用しやすい栄養素で，ATPを素早く作り出すことができるとともに体内で完全燃焼するため燃え滓が残らない。**脂質**は燃焼しにくく，急激な運動時にはATPを供給することが間に合わないものの，単位グラム当たりに含まれているエネルギー量は糖質やタンパク質の2倍以上であり，持久運動時には重要なエネルギー源となる。また，余分に摂取された食物のエネルギーは脂肪として体内に蓄えられるため，体内のエネルギー貯蔵物質としても重要である。**タンパク質**は基本的には体成分の材料であり，体内で燃やした場合には燃えにくく，燃えた後も滓が残るため，

エネルギー源としては比較的使いにくい。

■ 運動の種類とエネルギー源 ■

ある瞬間において筋肉中に存在するATPの量はごくわずかであるが，体内では常にADPからATPが合成され続けている。この合成に利用される反応経路は運動の強度や時間などによって変わってくる（図83）。運動をする際にどのATP合成経路をつかって，どの栄養素がエネルギー源として利用されるのかは，その運動強度，持続時間，運動様式（使われる筋肉），個人の体力，環境，運動前の食事，体内に貯蔵されているエネルギー物質の量，などによって変化する。100m走や重量挙げのような瞬発的な運動をする時は，栄養素を燃焼させるために必要な酸素の補給が間に合わないので，とりあえず筋肉中のエネルギー物質を使うか，貯蔵糖である**グリコーゲン**を無酸素的に分解して得たエネルギーによってATPが合成される。すなわち，比較的強度の高い運動，たとえば中距離走のような運動では，ATPはおもに，無酸素的なグリコーゲンの分解によってエネルギーが供給されることになる（図84）。一方，ジョギングなどの比較的低強度の運動では，酸素の供給が適当に満たされて，有酸素的反応によってエネ

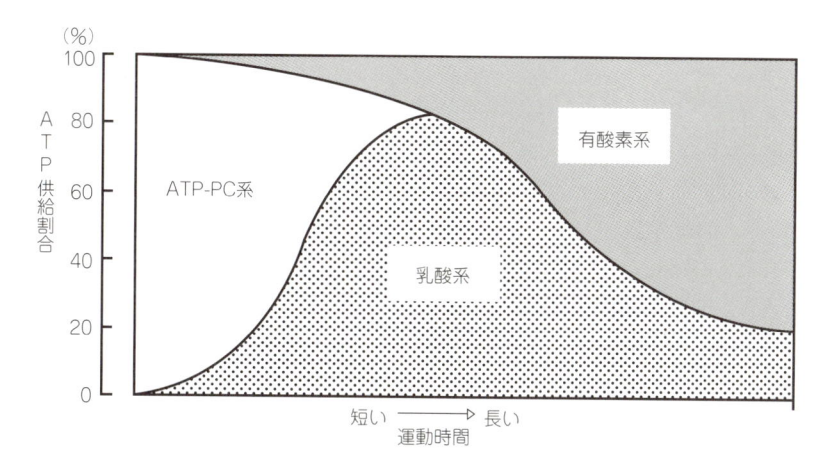

図 83. 運動強度が高い時の運動時間に対して3つのエネルギー系がATP生成に貢献する割合

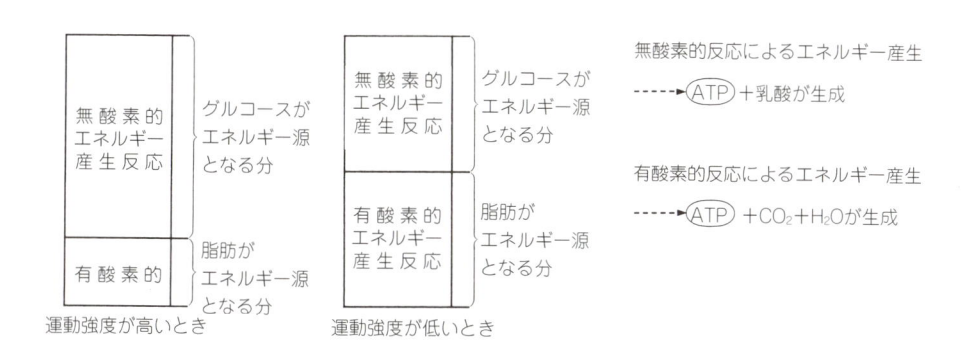

無酸素的反応によるエネルギー産生
------ ATP ＋乳酸が生成

有酸素的反応によるエネルギー産生
------ ATP ＋CO_2＋H_2Oが生成

図 84. 運動強度によるエネルギー供給の違い

ルギーを合成できることから，エネルギー源としての脂質の利用率が増え，無酸素的エネルギー合成は低下してグリコーゲンの消費は少なくなる（図85）。

■ 運動選手のエネルギー消費量（エネルギー所要量） ■

1日に使うエネルギーの量は，睡眠中に使うエネルギーと目覚めている時（覚醒時）に使うエネルギー量の総和である。覚醒時のエネルギー消費量は，基礎代謝量（眠らないで静かに仰向けになっている状態で消費されるエネルギー量）に活動代謝量（歩いたり，仕事をして消費するエネルギー量）を加えたものであり，各人の体温・筋肉量・運動量・食事誘発性体熱産生量や年齢などの違いによってそれぞれ異なっている。各人のエネルギー消費量に応じて食事摂取量（エネルギー供給量）を適正に保つ必要があり，運動選手の栄養補給を考えた場合にも，個々の栄養素バランスの重要性の前に，まずは適正なエネルギー供給量（エネルギー所要量）を満たすことが大切である（3章「運動とエネルギー代謝」参照）。エネルギー不足の場合には他の栄養素の摂取も不足しがちである。実際の運動時のエネルギー消費量は，運動種目，体格，筋力，季節，技術熟練度，トレーニング条件などによって大きく左右されるので，エネルギー消費量を計算する場合には各人ごとにどんな運動をどれだけ行ったのかを正確に把握して，適切なエネルギー摂取量を把握しなければならない（図86）。

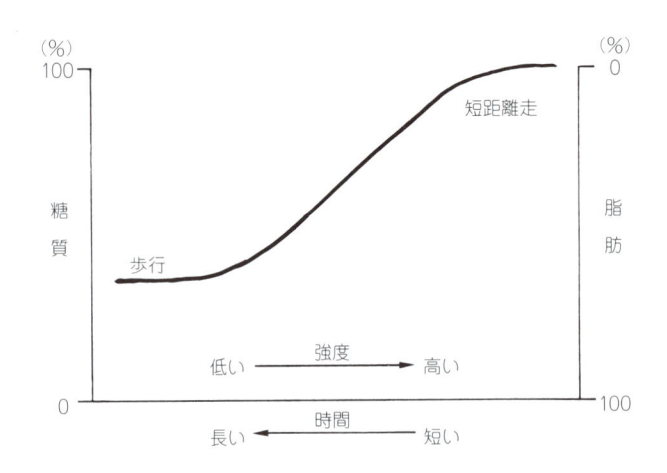

図 85. 運動強度・運動時間と糖質と脂肪の燃焼割合

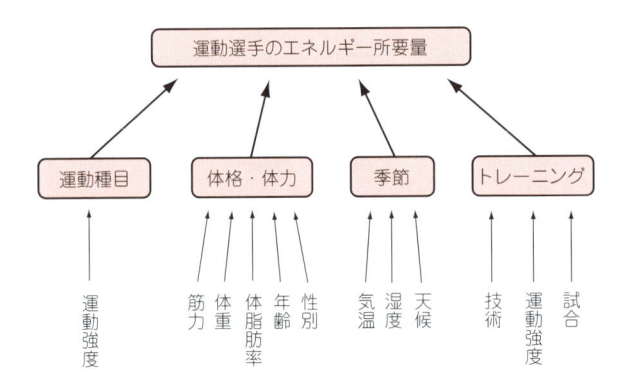

図 86. 運動選手のエネルギー所要量に影響する因子

タンパク質

われわれの身体を構成している高分子化合物は，タンパク質・多糖類・核酸の三種類であるが，なかでもタンパク質はもっとも基礎的で重要な構成成分で，水を除いた成体乾燥重量の約43％を占めている。筋肉を構成するアクチンやミオシン（身体のタンパク質の約50％は骨格筋に存在する），骨や腱に含まれるコラーゲン，毛髪や皮膚に含まれるケラチン，生体内で化学反応を触媒する酵素，その酵素の活性を調節して細胞の働きに影響を与えるホルモン，免疫システムにおいて重要な役割を果たしている抗体などはすべてタンパク質である。タンパク質はエネルギー源にもなるが，骨格筋などの体の組織を作ることが第1の目的である（図87）。成長期はいうに及ばず，成人になってもタンパク質は常に壊されては作られるということを繰り返しているので，毎日一定量は必ず摂取する必要がある。また，運動によって筋肉を肥大させるには十分なタンパク質の補給が欠かせない。通常では，エネルギー源としてタンパク質が利用されることは少ないが，減量期などの空腹時には体内のタンパク質を分解してエネルギーを得る（タンパク質の生理的燃焼値は約4.0 kcal/1 g）反応が促進されるため，特に食事量を減らすときにはタンパク質の供給に注意しなければならない。

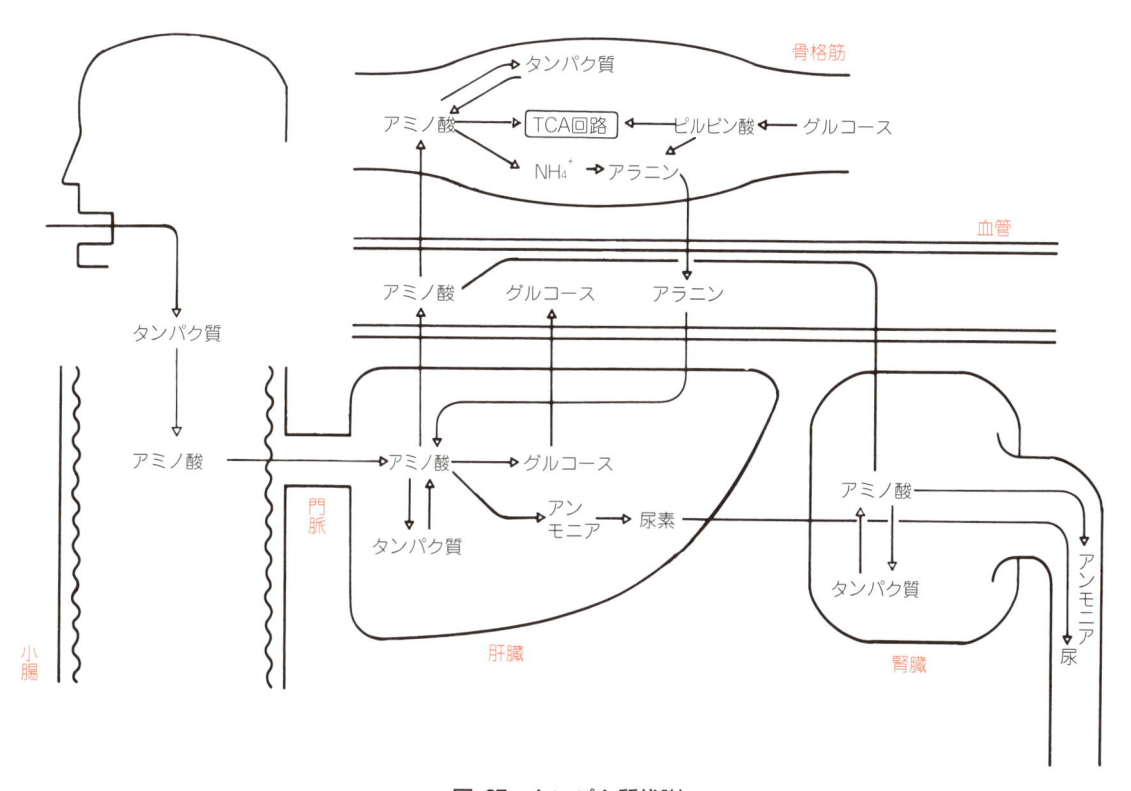

図 87. タンパク質代謝

■ タンパク質と運動 ■

　ウエイトトレーニングのような運動は筋肉の肥大を促すため，このような運動を行う期間においては特に筋肉の材料となるタンパク質を適正に供給してやることが大切である。また，運動期間中においては血液中の赤血球破壊も促進されると考えられており，タンパク質に加えて鉄の供給も重要となる。激しい運動を行っている期間中においては，タンパク質の供給は1日に体重1kg当たり2gが必要であるともいわれている。しっかりとした筋肉作りをして筋力アップ・瞬発力アップを目指すためにはタンパク質の供給は重要であるが，必要以上の摂取は腎機能に負担をかけたり，体内における含窒素化合物の分解代謝を高めて尿酸を必要以上に生成させて「痛風」の発症を促進するとの危惧ももたれる。特に，競技シーズン中の選手のように摂取カロリーが非常に多い場合には

タンパク質の摂取に神経質になる必要はなく，むしろタンパク質の過剰摂取の方に留意する必要があるかもしれない。現在，運動期間中におけるタンパク質摂取量をどの程度に設定すれば良いのかということについては，はっきりとした結論は出てはいないものの，運動することによって増えた食事摂取量に比例してタンパク質の摂取量を増やす必要はなく，通常の生活で摂取する量よりも少しプラスする程度でよいのではないかと考えられている。食事の増加分は主に糖質，次いで脂質とし，タンパク質の増加は控えめでよいと考えられている。食事の総摂取量が非常に多い場合などにおいては摂取するタンパク質の量よりは質(タンパクを構成するアミノ酸の比率)のよいものを選ぶことに注意することが大切だと考えられる。動物性タンパク質の方が植物性タンパク質よりも栄養価が高いので，畜肉や魚介類を適当に食べている場合には1日80gのタンパク質摂取でよい人

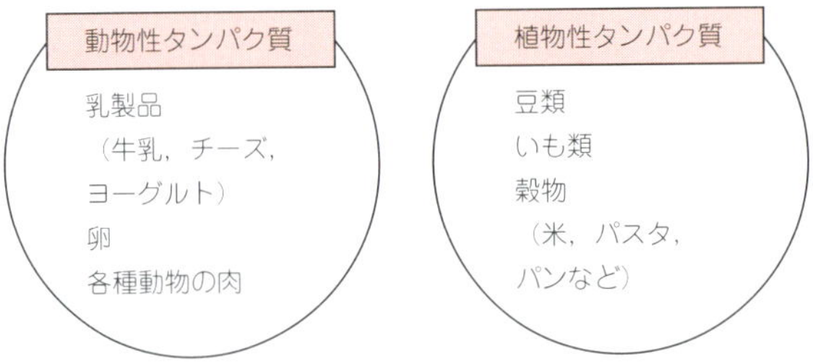

第6章 ■ スポーツ栄養

動物性タンパク質
乳製品
　（牛乳，チーズ，
　ヨーグルト）
卵
各種動物の肉

植物性タンパク質
豆類
いも類
穀物
　（米，パスタ，
　パンなど）

図 88. タンパク質が多い食物

の場合でも，菜食中心の食事では 150 g ぐらいのタンパク質摂取が必要となることもある（図88）。筋肉量を増やすための運動としてはウエイトトレーニングがもっとも効果が大きいが，これは，筋肉を酷使して筋線維を破壊してその後の筋線維の過剰修復作用を引き起こすためである。筋肉の修復には成長ホルモンなどが関係し，血中アミノ酸取り込みの増加とタンパク質合成促進作用を促進させて筋肉を元よりも強く再生するのである。そのため，筋力アップをはかるためには，トレーニングの時間・ホルモンの生理的分泌時間・筋肉の材料となる食事の時間，など相互のタイミングがうまく組み合ったタイムスケジュールによるトレーニングが重要となる。たとえば，練習時間の最後にウエイトトレーニングを行い，比較的速やかに食事をとって筋肉作りの材料を供給した後，体内のホルモンバランスが体合成に向かうように睡眠をとることが筋肉を効率よく増加させるのに適していると考えられる。

態で貯蔵されたり，一部はグルコース（血糖）として血中に一定量存在する（図89）。体内にあるグリコーゲンの総量は普通の者でおよそ455 g（1,820 kcal のエネルギーに相当）といわれており，貯蔵エネルギー量としては多くはないが，短時間の激しい運動時に即座に利用可能となる重要なエネルギー源である。また，脂質をエネルギー源として体内でエネルギーを作り出す反応にも糖質は欠かせない重要な物質で，豊富に貯えられている脂質を一気に最後まで燃焼し続けることができないのも糖質がいち早く枯渇するためである。

■ **糖質と運動** ■

運動する時に使われるエネルギー源は脂肪酸とグリコーゲンである。特にグリコーゲンは急速な分解反応によって瞬間的に ATP を作り出すことができるため，スプリント走のような瞬発的運動において主要なエネルギー源となる。しかし，体内に蓄えられているグリコーゲン量は比較的少なく，激しい運動を行った場合には短時間にグリコーゲンは消耗し，エネルギーの枯渇によって運動の継続が不可能となる。いわゆるスタミナ切れである（図90）。マラソンのような運動強度の低い持久性運動を行うと，体内貯蔵量の多い脂肪酸をエネルギー源として多く利用するようになるため糖質の消耗は比較的遅くなる。運動の持続にはグリコーゲンの存在は不可欠であるので，肝臓や筋肉中に貯蔵されているグリコーゲンが枯渇すると運動の継続が不可能となる（図91）。実際の競技に際しては，より多くのグリコーゲンを事前に体内に貯蔵し，運動中においてはグリコーゲンの消

糖　質

■ **糖　質** ■

食事から摂取される主な糖質はデンプン（殿粉）とショ糖（蔗糖）である。糖質は炭水化物ともいわれていたように原子の組成比率が $C_m(H_2O)_n$（m と n は自然数）となっているものが多い。糖質 1 g 中に含まれるエネルギーは約 4.0 kcal である。糖質は肝臓や筋肉内にグリコーゲンとして高分子の状

第6章 ■ スポーツ栄養

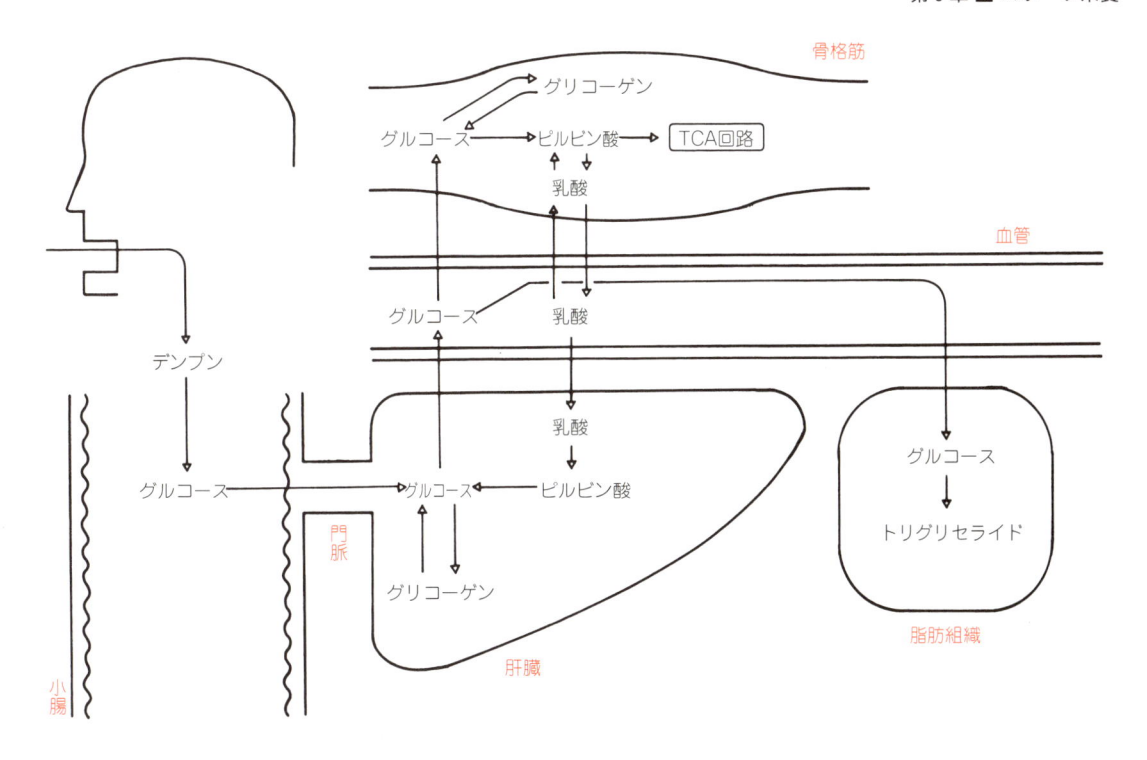

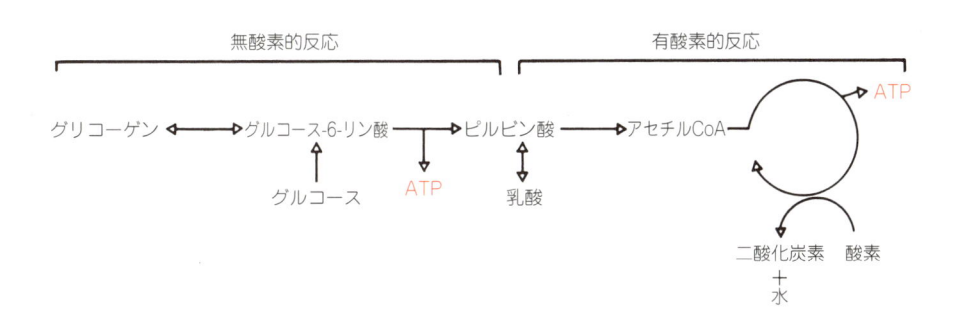

図 89. 糖質代謝

費をできるだけ抑えることがスタミナ向上のために重要となってくる。筋肉中のグリコーゲンの量を高めるための食事の取り方としてはグリコーゲン・ローディングが知られている。

① グリコーゲン・ローディング

疲労困憊するまで運動を行うことによっていったん筋肉中のグリコーゲンを完全に枯渇させ，その後のグリコーゲン回復期に糖質に富む食事を摂取すると筋グリコーゲンは枯渇前のレベルを超えて超回復することが実験で明らかになってきた（図92）。この方法によって運動選手の筋グリコーゲン量を競技前に増加させ，スタミナを向上させようとする方法がグリコーゲン・ローディング（カーボハイドレート・パッキング）と呼ばれる食事摂取方法である。

たとえば，試合前1週間程の時期に疲労困憊まで運動を行うとともに，運動後3日間ほどは低糖質・高脂肪の食事を摂取して筋グリコーゲンを枯渇させる。そして次の3日間の内に高糖質食（糖質を摂取エネルギーの60％以上にする）を摂取して筋肉中のグリコーゲン量を超回復させるのであ

第6章 ■ スポーツ栄養

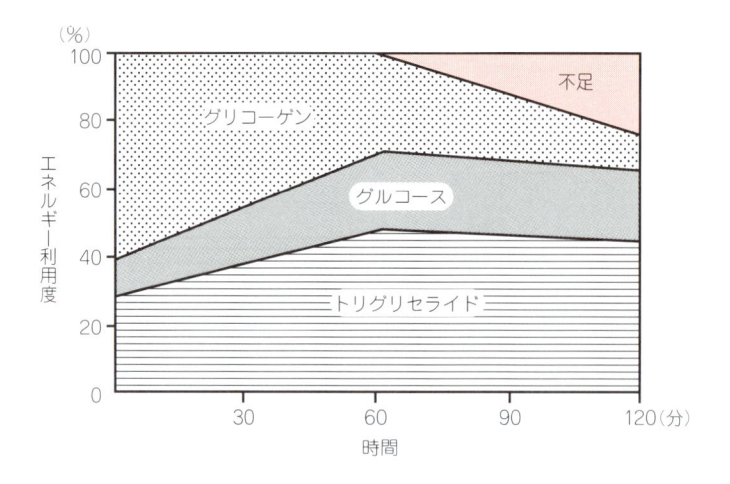

図 90. トリグリセライド・グルコース・グリコーゲンによる
生成エネルギーの割合(マラソン走行時)

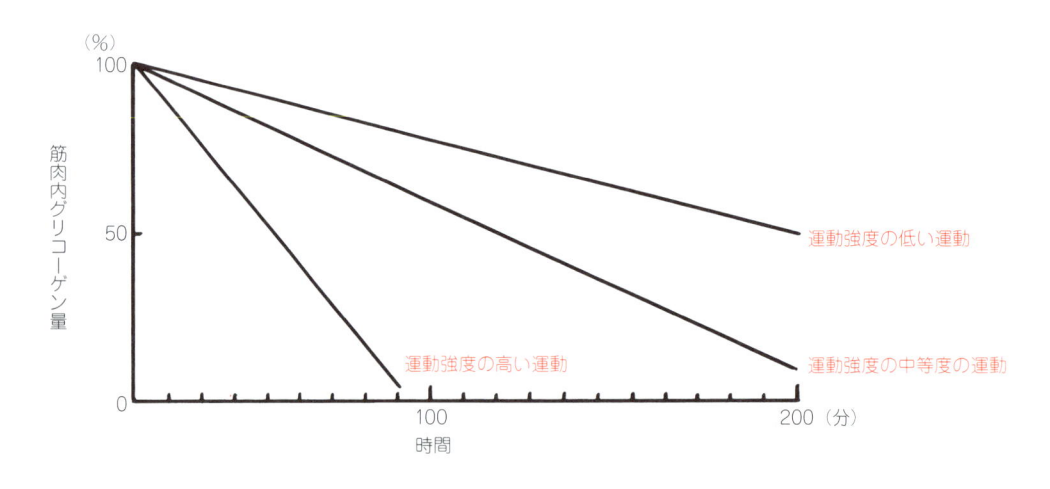

図 91. 種々の運動強度における筋肉中のグリコーゲン量の減少(%)

る。このような方法は特にマラソンのような持続性の高い競技の選手のスタミナ向上に有効であると考えられる。しかし，このような極端なグリコーゲン・ローディングは競技前の選手の体調を壊したり，メンタル面における不安定さを引き起こして競技成績自体を低下させることも少なくない。現実的には競技前1週間程度の期間から競技期間を通して高糖質食を摂取することに心がける程度にしておいたほうが失敗が少ないようである。激しい運動は試合当日の少なくとも7日前をもって最後とし，その後の1週間は運動量を徐々に減らしながら，それと平行して糖質の摂取を増やすといった方法である。糖質の摂取といっても甘い単糖類の糖質を摂取するのではなく，デンプン質を多く含む糖質の豊富な食品を摂取するようにする。できるだけ毎食とも糖質の豊富なものを摂取すべきであるが，特に未精製の糖質あるいは多糖類を多く含む食品，例えば穀類や野菜などを食べることが勧められる。これらの食品を利用するのは，それによってビタミンや無機質の摂取量も増やすことができるからである。また，連続して試合が続けられたり，1日2回も試合があるような場合の試合と試合の間に摂取する食事については前の試合で失ったグリコーゲンを再補充する

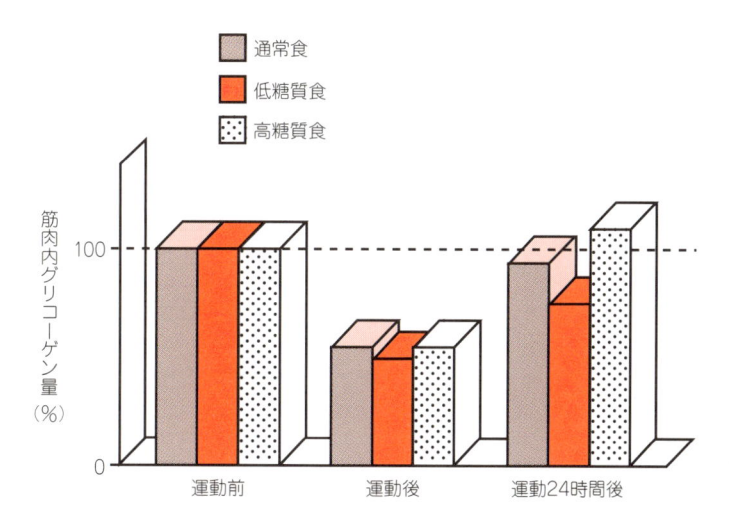

図 92. 食事中の糖質含量と筋肉内のグリコーゲン量
運動前の筋肉内のグリコーゲン量を 100 とした場合。

ために炭水化物の多い食事を摂取し，食後に柑橘系のオレンジやバナナを摂取するようにするとよい。これらの中に含まれるクエン酸は解糖系のホスホフルクトキナーゼ活性を阻害してグリコーゲン貯蔵を促進する効果を有しているからである。また，摂取する炭水化物もご飯のような消化，吸収がゆっくりな食物だと腹持ちがよい。ただし，朝食を摂取する場合と同様，試合直前に炭水化物を摂取すると脂肪の分解が止まるので，3時間以上前に食事を終えておく。

脂　質

体内の脂質は生体膜の成分としてばかりでなく，ビタミンやホルモンなど多くの生理物質の成分としても重要である。また，脂質は主要なエネルギー貯蔵物質として利用されており，皮下脂肪などの形で体内に多量に貯えられている。貯蔵脂肪は中性脂肪（トリグリセライド）として存在し，われわれが食べた食物中の脂質のほか，糖質やタンパク質からも合成される。必要以上に摂取された食物エネルギーは貯蔵脂質として貯えられるため，栄養摂取量が過剰な人ほど体内の中性脂肪が増加して肥満となる（図93）。一般的にヒトは，体脂肪率（%Fat）が男子で 10〜20％，女子が 20〜30％ であるので，体内に貯蔵された脂肪重量（kg Fat）はおよそ 5〜15 kg にもなる。脂質のエネルギー価は非常に高く，脂肪 1 g で約 9.0 kcal のエネルギーを有している。しかし実際の脂肪組織は水分も含むので体内の脂肪 1 g 中のエネルギーは 7〜8 kcal 程度となる。仮に体内に 10 kg の貯蔵脂肪量があるとすると 10,000 g×8 kcal で 80,000 kcal ものエネルギー量にもなる。この 80,000 kcal のエネルギーはフルマラソン（1回のエネルギー需要量を 2,300 kcal とすると）を 34 回も繰り返すことのできるエネルギーにあたり，1日の所要量を 2,500 kcal とすると 32 日分のエネルギーに相当する。実際には，脂質を燃やしてエネルギーとするためには脂質以外に多くの栄養素が必要であるが，そのような体内備蓄はされていないし，筋肉の疲労などにより身体も長期間の運動に耐えないので，一度に体内の脂肪をある程度以上に消費することはできない。

脂質と運動

運動を持続していくと筋肉内に貯蔵されたエネルギーであるグリコーゲンは消費されて減少する

第6章 ■ スポーツ栄養

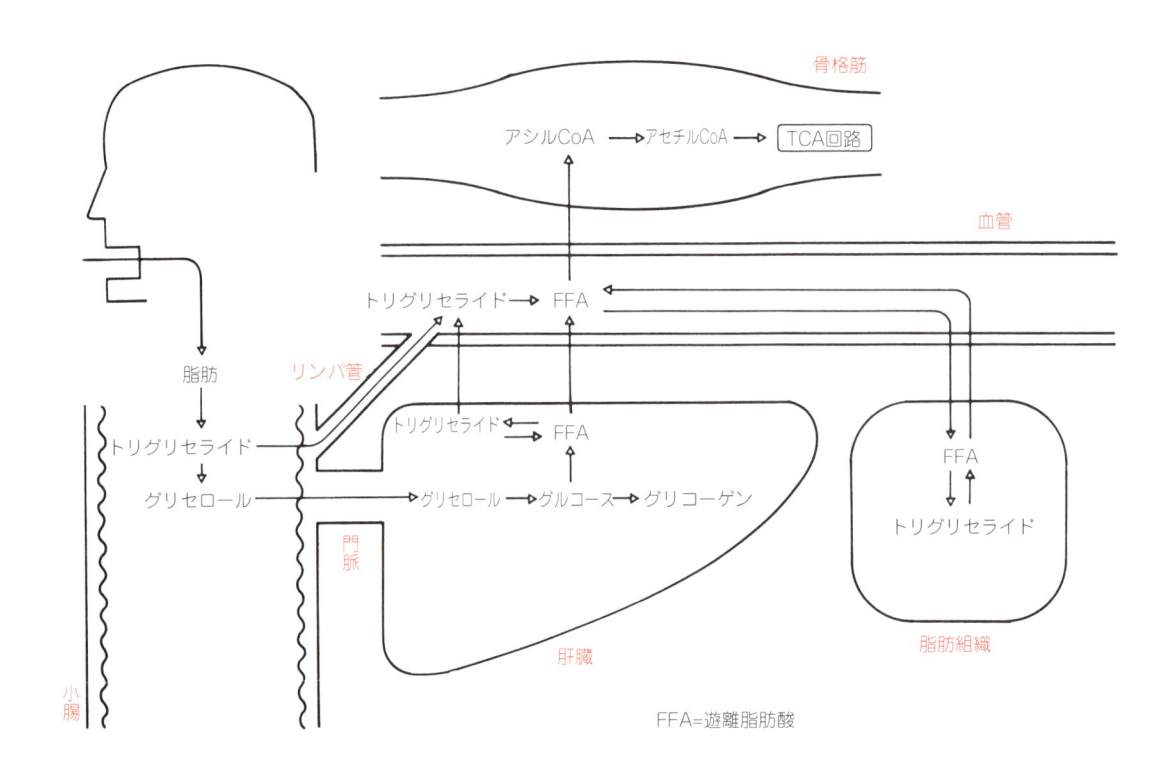

図 93. 脂質代謝

が，その減少速度は運動の激しさ（運動強度）によってかなり異なっている。かなり激しい運動（たとえば，最大酸素摂取量の 80% 以上）を続けると，急いでエネルギーを作り出さなければならないため，筋肉はエネルギーに変換しやすい物質（＝グリコーゲン）を主に使うことになり，体内のグリコーゲンは急速に消耗して短時間で枯渇して筋は動かなくなって（疲労して）しまう。一方，比較的弱い運動（たとえば，最大酸素摂取量の 50% 以下）では，エネルギーの供給スピードは緩やかとなり，脂質を燃焼させてエネルギーを作り出す時間が生まれるので筋肉内グリコーゲンの消費は少なくなる。つまり，体内に多量に蓄えられている脂質を十分にエネルギー源として利用することができるのである。しかし，脂質を分解してエネルギーを取り出す反応にはグリコーゲンなどの物質も不可欠であるため，グリコーゲンが完全に枯渇した状態ではエネルギーを作り出すことができなくなり，筋は動かなくなって（疲労して）しまう。比較的弱い強度の運動を持続して行った場合には

主に脂肪がエネルギー源として利用されてグリコーゲンが節約されるため，枯渇するまでの間に長時間の運動が可能となるのである。長時間の運動を可能とする，すなわち，スタミナをつけるためには体内貯蔵エネルギーである脂質を十分に燃焼させて利用することができるように体内の栄養成分をコントロールすることが重要である。

糖質などに比べると脂肪の消化吸収速度はかなり遅いため，脂肪の摂取についてはタイミングが重要である。吸収された脂肪はすぐに分解されてエネルギー源となるが，そうでなければ脂肪細胞に取り込まれて貯蔵される。したがって，摂取するタイミングを誤るとただ体内に蓄積され，太ってしまうだけである。たとえば，夕食に脂肪の多い食事を摂取した場合には，脂肪の吸収が盛んな時間に睡眠に入ることになり，その脂肪はもっぱら脂肪細胞に取り込まれて効果的に体内に蓄積されていく。脂肪をエネルギー源として使うためには1日の前半（朝食あるいは昼食）に摂取することが必要であり，朝食などで摂取した脂肪はその日

1日の身体活動を支えるためのエネルギー源として効果的に利用される。

水

生体内の生理作用が円滑に働くように，私たちの体温は常に一定の値に保たれており，多少の変動はあるもののほぼ37℃付近で安定している。筋肉を動かし，運動を行うとエネルギーを消費して熱生産も高まる。そこで，体温の上昇が起こらないように放射，対流，伝導などの熱放散方法に加え，発汗作用によっても熱を放出する(図94)。発汗は体熱を下げるためには大変効率のよい方法である。水分は比熱が大きいため，汗1gの蒸発で約0.6kcalの熱を放散することができる。暑い環境では1時間に1,600gの汗が出たとすると，1時間で1,000kcal近くの体熱を放散することができる。しかし，体熱放散のために効果的に働く発汗は，体液の喪失すなわち脱水を促すことにもなる。筋肉運動のためには血液の役割は大切であるが，水分喪失によって血液の粘性が上昇したり心拍出量が低下することによって筋への酸素供給が滞り運動能力は著明に低下する。運動選手が体重の2%の水分を発汗で失うとたちまち競技能力に影響し，体重の3%を失うと刺激に対する反応が遅くなって反射的な運動が明らかに鈍くなる。水分の補給を行わずに運動を続けるとあらゆる運動能力が低下することになる。しかし，渇感を覚えるのは体水分がある程度以下になってからであり，一般的には喉が乾いてから水を飲むのでは遅いといわれている。そのため，選手個々が体重変化などを目安として競技中の自分の発汗量を知り，脱水となる前に水分の摂取をコントロールしていくことが重要である(図95)。水分の摂取にあたってはスポーツ飲料などのように特殊なものは必ずしも必要ではない。汗には水分のほかに電解質も含んでおり，それが発汗と共に体外に排泄されるため，市販のスポーツ飲料にはこれらを含むものが多い。しかし，発汗によって失われる電解質は量的にも少なく，運動中に特にこれらを補給する必要は少ない。しかし，スポーツ飲料に含まれる電解質は飲料の浸透圧を体液に近づけ腸管からの吸収速度を速くするという効果を持っているので，激しい運動競技中の水分補給には適していると考えられる。

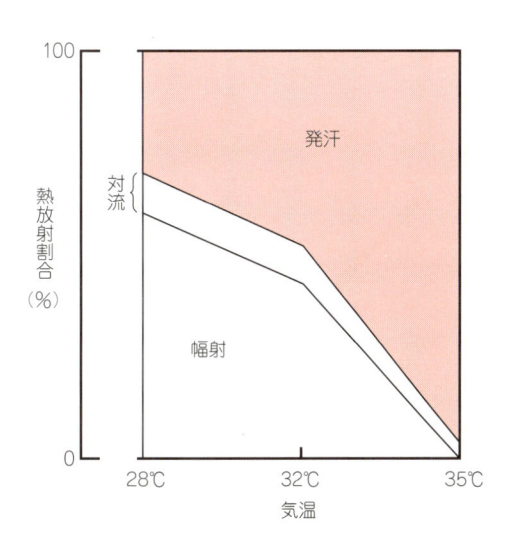

図94. 気温の違いによる体温調節の変化

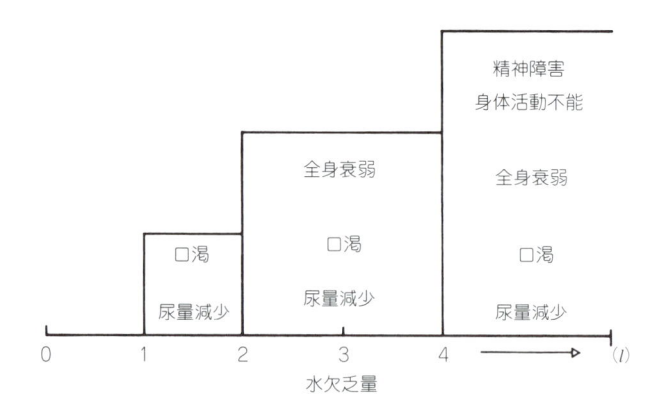

図 95. 水が欠乏した時の症状（体重 60 kg の男子の例）

ビタミン

　身体構成成分でもなく，またエネルギー源でもないが，日常生活や運動するために欠く事のできない代謝調節作用，酵素の助酵素として重要な生理作用を持つもので，体内では合成できない微量の有機化合物をビタミンという。三大栄養素を十分摂取していても，これらの栄養素が体内で代謝される場合には酵素の働きが必要である（図96）。運動するとエネルギー代謝が亢進し，特にスポーツ選手はスポーツを行わない人に比べて約2倍の

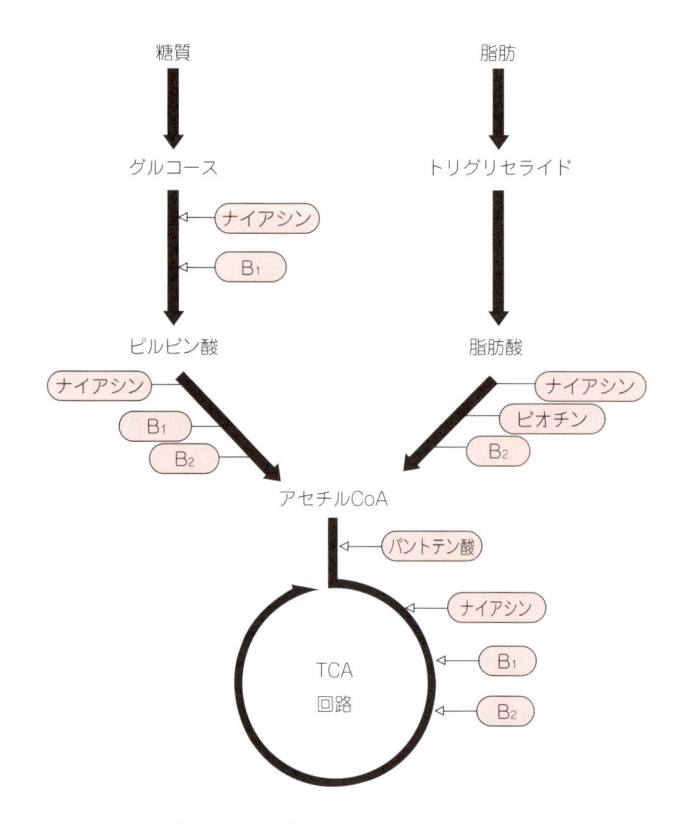

図 96. エネルギー生産系におけるビタミン

表 34. ビタミンの生理作用

	多く含まれるもの	食品中の性質	生理作用
A（レチノール）（カロチン）	レバー, 乳製品, 卵, 人参, 緑黄色野菜	水に溶けない, 酸化されやすい	皮膚, 粘膜を健康に保ち, 薄暗い所でも視力を保つ
D（カルシフェノール）	肝油, 肝臓, 卵黄, バター	熱や酸にやや安定	骨の正常発育 Ca, P の吸収
E（トコフェロール）	植物油, 肝臓	熱や酸で壊れない	生殖機能を正常に保つ, 筋肉萎縮を防ぐ, 老化防止 脂肪酸に対する抗酸化作用
K	緑黄色野菜, 腸内細菌で合成	光やアルカリに不安定 熱に安定	血液凝固
B_1（チアミン）	米麦の胚芽, 肝臓	水に溶けやすい	ブドウ糖が体内でエネルギーになる時に必要
B_2（リボフラビン）	酵母, 肝臓, 乳製品	光にあてると壊れる	アミノ酸, 糖質, 脂肪の代謝に必要
B_6（ピリドキシン）	豆類, 肝臓, 緑黄色野菜	アルカリ, 光に不安定	アミノ酸の合成, 分解に必要
ナイアシン（ニコチン酸）	酵母, 肝臓, 豆類	熱, 酸化, 光に強い	NAD, NADP の成分として生体酸化の水素伝達
B_{12}（シアノコバラミン）	肉, 魚, 乳製品	強酸性光により分解	赤血球を作る時に必要
葉酸	酵母, 豆類, 肝臓, 緑黄色野菜	強酸性下, 熱, 酸素, 光で分解	血球の再生, 貧血予防
C（アスコルビン酸）	新鮮な野菜, 芋類	熱, 空気, アルカリ, 酸素により壊れやすい	体内における酸化, 還元反応にあずかる。コラーゲン生成

ビタミンは体外から供給を受けなければならない。それぞれの生理作用を理解し, 目的のビタミンが多く含まれている食品を努めて摂取するように心掛けることが大切である。

エネルギーが必要である。それに伴いビタミン要求量も増加する。特に水溶性ビタミンは汗と共に喪失することもあるので, そのことも考慮しなければならない。当然, 運動に必要なビタミン類が不足すると運動能力が低下し, 代謝産物の処理能力も低下し, 疲労しやすくなる。運動の種類, 時間, 強度を考慮して, ビタミンを補給しなければならない。具体的には, ビタミン B_1 は短時間にエネルギーを必要とする運動では所要量の数倍, ことによると 10 倍程度必要となるかもしれない。ビタミン B_6 はタンパク質代謝に関与しているため, 筋力をつけるためにタンパク質を多めに摂取している時は十分に摂取しておいた方がよい。ビタミン C はコラーゲン生成や鉄の吸収に必要なことから, 1,000 mg 位摂取してもよいかもしれない。いずれのビタミンも運動前に不足のないように十分に摂取しておくことが大切であろう。一部の体重制限のある運動で食事制限を行っている人は低栄養状態を招かないためにも栄養価の高いビタミンを多く含む食事を摂取することが重要である。しかし, 実際に運動選手にビタミン欠乏が起きているという報告はあまりみられない。多く摂取すれば運動能力が改善されるという考えもあるが, スポーツ選手はおおむね栄養価の高い食事を摂取していることが多く, 必要なビタミン摂取量は食事から十分供給されていると考えられてい

る。むしろ，一部の選手にみられるようなビタミン剤の大量摂取については，その弊害が心配される。

ミネラル（無機質）

運動との関わりの深いミネラルにはカルシウムや鉄がある。カルシウムはもっとも多量に人体に含まれているミネラルで，体内カルシウムの99%（約1kg）は骨と歯の構成成分になり，残りの1%は体液中に含まれている（図97）。この1%の体液中カルシウムは酵素の活性化・筋肉収縮・血液凝固・興奮伝導など非常に多くの生理作用に関わっている。体液中カルシウムが不足してくると骨を溶かして供給することになるが，このような状態が長く続くと骨の脆弱化を引き起こす。日本人の場合，最も不足しがちな栄養素がカルシウムであるが，強固な骨を持つ必要のある運動選手などは特にカルシウムの摂取に努めなければならない（図98）。カルシウムを豊富に含んだ食品の多くは乳製品であるが，日本人はこれらの摂取量が欧米諸国に比べてかなり少ない状況にある。運動選手が骨の形成や成長促進を考えた場合には，1日に1,000mgのカルシウムを摂取すべきだと考える国も多いが，これは牛乳ならば1リットルほど

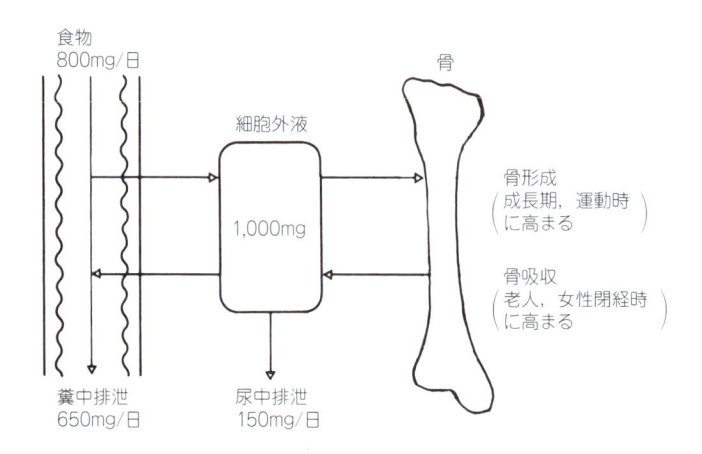

図 97. カルシウムバランス

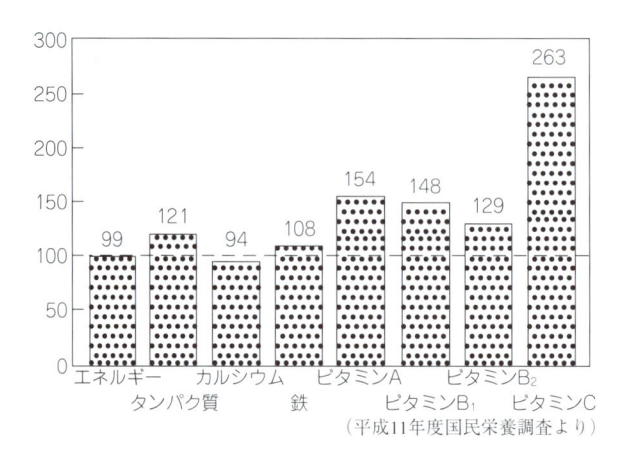

図 98. 栄養素等摂取量と調査対象の平均栄養所要量との比較
調査対象の平均栄養所要量＝100

になる量である。鉄は鉄とタンパク質より作られる赤血球中のヘモグロビン(呼吸で得た酸素を細胞まで運搬する役割)，筋肉中のミオグロビン(ヘモグロビンと同じ酸素運搬能力がある)やエネルギー生産経路に含まれている多くの酵素に不可欠な元素である。激しい運動によって赤血球は破壊されたり，汗で損失したりすることから，運動選手，特に女子において運動性の鉄欠乏性貧血が起こりやすい。貧血は酸素運搬能力を低下させ，運動パフォーマンス全体を低下させるので，鉄を十分に補給して貧血の原因を作らないようにしなければならない。そのために，有機鉄が多く含まれる赤身の肉や魚を摂取することが効果的であろうし，鉄の吸収を助けるビタミンCやクエン酸を多く含む柑橘類なども食事に加えるとよいであろう。できれば，鉄の吸収を阻害するタンニンなどの物質を含んでいるコーヒー・緑茶などは食事中や食後すぐに摂取することは控えたい。運動選手ならば1日20 mg以上の鉄を摂取するように努めることが望ましい。

運動と食事時間

■ 試合当日の食事 ■

試合前日の夕食はグリコーゲン・ローディングのためにも，糖質を多くして，柑橘系のオレンジなども摂取することが望ましい。よく試合前には勝つためと称してカツとかビフテキを食べる人がいるが，競技前の食事としてはスタミナ向上の面から考えても，消化吸収の面から考えても感心しない食事である。ただでさえ試合前の緊張によって胃腸の働きが抑えられている身体に胃腸に負担となる脂肪分を多量に摂取すると消化不良による下痢や便秘にも陥りやすい。消化のよいものが第一である。試合当日の食事としては，やはり消化のよい高糖質食とし，できればパンよりも食後の血糖値の変動が緩やかなご飯を選んで，量は控えめにする。また，果物や水分は適当に摂取することがよい。競技前に胃を空っぽにするためには

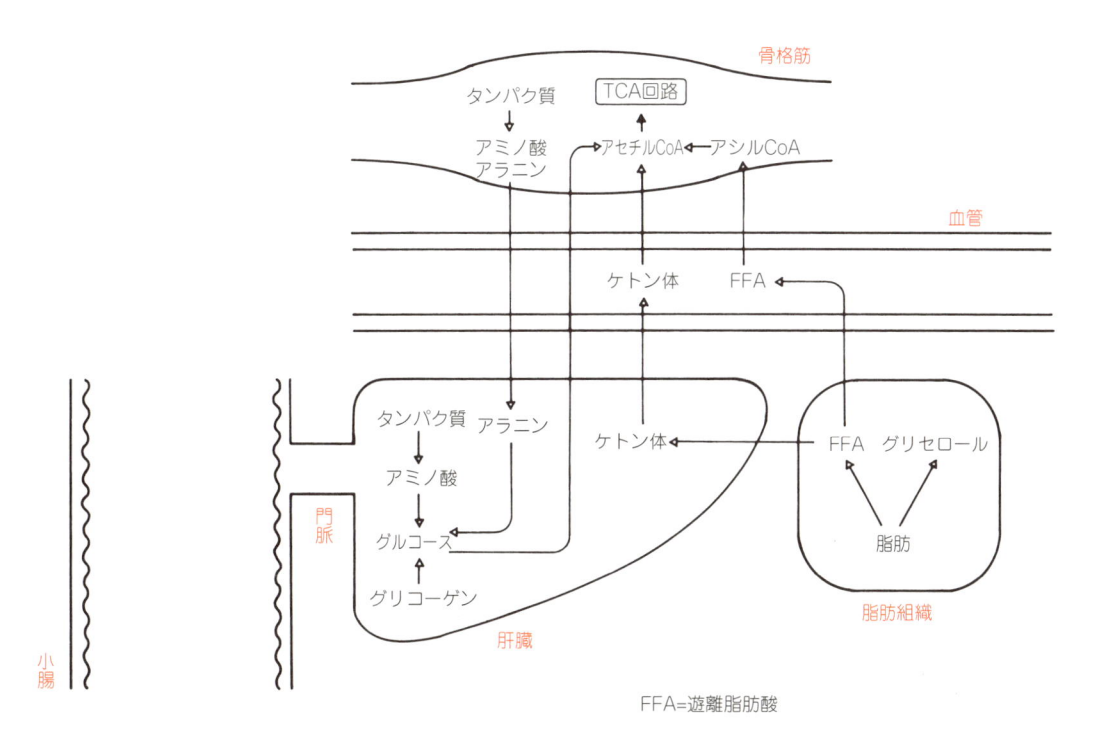

図 99. 食事をしていない時の栄養素の流れ

（運動中に食物が多く胃内に残っているともたれるため）食後約2～3時間が必要であることから，競技前2～3時間以内の食事は控える。ただし，空腹感がある場合には牛乳などを少し飲むなど，ごく軽い食事はそれほど気にする必要はない。

■ 空腹時と満腹時のエネルギー源の違い ■

腸管の中に食物が存在する食後2時間ぐらいまでは，糖質を消化吸収して得られたグルコースを必要に応じてすぐにエネルギー源として利用し，余った分はグリコーゲンに合成されてから肝臓や筋肉中に貯蔵される。食後数時間の血液中にある脂肪は食事から得られたカイロミクロンが大部分を占めており，これがリポタンパクリパーゼの作用によって脂肪酸に分解されてからエネルギー源として使われる。食後約4時間以上が経過して腸管の中に食物がなくなると，肝臓に貯蔵してあるグリコーゲンを分解してグルコースを血中に放出するようになり，これが重要なエネルギー源となる。食事直後は消化吸収されたグルコースが脂肪組織に取り込まれるが，この時に生じるα-グリセロリン酸と脂肪酸が反応して脂肪となり，脂肪組織に貯蔵される。食後かなりの時間が経過すると，貯蔵された脂肪は脂肪酸に分解されてエネルギー源として利用される。絶食時間が長くなると食事由来のエネルギー源がなくなり，体内に貯蔵されたエネルギー源を使う比率が高くなってくる。エネルギー源として貯蔵されたグリコーゲンを分解して得られるグルコースが使われるが，その量にも限りがある。グリコーゲンが枯渇してくると脂肪酸をよく使うようになり，それでもエネルギー源が不足してくると，脂肪組織から出てきた遊離脂肪酸が肝細胞に取り込まれてアシルCoA，さらにはアセチルCoAとなり，2分子のアセチルCoAからはアセト酢酸や，その還元物質であるβ-ヒドロキシ酪酸などのケトン体が生成され，これらがエネルギー源として利用される。骨格筋などにおいては，アセト酢酸を再度アセチルCoAにして，クエン酸回路へ回す仕組みが備わっているため，アセト酢酸がエネルギー源として使われる（図99）。

第7章

運動処方と運動療法

　運動は安全に，効果的に，楽しく行えば心身の健康度を高めたり，疾患の予防や治療に役立てられる。しかしやり方を誤ったり，精神的な抑圧や強制を伴うのなら，健康を害するばかりか生命の危険にかかわる場合さえある。この章では，運動にはさまざまな特徴と種類があることを学習する。次に，運動処方に必要な測定（運動負荷テスト）と運動強度の評価，対象や目的に応じた健康づくりや運動療法のために有効な運動処方の考え方を理解する。

運動トレーニングの種類と特徴

■ 運動の目的 ■

　本来運動を行う理由や目的は人それぞれであるが，大まかに競技スポーツ，健康スポーツ，運動療法に分けられる（図100）。

① 競技スポーツ

　競技スポーツはアマチュア，プロを問わず，勝負に勝つこと，記録を出すことが大きな目的である。それは精神的にも肉体的にも能力の限界への挑戦を求められる。時には健康を害しても勝利を得ることに価値がおかれる。競技者の姿は観客にも興奮と感動をもたらす。しかし，治療や健康のための運動には，限界に挑戦したり勝敗にこだわる競技スポーツは適当ではない。勝敗へのこだわりや技術修得の努力が，継続意識を高めたり，人間関係を形成したり，運動強度の調節が可能な範囲において有効に利用されることが望ましい。

② 健康スポーツ，運動療法

　最近の科学や医療の進歩は感染症を激減させたが，機械化，情報化され便利になった社会は，高血圧症，肥満症，糖尿病，高脂血症，脂肪肝，骨粗鬆症などの「運動不足病」を増加させることになった。また加齢とともに体力は衰え，動脈硬化が進行し生活習慣病の発生も増える。しかし生活習慣病には，加齢だけではなく栄養過剰，運動不足，ストレス，喫煙，飲酒などの生活習慣の影響も大きく，「運動不足病」と重なる部分が多いことから，「生活習慣病」(1996)という言葉が制定されることになった。たとえ症状を有していなくても，検査値で異常値や境界値を有する人（有所見者），あるいは検査では正常でも自覚的訴え（不定愁訴）のある人は健康度の低い人（半健常者）といえる（図101）。このような人々にとって，運動は病気の予防や治療，より高い健康度に到達して質の高い生活を送るために有効かつ必要な手段である。

■ 運動の種類 ■

　運動は，単純にいえばすべての筋肉の収縮と弛緩の繰り返しである。筋肉には骨格筋，心筋，平滑筋があるが，運動するとき私たちが意識的に動かしているのは骨格筋である。使用する筋肉の部位，筋収縮の種類，筋線維の種類，筋収縮に必要

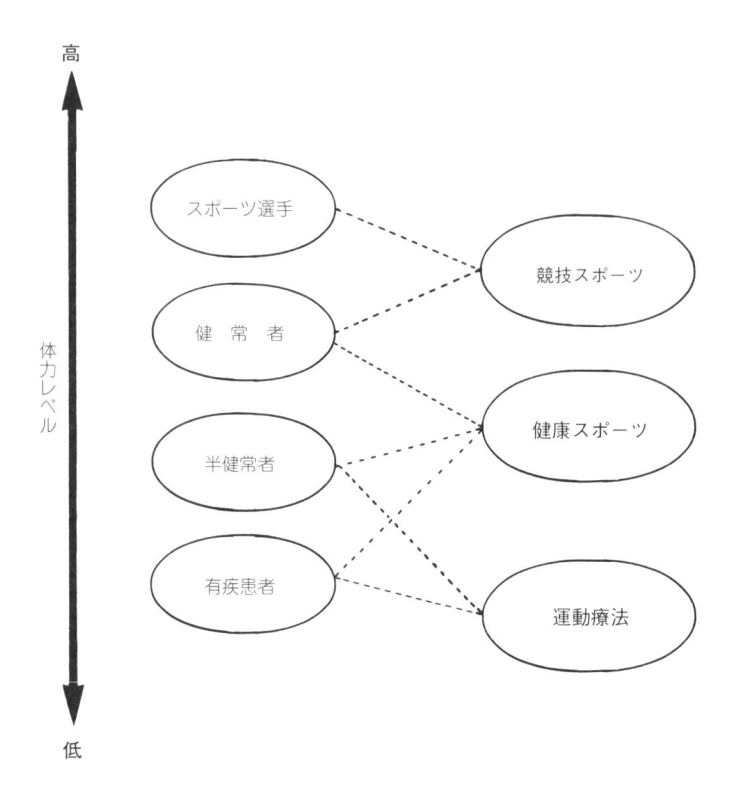

図 100. 運動の種類と対象者

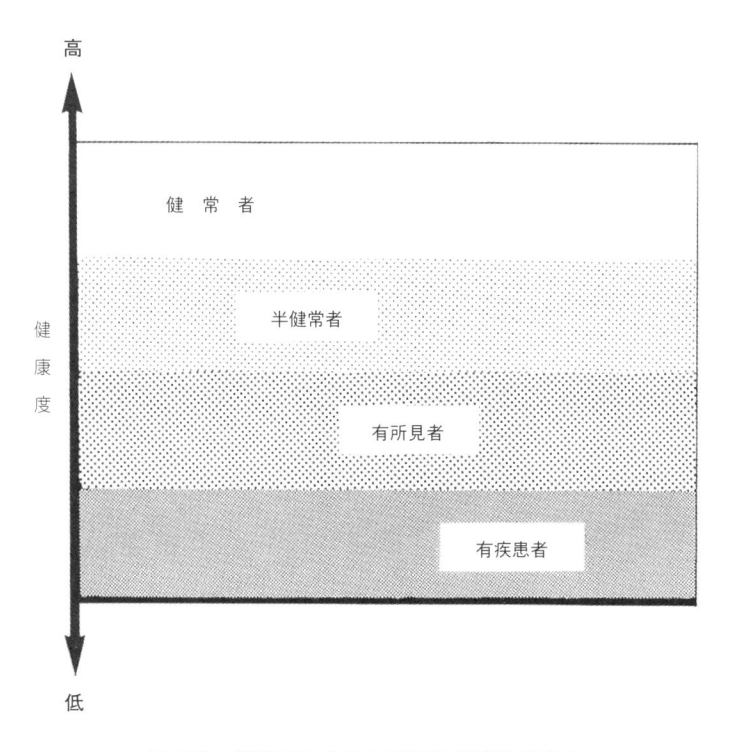

図 101. 健康度からみた病気と健康の考え方

なエネルギー源などによってさまざまな運動の特性がある。

① 遅筋線維と速筋線維

筋線維は大きく**速筋線維**（無酸素的エネルギー発揮に有利な直径の太い筋線維であり、スピードや力が要求される運動に適しているが、短時間で疲労しやすい）と**遅筋線維**（有酸素的エネルギー発揮に有利な直径の細い線維で、発揮する筋力は小さいが持久的運動に適している）の2つに分けられ、すべての筋肉には両タイプの筋線維が混ざっている。各筋線維の割合は個人差があり遺伝的要素が強い。たとえば国際的レベルの長距離選手は遅筋線維が多く、短距離選手は速筋線維が多い。年をとると、速筋線維は遅筋線維よりも衰えやすいため、大きな力を出したり、すばやい動きは苦手になってくる。また肥満、糖尿病、心疾患、高血圧などの患者は速筋線維の比率が高い。運動するときにも、運動強度や収縮速度によって使われる筋線維が変わってくる。すなわち弱い運動強度やゆっくりした動きほど遅筋線維が使われ、強い運動強度や速い動きほど速筋線維が使われる。

② 有酸素的運動と無酸素的運動

運動のためのエネルギー供給機構の面からみると、有酸素的エネルギーが主となる運動と無酸素的エネルギーが主となる運動に分けられる。**有酸素的運動**の代表的種目として、ウォーキング、サイクリング、ジョギング、水泳、エアロビックダンスなどが知られている。これらの運動では遅筋線維が主に使われる。**無酸素的運動**の種目としては短距離走、ウエイトリフティングなどが知られている。これらの運動では速筋線維が主に使われる。また両者の混ざった運動もある（図102）。しかし、多くの運動種目は無酸素的エネルギーと有酸素的エネルギーの両者から供給されているし、実施する人の体力レベルによって有酸素的になったり無酸素的になるので、厳密に分けられるわけではない。有酸素的運動においても、運動初期は筋肉での酸素の必要量に対して呼吸循環系の活動がすぐには追いつかない。したがって酸素の需要量に対して供給量が不足しているため、運動は無酸素的エネルギーによってまかなわれる。運動中、酸素摂取量が需要量に追いつくと定常状態になる。運動をやめると筋肉での酸素需要量は急激に低下するが、呼吸循環系は初期の**酸素負債**を補う必要があり、酸素摂取量は徐々に低下していく（図103）。たとえ有酸素的運動に分類される運動でも、実施する人にとって運動強度が高すぎれば、無酸素的運動になる場合もある。健康づくりの運動としては、原則として有酸素的運動を中心に実施する。なぜならば、糖尿病、心疾患（狭心症、心筋梗塞）、脳血管疾患などの生活習慣病は、呼吸器系・循環器系・血管・血液などの酸素運搬

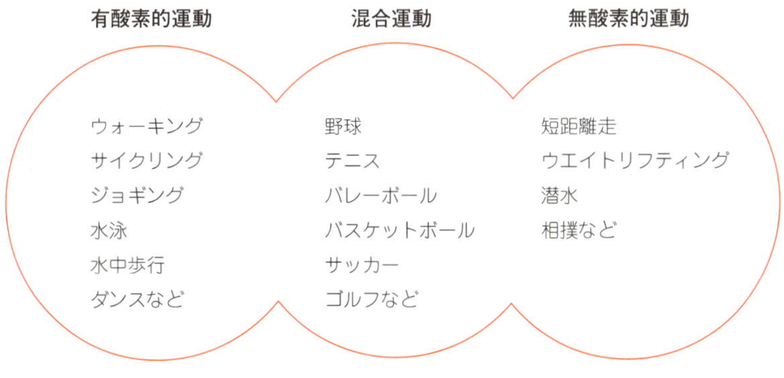

有酸素的運動	混合運動	無酸素的運動
ウォーキング	野球	短距離走
サイクリング	テニス	ウエイトリフティング
ジョギング	バレーボール	潜水
水泳	バスケットボール	相撲など
水中歩行	サッカー	
ダンスなど	ゴルフなど	

図102. エネルギー供給機構による運動の分類

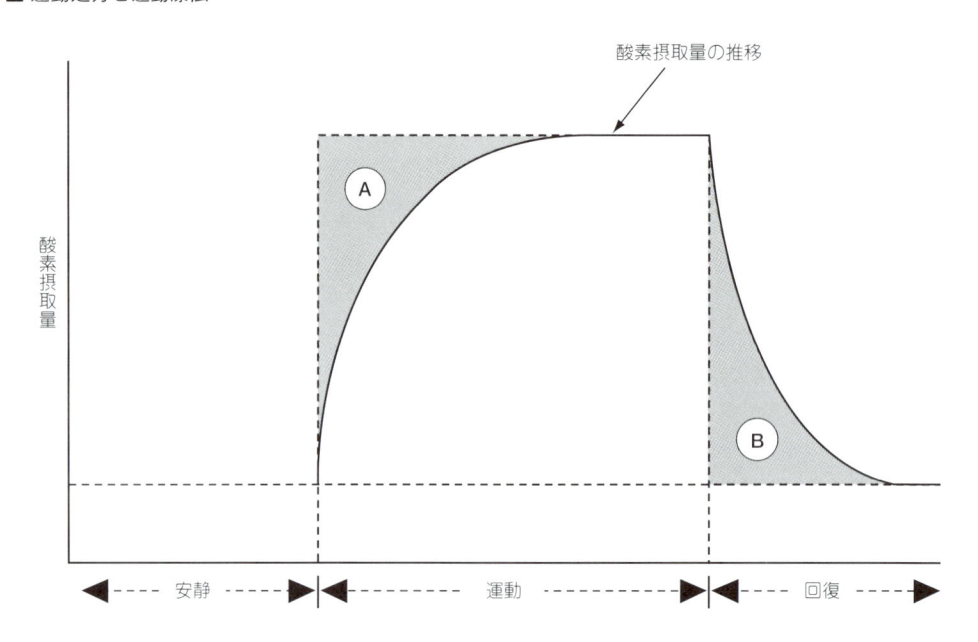

図 103. 酸素負債の発生を補う時期
運動初期の酸素負債(A)は回復期(B)に返済される。

系や,筋細胞内のミトコンドリアなどの酸素消費系といった有酸素的エネルギー供給機構の老化や機能低下が原因である(図104)。この酸素運搬系と酸素消費系の能力を総合して表して有酸素的能力の最大値を**最大酸素摂取量($\dot{V}O_2$ max)**という。$\dot{V}O_2$ max があるレベルを下回ると血圧・肥満度・中性脂肪値・HDLコレステロールなどが異常値を示す割合が増えてくることが報告されている。したがって $\dot{V}O_2$ max をある程度のレベルに高めることは危険因子を回避し生活習慣病を予防するために必要と考えられている。厚生省の運動所要量策定委員会は,$\dot{V}O_2$ max の維持目標値として60歳代で男 37 ml/kg/分,女 31 ml/kg/分を定めた(表35)。

③ 全身運動と局所運動

運動は身体の筋肉のうち大部分を占める骨格筋の働きで行われる。骨格筋の中でも体全体を動かしたり,大きな筋肉群を中心に使用する**全身運動**と,一部の筋肉しか使わない**局所運動**がある。局所運動は末梢の血液循環を利用して行えるので中枢の心肺機能にはほとんど影響がない。全身運動には末梢循環はもちろん心肺機能が働いている。筋力や筋持久力強化のためのウエイトトレーニング,柔軟性向上のためのストレッチングなどには局所運動が有効であるが,全身持久力の向上や体脂肪の減少などが目的の場合は全身運動を行う必要がある。使われる筋肉群が少なければ,呼吸循環器系の機能やエネルギー代謝に十分な刺激を与えることができない。たとえば腹部に蓄積した脂肪を減らしたいときに短時間の腹筋運動だけでは効果は得られにくい。運動のエネルギー基質として脂肪細胞中の脂質(中性脂肪)が分解され,血液中の遊離脂肪酸として運搬され筋肉で利用される。全身運動で多くの筋肉を使う結果,過剰に蓄積した箇所の脂肪が利用されるのである。局所的な運動では,大きな筋力を発揮するほど末梢の筋肉の収縮が血管を圧迫して血管抵抗を高めるので,収縮期血圧,拡張期血圧ともにかなり上昇する。全身的な等張性運動では,運動強度が弱ければ血圧はほとんど変化しないが,運動強度が強くなると収縮期血圧がかなり上昇する(図105)。高血圧の素因を持つ人や動脈硬化の進んだ人ほどその傾向は強く,拡張期血圧も上昇しやすいので注

第7章 ■ 運動処方と運動療法

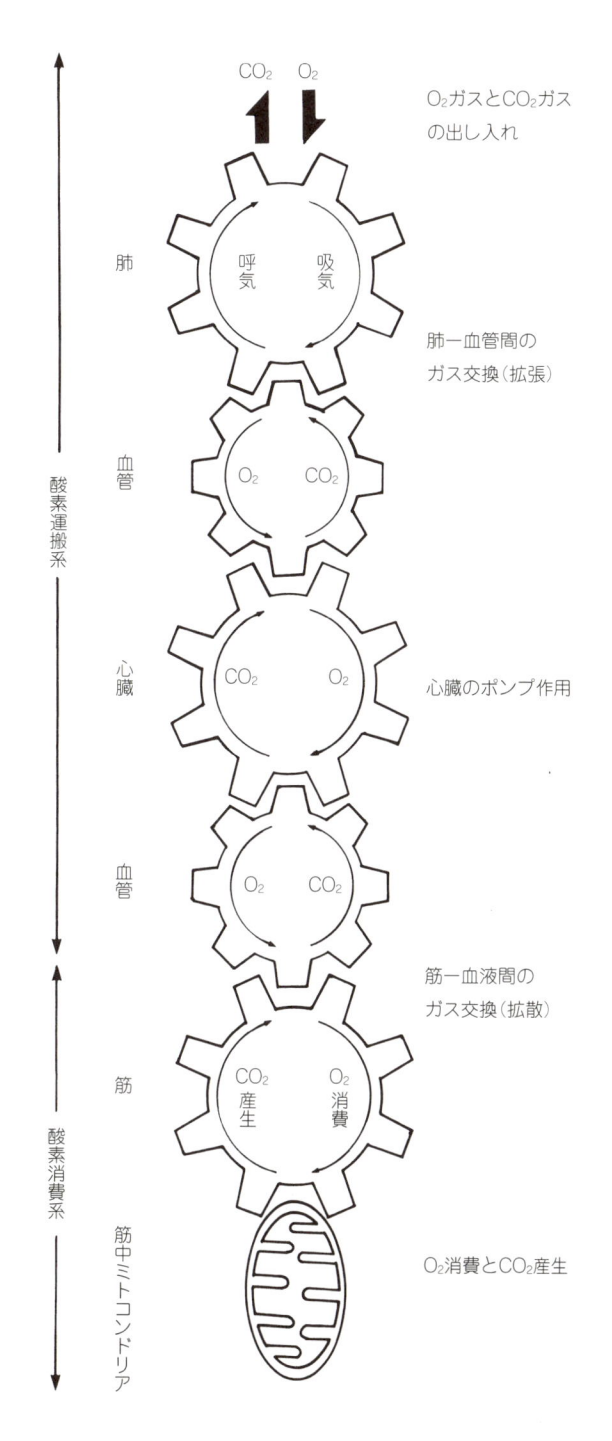

図中ラベル:
- CO_2 O_2 / O_2ガスとCO_2ガスの出し入れ
- 肺：呼気 吸気
- 肺―血管間のガス交換（拡張）
- 血管：O_2 CO_2
- 心臓：CO_2 O_2 / 心臓のポンプ作用
- 血管：O_2 CO_2
- 筋―血液間のガス交換（拡散）
- 筋：CO_2産生 O_2消費
- 筋中ミトコンドリア / O_2消費とCO_2産生
- 酸素運搬系 / 酸素消費系

図 104. 酸素運搬系と酸素消費系

意する必要がある。しかし軽い負荷で行う局所の筋抵抗運動は，全身運動のできない患者や，特定の筋力を強化したい場合有効に利用できる。

④ 持久的運動と間欠的運動

数秒から数分以内の運動と休息を繰り返す方法を**間欠的運動**といい，最低3分以上は持続的に運

105

表 35. 性・年齢別最大酸素摂取量の維持目標値

年齢階級	20代	30代	40代	50代	60代
男	41	40	39	38	37
女	35	34	33	32	31

注：体重1kg当たり1分間に摂取できる酸素の最大量であり単位は1mlである(ml/kg/分と書く)。　　(厚生労働省，1989)

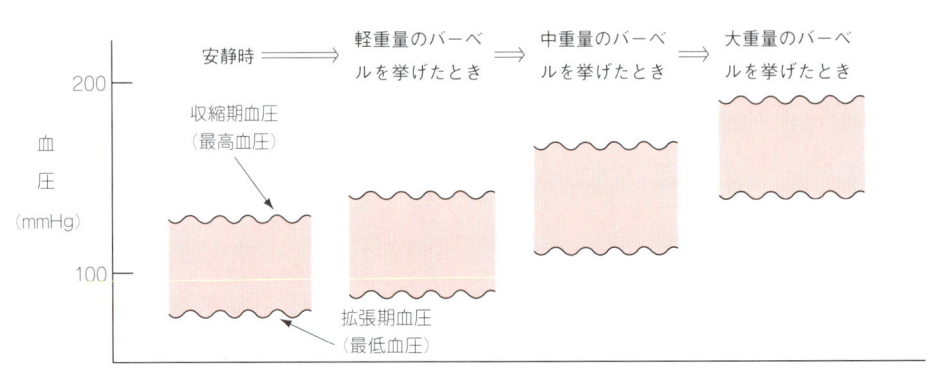

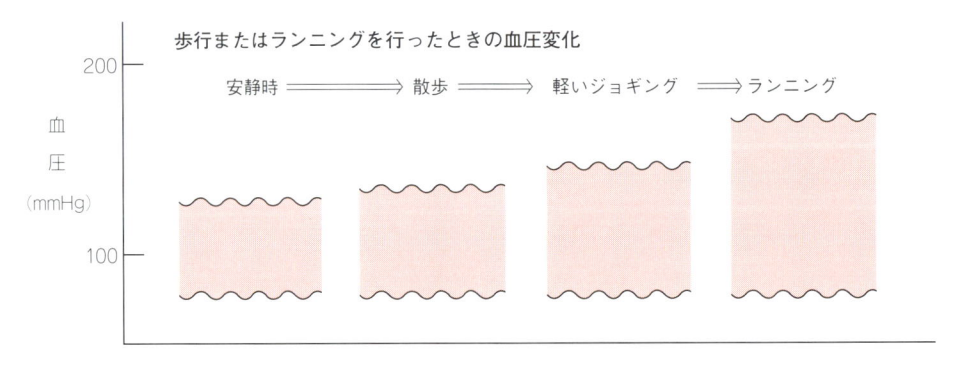

図 105. 運動の種類による血圧反応のパターン

動する方法を**持久的運動**という。重量挙げのように一瞬に最大筋力を発揮する場合は筋肉中に蓄えられているATPによってまかなわれ，100m走のように10秒たらずで終わる激しい運動ではATP-CP系が利用され，400m走のように数十秒で終わる運動には乳酸系まで利用される(図106)。しかし，いずれも酸素を必要としないエネルギー供給機構であり，エネルギー源がなくなれば運動を続けられないため，間欠的にしか行えない。酸素系はエネルギー基質としての糖質(筋グリコーゲン血糖)や脂質(血中遊離脂肪酸，筋肉内脂肪)が酸化されるときにATPが合成される。有酸素的運動は間欠的にも行えるが，エネルギー基質と酸素の供給があれば長時間継続できる。運動強度が違うとエネルギー基質の割合も異なり，時間経過によって変化がみられる(図107)。

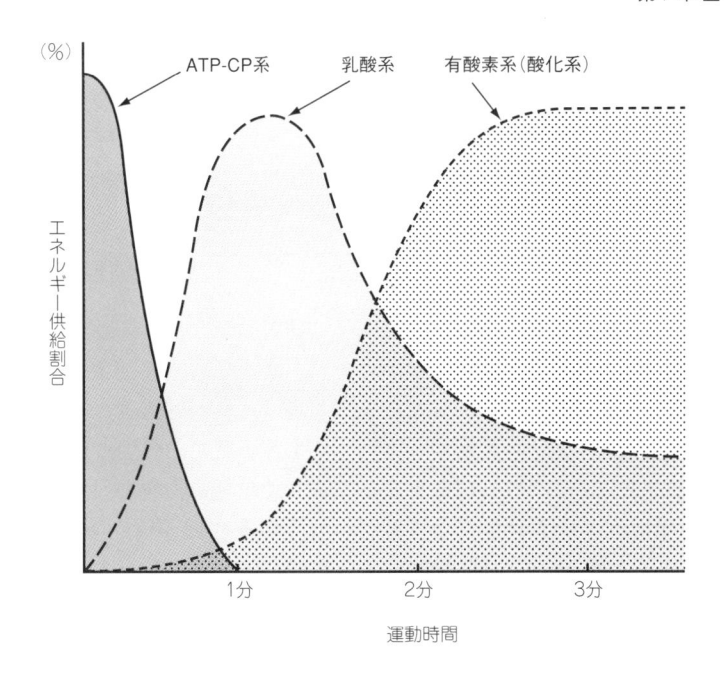

図 106. 短時間運動中の最大運動持続時間とエネルギー供給割合の違い

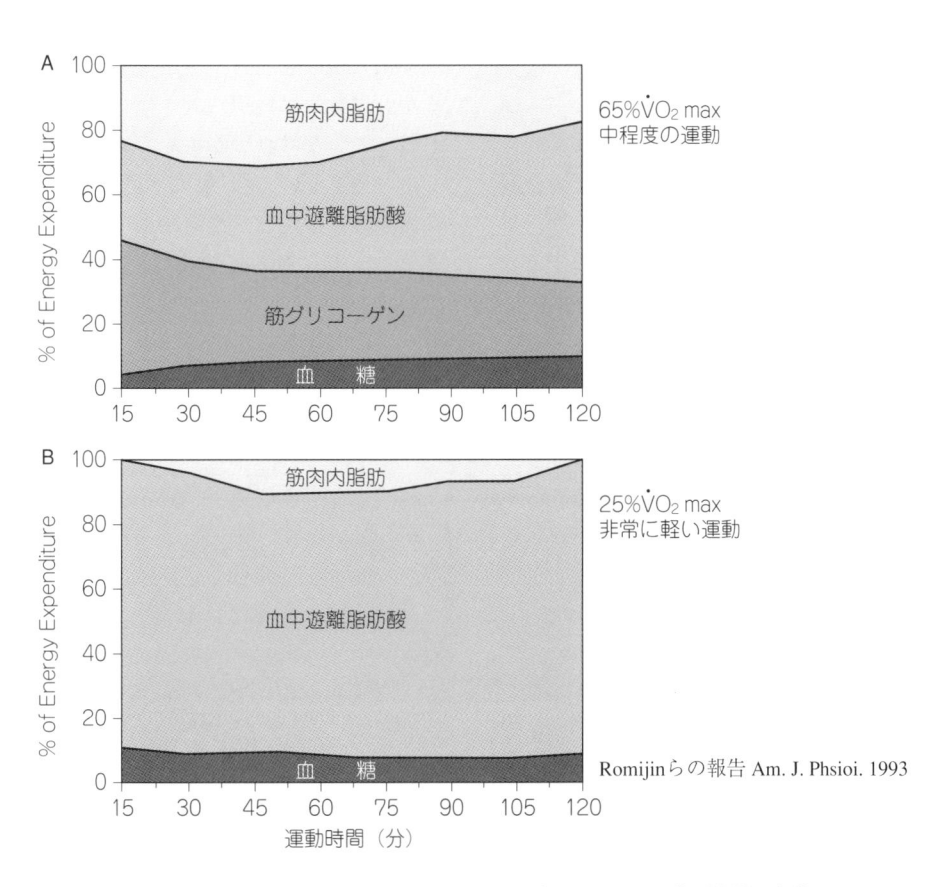

図 107. 長時間運動中の運動開始からの時間とエネルギー基質の変化

⑤ 等張性運動と等尺性運動

筋肉は関節の動きを伴って力を出す場合(動的収縮)と，関節の動きを伴わなくても力を出す場合(静的収縮)がある。動的収縮は筋の長さを変えながら，一定の張力で収縮するため**等張性収縮**という。ウエイトをもったりトレーニングマシンを用いて関節を動かしながら筋肉が力を発揮する場合である。静的収縮は筋の長さを一定に保ったまま収縮するため**等尺性収縮**という。バーベルを挙げたまま維持しているときや，壁を押したりしている場合である(図108)。等尺性運動でも等張性運動でも大きな張力を発揮しなければならない運動は，運動療法や健康づくりの運動にとって適当でないばかりか，血圧上昇などの危険を伴う。しかし，筋力が極端に弱っていたり，関節の動きが制限される人は，軽い負荷で持続的に行う筋抵抗運動なら安全かつ有効である。また，筋肉量や筋力の増加に伴って基礎代謝の増加も期待できる(図109)。

⑥ 個人的運動と団体運動

個人的運動はウォーキング，ジョギング，自転車，水泳など個人でマイペースに実施できる運動である。**団体運動**は野球，バレーボール，ゲートボール，テニスなど相手がいなければ実施できない運動である。忙しい人や，干渉されたくない人，自主性の強い性格の人は個人的運動のほうがむいている。また一人では楽しくない人や，人づきあいが苦にならない性格の人は仲間と一緒に行うとよい。

■ 運動強度の評価 ■

運動強度とは，運動がそれを行う人に与える負荷，または負担の度合を示す。運動強度を表現する場合，**絶対的強度**と**相対的強度**を区別する必要がある。絶対的強度とは，その人の最大能力に関係なく単純に物理的尺度や生理的尺度で表した強度である(例；10 kgのウエイト，分速200 m，消費カロリー300 kcalなど)。相対的強度とは，共通の基準に対する割合で示される強度である。各自の最大能力が測定できた場合はそれを共通の基準にする(例；最大筋力の30％，最大酸素摂取量の50％など)。運動強度を決める際には，相対的強度を決めた結果絶対的強度が導かれる。したがって個人の最大能力を測定することが理想的であるが，患者には負担が大きいし，健常者でも施設が整っていなければ不可能である。そこで最大まで追い込まない方法(最大下運動負荷テスト)から最大能力を推定し，推定結果を基準にして運動強度を決定する方法あるいは，最大下運動負荷テス

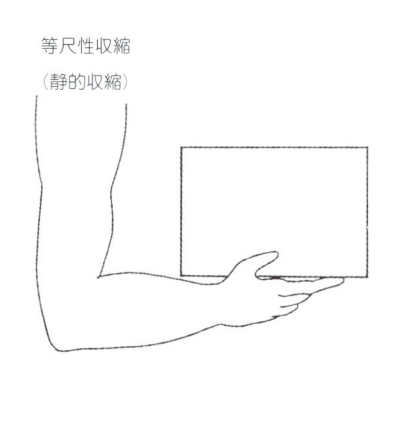

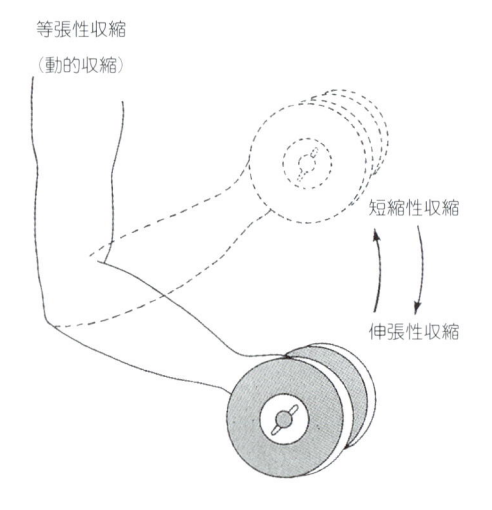

図 108. 等尺性収縮と等張性収縮

第7章 ■ 運動処方と運動療法

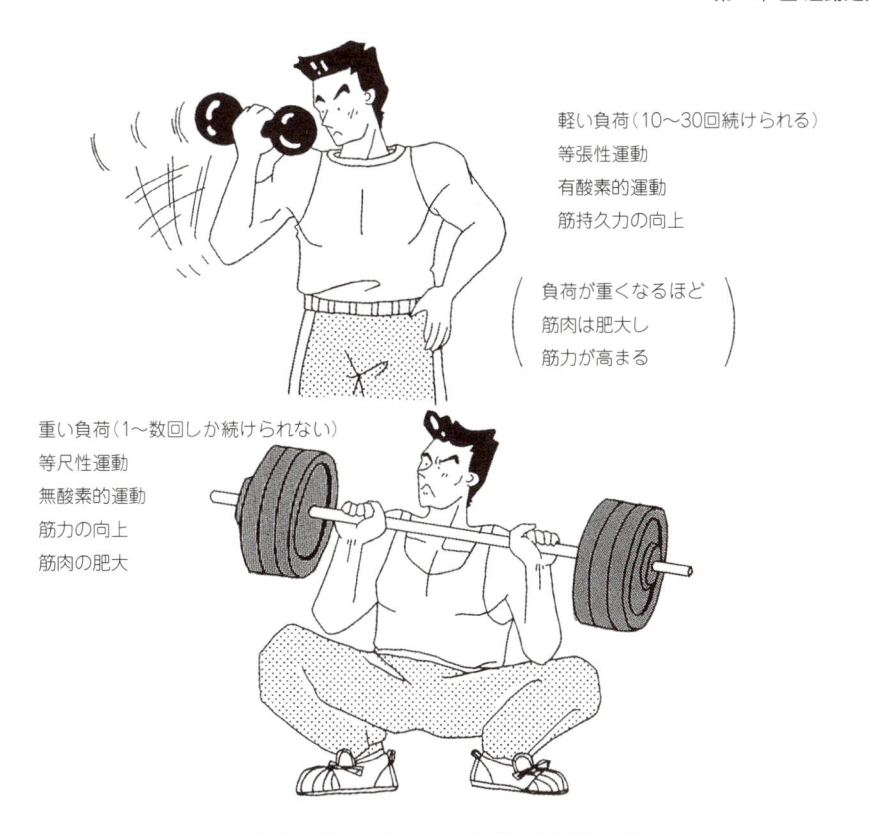

軽い負荷（10〜30回続けられる）
等張性運動
有酸素的運動
筋持久力の向上

(負荷が重くなるほど
筋肉は肥大し
筋力が高まる)

重い負荷（1〜数回しか続けられない）
等尺性運動
無酸素的運動
筋力の向上
筋肉の肥大

図 109．筋力や筋持久力を高める運動の例

ト中の生理的反応を基準にする方法がある。

呼吸器系，循環器系の能力を基準にして運動強度を評価する場合には，1) 酸素摂取量を目安にしたり，2) 心拍数を利用する方法がある。また，代謝の変移点を基準にして運動強度を評価する場合には，3) 乳酸性作業閾値（Lactate Threshold：LT）や，4) 換気性作業閾値（Ventilatory Threshold：VT）を利用する方法がある。その他にも，5) 主観的運動強度（Rate of Perceived Exertion：RPE）を目安にして運動強度を評価する方法もある。

① 酸素摂取量を目安にした運動強度の評価

運動を開始すると，肺による空気の取り込み，血液への酸素の引き抜き，心臓から拍出する血液量，活動筋への酸素の取り込みが増加する。運動強度の増加に伴い全体としての酸素摂取量は直線的に増加し，最大レベルに達すると負荷をあげて

もそれ以上増加しなくなる。最大酸素摂取量（$\dot{V}O_2$ max）を100％としたときの，運動中の酸素摂取量の割合を％$\dot{V}O_2$ maxという。％$\dot{V}O_2$ maxは個人ごとの$\dot{V}O_2$ maxを基準とした相対的強度であるから，％$\dot{V}O_2$ maxが等しいならば，絶対的強度は異なっても，個人にとっての相対的な負担度は同じである（図110）。したがって，性・年齢・体力の違いに左右されない尺度である。

しかし$\dot{V}O_2$ maxの測定には十分な器具や人手を必要とする。

② 心拍数を利用した運動強度の評価

心拍数と酸素摂取量との間には直線的な関係があるので，心拍数は酸素摂取量を反映する尺度として利用できる（図111）。加齢に伴って最大心拍数は減少する傾向があり，最大心拍数の予測には［220－年齢］という計算式がよく使われる（図112）。現場では，酸素摂取量が簡単に測定できな

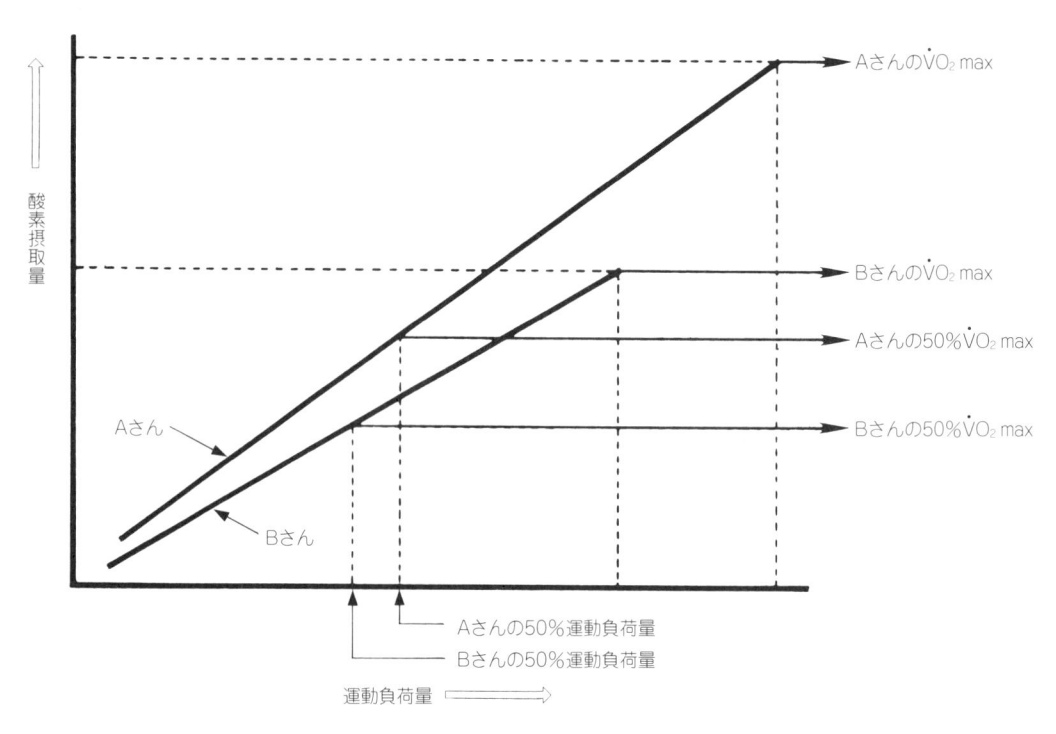

図 110. 最大酸素摂取量と運動負荷

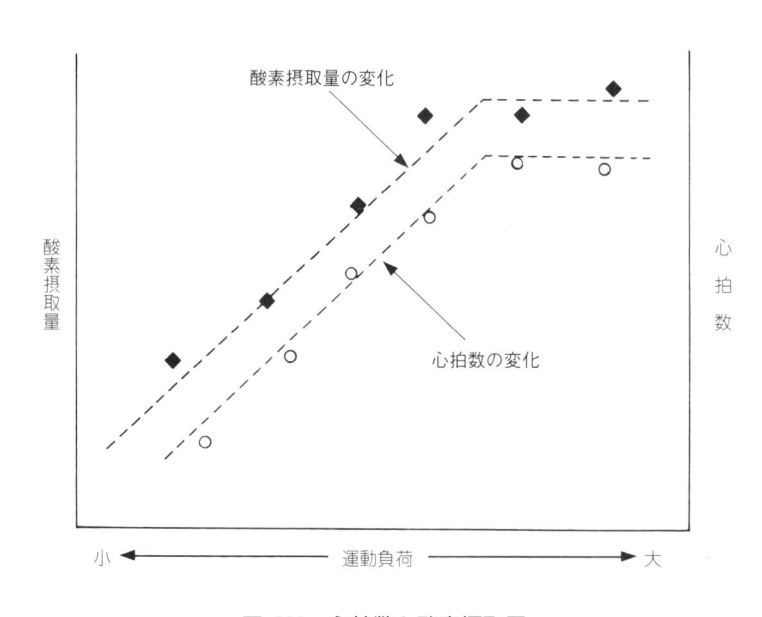

図 111. 心拍数と酸素摂取量

いため，簡便法として心拍数を使うことが多い。しかし，年齢別に最大心拍数を考慮したとしても，実際には個人差があるので，気をつけなければばらない。特に病理的に心拍数が低い人や，心拍数に影響を与える薬物を使用している人の場合は，負荷を増やしても心拍数が上昇しにくい。そ

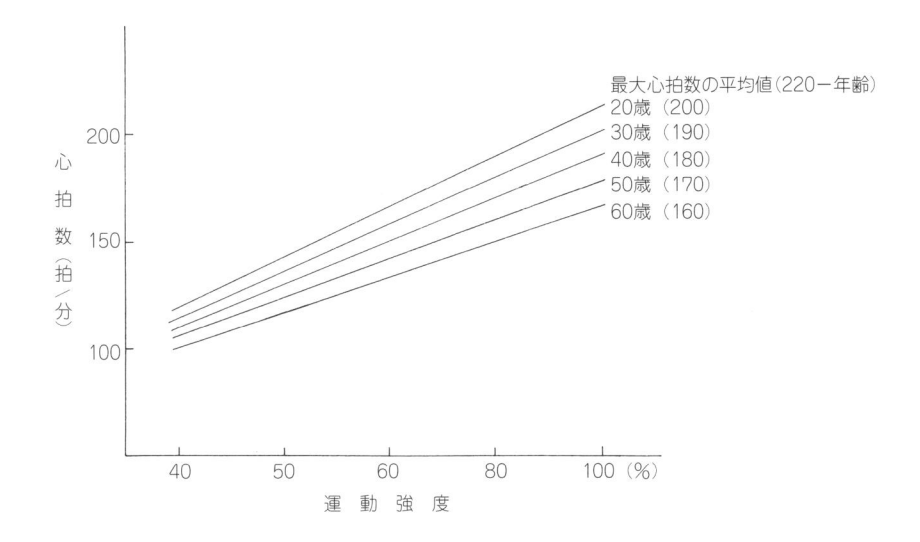

図 112. 運動強度と心拍数（年齢別）

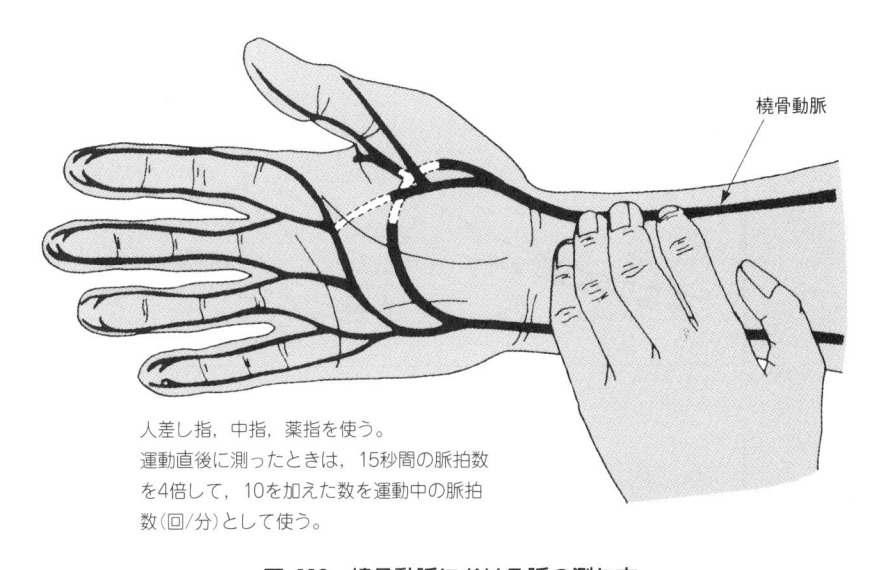

図 113. 橈骨動脈における脈の測り方

人差し指，中指，薬指を使う。運動直後に測ったときは，15秒間の脈拍数を4倍して，10を加えた数を運動中の脈拍数(回/分)として使う。

こで最大能力が実際より高く推定され，設定した負荷強度が強くなりすぎる危険がある。手首での脈のとり方は図113に示したとおりである。

計算例：30歳，安静時心拍数60拍/分の人に50%$\dot{V}O_2max$に相当する目標心拍数を指示する

(220−30−60)×0.5+60=125

(最大心拍数−安静時心拍数)×相対強度＋安静時心拍数＝目標心拍数

③ 乳酸性作業閾値(LT)を利用した運動強度の評価

運動強度を徐々にあげていくと，はじめ血中乳酸濃度は安静時とほぼ同じ濃度を保つが，ある強度から急に上昇し始める(図114)。乳酸は運動中の筋肉で産生されると同時に，筋肉や肝臓などで酸化されて除去されている。したがって産生量が除去量を上回ると血中乳酸濃度が上昇する(図115)。その変化は筋肉中の乳酸を反映すると考え

第7章 ■ 運動処方と運動療法

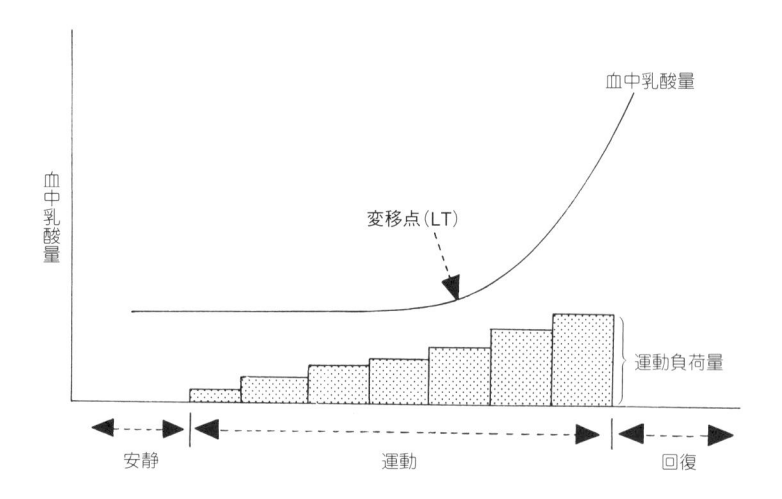

図114. 運動負荷量の増加にともなう血中乳酸の変化

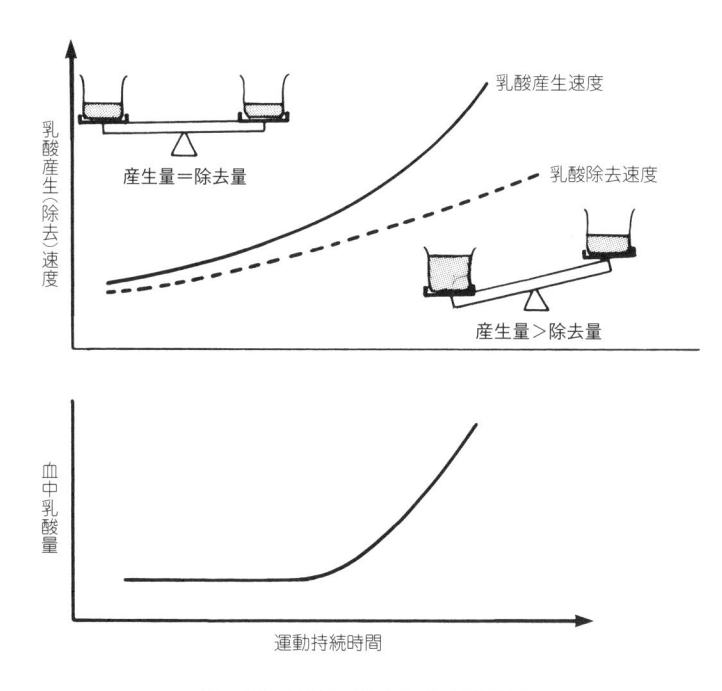

図115. 漸増負荷中の血中乳酸量

> 〈%HRmax と%HRreserve〉
>
> %HRmax は予測最大心拍数を基準としたもので，%HRreserve は予測最大心拍数から安静時心拍数を除いた値（予備心拍数）を基準としたものである。

メモ

〈LT や VT の個人差〉

LT や VT が $\dot{V}O_2$ max の何％に相当するかは個人差があり，一般人では約 50〜60％$\dot{V}O_2$ max であり，持久的種目の競技者では 70〜80％$\dot{V}O_2$ max といわれる。患者では一般人よりさらに低い。これは遅筋線維の割合や，代謝酵素の活性，毛細血管密度などで変化する筋の酸化能力と関係が深い。また，有酸素的トレーニングによって筋の酸化能力が高まるため，LT や VT は向上する。血中乳酸には，約 4 mM のあたりに第 2 の変移点があり onset of blood lactate accumulation(OBLA)といわれる。LT や VT は運動療法や体力の低い人の処方に適した強度であり，OBLA は体力の高い人や競技者向けの強度である。

られている。無酸素的作業閾値(Anaerobic Threshold：AT)といわれることもあるために有酸素的運動から無酸素的運動へ完全に入れかわる点と誤解されやすいが，相対的に無酸素的エネルギーへの依存度が高まることを意味するものである。乳酸が蓄積するとエネルギー産生が妨げられ筋肉は疲労して運動を続けられなくなる。乳酸の変移点以下の強度なら，過剰に乳酸が蓄積することなく長時間の運動が可能である。

④ 換気性作業閾値(VT)を利用した運動強度の評価

乳酸が蓄積すると，血液中に二酸化炭素が増えるために生理的反応として呼吸が促進され換気量も乳酸と同じように急激に上昇する。この変移点を換気性作業閾値(Ventilatory Threshold：VT)と呼ぶ。LT や VT は代謝性の変移点である。これら代謝の変移点をもとに運動強度を設定する利点は，1) 運動負荷を最大までかける必要がないの

表 36. 自覚的(主観的)運動強度のとらえ方

体の感覚	1分間の脈拍数の目安					数字(Borg)	言葉(小野寺ら)	相対強度(％$\dot{V}O_2$max)
	60代	50代	40代	30代	20代			
体全体が苦しい	155	165	175	185	190	20		100
	145	155	165	170	175	19	非常にきつい	90
						18		
やめたい	135	145	150	160	165	17	かなりきつい	80
						16		
汗びっしょり，緊張感	125	135	140	145	150	15	きつい	70
						14		
いつまでも続く感じ	120	125	130	135	140	13	ややきつい	60
						12		
気持ちいい	110	115	120	125	130	11	楽である	50
						10		
もの足りない	100	100	110	115	120	9	かなり楽	40
						8		
	90	90	95	95	100	7	非常に楽	30
安静	80	80	75	75	70	6		20

で，有疾患者や高齢者にとって安全性が高い，2) 心拍数から推定して目標心拍数を設定するときに生じる誤差を避けることができることである。測定には特殊な器具を必要とするが，最近は簡易測定器具が開発されている。

⑤ 主観的運動強度(RPE)を基準にして運動強度を評価する場合

主観的運動強度とは，運動している人自身がどの程度のきつさと感じているかを言葉と数字で表現する方法である(表36)。数字は，20歳前後の健康な人の心拍数の1/10になっている。特に薬物の影響などで心拍数を有効に使えない人の場合，便利である。主観的に感じるきつさであるため個人差は多少あるが，練習すれば変動が少なくなり正確に表現できるようになる。

運動処方

■ 運動処方の意義 ■

現代のように日常生活が機械化されると，私たちは知らず知らずのうちに栄養過剰と運動不足におちいり，生活習慣病へつながる生活スタイルを送っている。健康増進，生活習慣病の予防と治療法としての運動の有効性が，多くの研究の結果徐々にわかってきている。しかし，ただやみくもに運動をやれば健康になれるという単純なものではない。個人に適した運動のやり方でなければ，目的とする効果を得られないし，逆に健康を損なうことさえありうる。運動処方とは，目的に応じて，各自に適した運動を指示・指導することである。運動処方には医師・栄養士・運動指導者・看護師等各分野の専門家と実施する本人が協力して取り組むことが理想的である。それぞれの専門性を生かしながら互いの役割を理解し合い，効果的なチームワークを行うために，全員が運動に関する基礎的な知識を学ぶことが求められる。

■ 運動処方の手順 ■

運動処方を行う場合は，事前に健康状態や運動能力を把握し，それに基づいて運動処方を作成する。特に運動経験のない人や生活習慣病の危険因子の多い中高年者の場合には必ず医学的検査を行わなければならない。運動処方の基本的な手順を図116に示した。

① 安静時医学的検査

一般の健康診断に準ずる項目が行われるが，特に1) 運動よりも疾病の精査・治療を優先すべき者，2) 運動負荷テストを受けることができ，その結果によって運動の可否を判断すべき者かどうかの判断を行う。実際には安静時検査で全く異常がなくても，運動負荷によって異常がみつかる場合や，安静時には多少異常所見があるが，運動負荷によって悪化しない場合などさまざまなケースがある。

[検査項目]
・問診
・形態測定
・尿・血液検査
・循環器系(心電図，血圧，胸部X線など)
・呼吸器系(肺活量，1秒率など)

② 運動負荷テスト

運動負荷テストの目的として，1) 安静時検査では発見できない異常をみつける，2) 運動能力を評価する，3) 運動効果を判定し運動処方を見直す，などがあげられる。負荷のかけ方としては，1) 一定の負荷・時間で行う**固定負荷**，2) 徐々に負荷を増やす**漸増負荷**，3) 非連続的に増加する**間欠的負荷**などがある(図117)。固定負荷法は簡単であり短時間で行えるが，個人差を考慮して負荷をかけることができないし，運動処方につなげにくい。個人差を考慮でき，運動処方に結びつく負荷テストとして，漸増運動負荷法が一般的に行われている。間欠的負荷法は休止をはさむことで各種の測定がやりやすくなり，異常所見を早期に発見できるが負荷テストに長時間を要する。

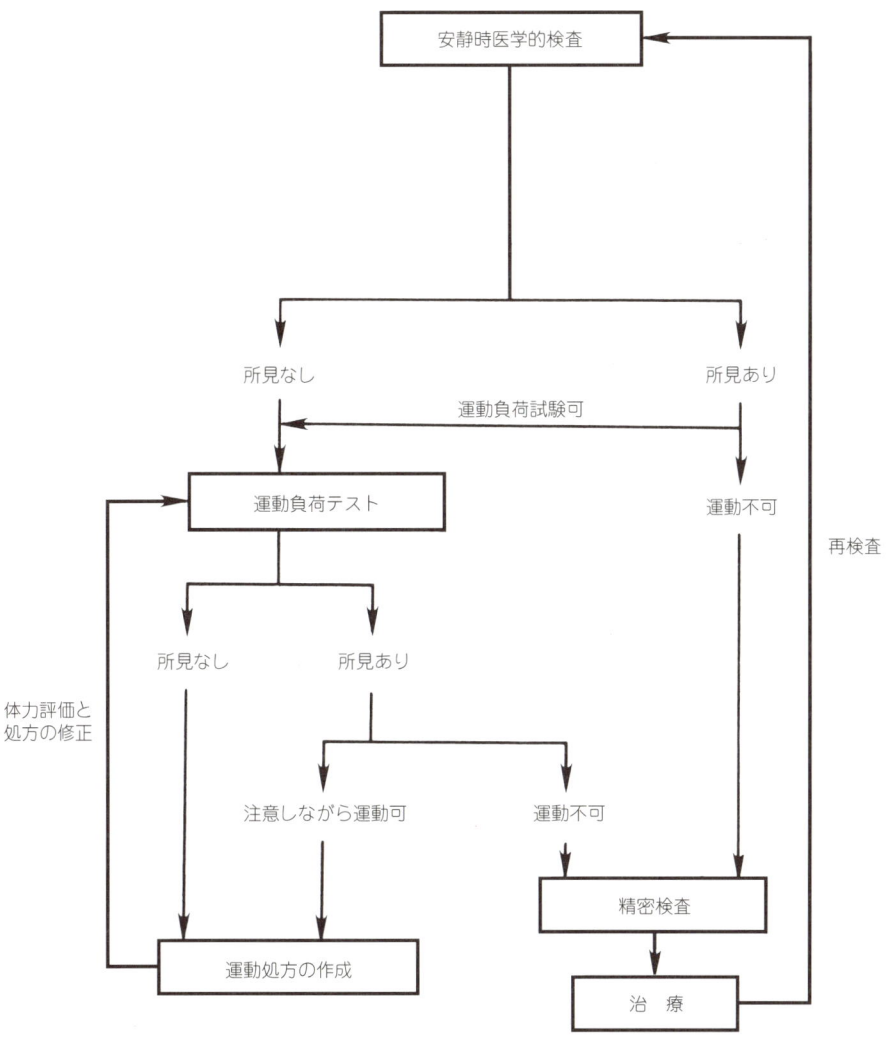

図 116. 運動処方の手順

運動強度をどこまで増加させるかという点から、疲労困憊まで続ける**最大負荷テスト**と、疲労困憊までいかない**最大下負荷テスト**に分けられる。運動様式としては、器具を用いる場合には踏み台昇降、自転車エルゴメーター(図 118)、トレッドミル(図 119)があり、器具を用いない場合にはウォーキングやジョギングによるフィールドテストがある。表 37 にはエルゴメーターとトレッドミルの違いを記した。有酸素的運動能力の評価に最大酸素摂取量を使う場合、1) 最大負荷テストで直接最大酸素摂取量を測定する直接測定法、2) 最大下負荷テストで酸素摂取量を測定し、推定最大心拍数に相当する酸素摂取量を求める間接的方法、3) 最大下負荷テスト中の心拍数から最大酸素摂取量を求める推定法がある。それぞれの方法には欠点や利点があるので、実施するときには様々な条件を考慮して選択する。

直接測定法：徐々に運動負荷をあげていき、運動を行える限界の負荷、または負荷をあげても酸素摂取量がそれ以上増加しない最大負荷時における酸素摂取量を直接調べて最大酸素摂取量を求める方法。

1. 十分な設備や器具、熟練した測定者が必要。

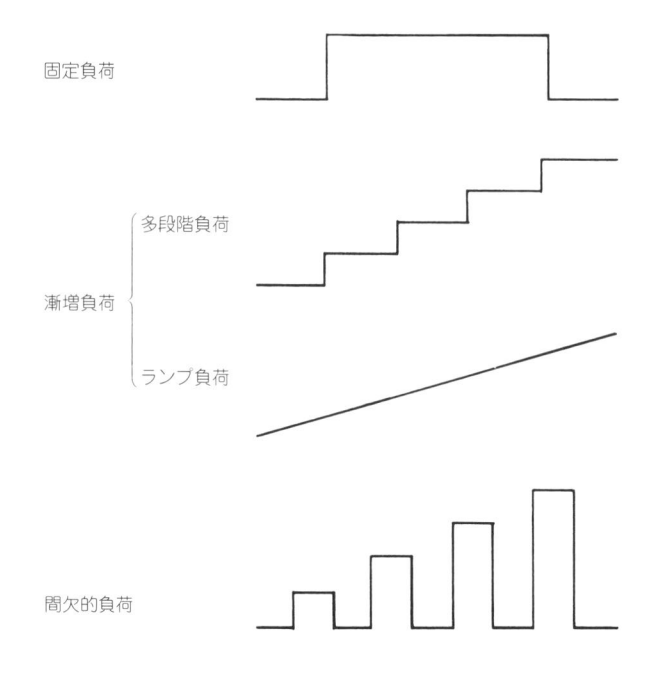

図 117. 運動負荷のかけ方

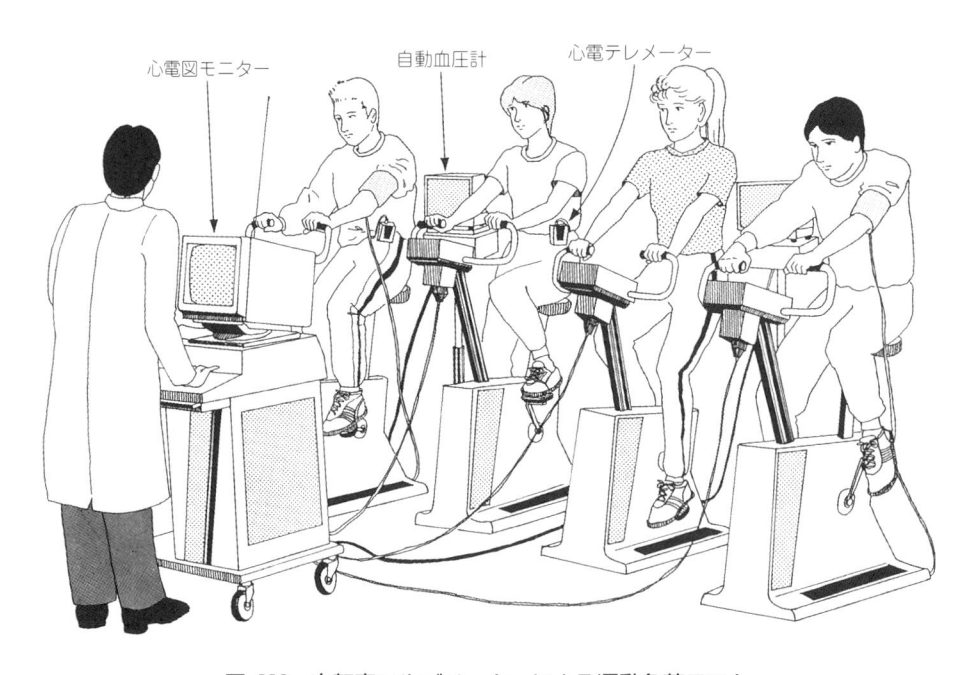

図 118. 自転車エルゴメーターによる運動負荷テスト

2. 健康な人しか行いにくい。
3. 1人の測定に約1時間必要。
4. 正確な測定結果が得られる。

間接測定法：最大に至らない最大下負荷における酸素摂取量を測定し、推定最大心拍数に相当する酸素摂取量を求めて最大酸素摂取量とする方法

第 7 章 ■ 運動処方と運動療法

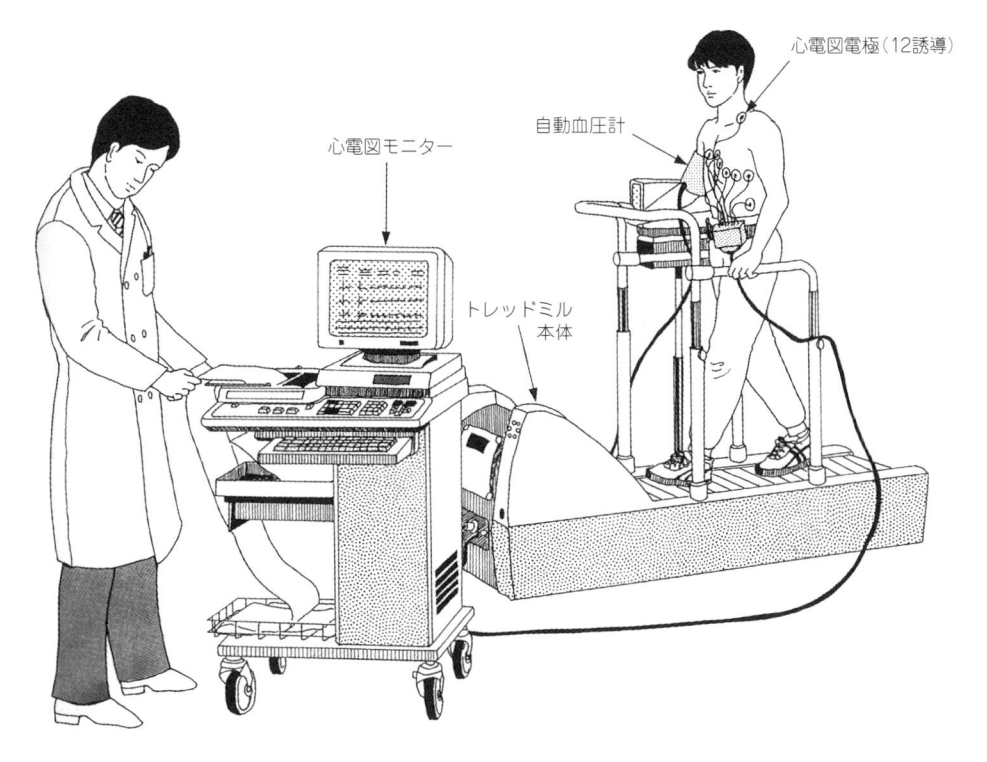

図 119. トレッドミルによる運動負荷テスト

表 37. 運動負荷試験の代表的な方法の比較

	自転車エルゴメーター	トレッドミル
長所	・上体の揺れが少ないので心電図，血圧の測定が正確で採血が行いやすい	・スピードと角度によって運動強度の設定が広くできる ・歩行，ランニングと同じ運動形式なので，自然に行える
短所	・自転車にのりなれない人や脚筋力の弱い人は脚の疲労が早く出るため，有酸素的能力の評価が不正確になる	・上体が揺れるため心電図や血圧の正確な測定や，採血が困難 ・エルゴメーターより高価 ・速いスピードでは，ころんだりすると危険

である。
1. 十分な設備や器具，熟練した測定者が必要。
2. 測定に耐えられるなら中高年や有疾患者でも可能。
3. 短時間に複数の人には実施できない。
4. 直接法より正確さがやや劣る。

推定法：最大下運動中酸素摂取量と心拍数の間にはほぼ直線的関係がみられる。直線の傾きは体力レベルによって異なるが，酸素摂取量の代わりに最大酸素摂取量に対する％で示す（％$\dot{V}O_2$ max）と個人差がなくなる。心拍数から％$\dot{V}O_2$ max が求められるので最大酸素摂取量を推定することができる。

1. 十分な設備や器具がなくても実施できる。

表 38. 運動負荷テスト中止の徴候

1. 自覚症状
    ・だんだんと激しくなる胸痛
    ・息切れ
    ・めまい
    ・高度の呼吸困難
    ・高度の疲労感
    ・四肢の疼痛
2. 他覚所見
    （他覚症状）
    ・顔面蒼白
    ・冷汗
    ・チアノーゼ
    ・歩行障害
    ・応答不良
    （心拍数）
    ・目標心拍数に到達
    ・心拍数減少
    （心電図）
    ・0.2 mV 以上の ST 下降あるいは 0.1 mV 以上の ST 上昇
    ・重症不整脈の出現
    ・伝導障害
    （血圧）
    ・著しい血圧上昇（250/120 mmHg 以上）
    ・血圧上昇不良または血圧の下降（20 mmHg）

2. 中高年や有疾患者でも安全に行える。
3. 短時間に複数の人に実施できる。
4. 結果には測定誤差が 10% 前後含まれる。

③ 運動時の安全管理

テスト中には少なくとも心電図，血圧，自覚症状をチェックしながら行う。運動負荷中に異常反応が現れて，それ以上テストを続けられないと医師が判断した場合には直ちにテストを中止する（表 38）。

運動負荷テストの実際

多段階漸増運動負荷テストによる最大酸素摂取量の測定原理を理解し，現場で実施される頻度の高い方法を身につける。運動負荷のために器具を用いる運動様式として自転車エルゴメーターを例に取り，推定法と直接・間接測定法を説明する。また器具を使用しない運動様式として歩行や走行による簡易テストを紹介する。

■ 器具を揃えて行う場合 ■

① 最大酸素摂取量の推定

器　具：
体重計，自転車エルゴメーター，心電計，心電テレメーター，電極，アルコール綿，血圧計，ストップウオッチ。

手　順：
1. 形態測定……身長，体重，体脂肪率など。
2. 電極装着……装着前にアルコール綿で拭く。脂肪が多い人，毛深い人，電極がつきにくい場合は装着部位をずらしてもよい（図 120）。
3. ハンドル・サドルの調整……ハンドルは肘を軽く伸ばせる位置，サドルは両足を降ろすと床につま先が届くくらいの位置に調節する。

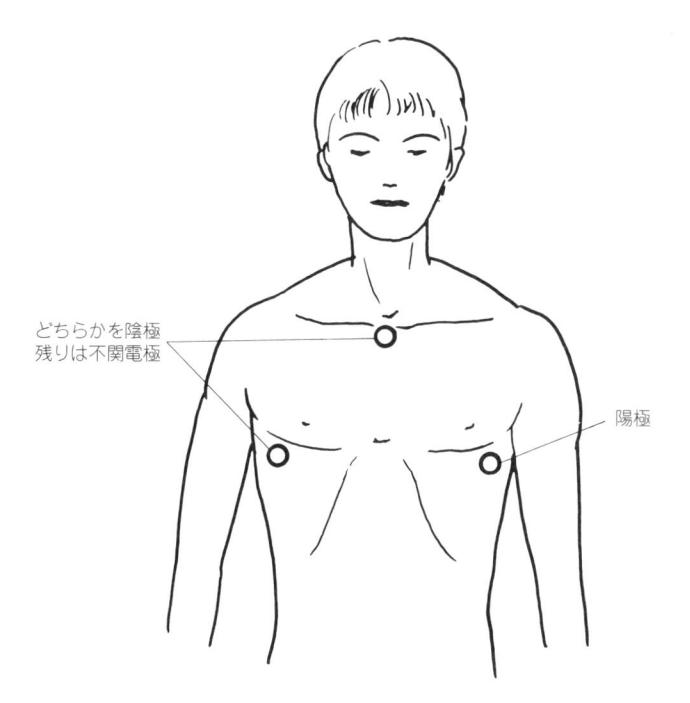

図 120. 心電図モニター用電極装着部位（一極用）

どちらかを陰極
残りは不関電極

陽極

4. 安静時血圧・心電図……数分間の安静を保った後で測定・記録する。
5. 運動負荷（3段階から4段階）……1負荷4分間で目標心拍数（60〜70%$\dot{V}O_2$ max に相当すると推定される心拍数）に達するまで，または中止すべき異常反応が出るまで段階的に負荷をかける。負荷のあげ方は，年齢，体重，日常活動量，当日の体調などを加味して設定する。実際に使われている測定装置ではほとんど自動的に設定されているが，測定中も心電図，血圧，主観的疲労感，症状などをみながら，手動で負荷を変更する場合がある。

② 最大酸素摂取量の測定（直接・間接）および血中乳酸測定

器 具：
体重計，自転車エルゴメーター，ストップウォッチ，メトロノーム，心電計，心電テレメーター，電極，アルコール綿，血圧計，採気用のマウスピース，ノーズクリップ，ガスメーター，呼気分析器，使い捨てメス，乳酸測定器具，カット綿，温度計，気圧計，主観的疲労感（RPE）の一覧表

役割分担：
心電図およびRPE記録係，血圧測定係，採気係，採血係，タイマー。

メモ

〈被検者への説明の例〉

「今から12分（または16分間）自転車をこいでもらいます。4分おきに負荷をあげていきます。こぐスピードは1分間に50回転ですので，音（または表示）に合わせて一定のスピードを保つようにして下さい。各負荷の3分目に血圧を測り，主観的なきつさを番号で答えてもらいます。こいでいる途中で胸が苦しかったりしめつけられるように痛くなったら，すぐにいって下さい。測定が終わっても急に足を止めないで，脈拍が100以下になるまでゆっくり自転車をこいでください。」

手　順：
1. 被験者の体重測定，部屋の気温と湿度の測定
2. 安静時の測定。
   実験室に到着してから30分ほど安静に過ごす。
   マウスピースをくわえノーズクリップで鼻をふさいで5分または10分間の呼気ガスをダグラスバッグにとる（安静時代謝の測定）。
3. 血圧，心電図を記録する。耳たぶをアルコール綿で拭いて，使い捨てメスで約1mmカットする。
4. 運動負荷の開始
   （例）初期負荷20ワットから始めて，4分ごとに15ワットずつ増加。
5. 運動中の測定
   採気や採血は各負荷最後の1分間で実施する。直接測定では疲労困憊(all out)まで追い込む。all outの判定は負荷をあげても心拍数や酸素摂取量が増加しないか，あるいは主観的に運動実施がそれ以上不可能と判断した場合とする。また，間接測定では目標心拍数に達している場合などとする。

＊テスト前2時間の運動や食事，およびテスト前30分の喫煙は禁止する。

■ 器具がない場合 ■

① **簡易スタミナテスト**（福岡大学スポーツ科学部作成を一部改変）

一定のスピードで歩いたり走ったりしているときの脈拍数・主観的尺度との関係によって，現在のスタミナ評価や，ある期間の変化を知ることができ，運動処方を作成できる。

必要なもの：
100mを測れるメジャー，秒針のついた時計かストップウォッチ，測定用紙

氏　名　佐賀太郎　　　　　　　　　年齢52歳

11月3日　（土）曜日　　天気（晴れ）

100mに要する時間（秒）	運動直後15秒間の脈拍数	主観的尺度
(70)秒	(21)×4+10＝(94)拍	(10)
(64)秒	(24)×4+10＝(106)拍	(11)
(62)秒	(26)×4+10＝(114)拍	(12)
(56)秒	(30)×4+10＝(130)拍	(14)
(48)秒	(34)×4+10＝(146)拍	(15)

体　調　（よい・ややわるい・わるい）

安静時脈拍数　　70拍

（主観的尺度）　　　　　　　12
17　かなりきつい　　　　　11　楽である
16　　　　　　　　　　　　10
15　きつい　　　　　　　　 9　かなり楽である
14　　　　　　　　　　　　 8
13　ややきつい　　　　　　 7　非常に楽である

図121．スタミナ測定用紙

第7章 ■ 運動処方と運動療法

図 122. スタミナ表示

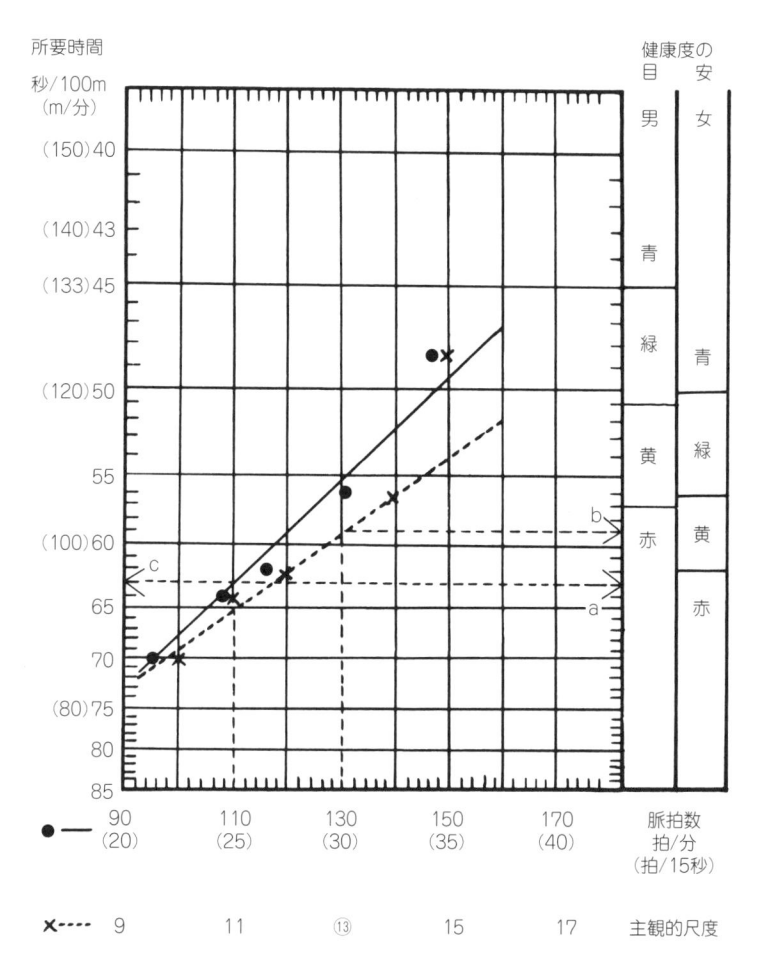

11月3日の佐賀太郎さんのニコニコペースは100mを63秒，健康度は 赤信号 です。

手　順：

1. 体育館やグラウンドを利用して普段の歩行スピードで3〜4分歩き，一定のスピードを維持していることを確認した後に，「100 m に要する時間」を正確に測る。
2. 立ち止まってすぐに15秒間の脈拍数と主観的尺度を測り測定用紙に記入する（図121）。
3. 記入が終わったら，直ちに少しスピードを速くして歩行または走行する。
4. 3〜4分歩行または走行し，「100 m 移動するのに要した時間」を正確に測る。立ち止まってすぐ15秒間の脈拍と主観的尺度を記入する。
5. 全部で3〜4回スピードを変えて測定したらグラフを作成する（図122）。
6. 年齢から推定した50% $\dot{V}O_2$ max の脈拍数（表39）と主観的尺度13に相当する健康度の目安を求める。脈拍と主観的尺度のずれが大きいときは低いほうの評価を優先し，対応するスピードを求める。
7. 健康度の評価を行う（表40）。

（例：佐賀太郎さんの場合，50歳代の50% $\dot{V}O_2$ max 強度での脈拍数は110。グラフより健康度の

121

表 39. 50%$\dot{V}O_2$ max 強度での推定脈拍数

年齢（歳代）		20	30	40	50	60
脈拍数	1分間	125	120	115	110	100
	15秒間	29	28	26	25	23

表 40. スタミナ（健康度）の評価

赤 信 号	成人病（運動不足病）の危険因子を調べると臨床検査の結果が異常値を示しても不思議でないほど健康度が低い人
黄 信 号	一応安全域に入っているものの，運動するときには，安全限界に気をつけ無理にならないように配慮する必要性の高い人
緑 信 号	一応健康は確保されており，時にはへばるような激運動をしてもよい人
青 信 号	激運動に耐え，自己の記録に挑戦し，競技スポーツに専心できる人

目安は「赤」となる(a)。一方，主観的強度⑬に対応する健康度の目安も「赤」となる(b)。(a)と(b)のうち低い方(a)を採用すると，対応するスピードは 63 秒/100 m となる(c)。）

運動処方の実際

運動処方に必要な要素は「運動の**種類**」，「運動**強度**」，「運動**時間**」，「運動**頻度**」の4つである。対象者の運動の目的，年齢，体力，健康状態，危険因子，性格特性や生活パターンを考慮する。

運動処方に当たっては，次の点について注意したい。

1. 安全性を確保する。
2. 目的とする効果が得られるようにする。
3. 楽しく，やる気が起こる工夫をする。

もともと運動が好きな人でない限り，病気の予防とか健康増進のためといっても自主的に続けられる人はごく一部である。その理由としては，運動が強制的，受け身的になったり，楽しむ要素が欠けていたり，周囲の理解や協力が不十分，環境が整備されていないなどが考えられる。運動しやすい環境があり，時間を忘れて楽しめる，気持ちがすっきりする，よりうまくなりたいといった気持ちが生まれ，自らが運動を欲する感覚が生まれれば継続につながりやすい。運動による効果が数字に現れると，それが継続の動機づけにもなる。

■ 運動処方に必要な条件 ■

運動プログラムの作成は，準備運動（ウォームアップ），主運動，整理運動（クールダウン）の3つの部分から考える。

① ウォームアップ

呼吸循環系や筋骨格系を安静状態から徐々に運動状態に移行することである。その方法としては主運動と類似した運動を目標心拍数より低い強度で行ったり，主運動で使用する筋肉を中心にストレッチングを行う（図123〜125）。

② 主 運 動

・全身的運動・局所的運動
・有酸素的運動・無酸素的運動
・持久的運動・間欠的運動
・個人的運動・対人的運動

各種スポーツには，前述したようにこれらの要素が複合して含まれているので，適した種目を選択する。

③ クールダウン

ウォームアップとは逆に運動時の状態から徐々に安静時の状態へ戻すための運動であり，内容はウォームアップと同様だが，よりていねいに行う

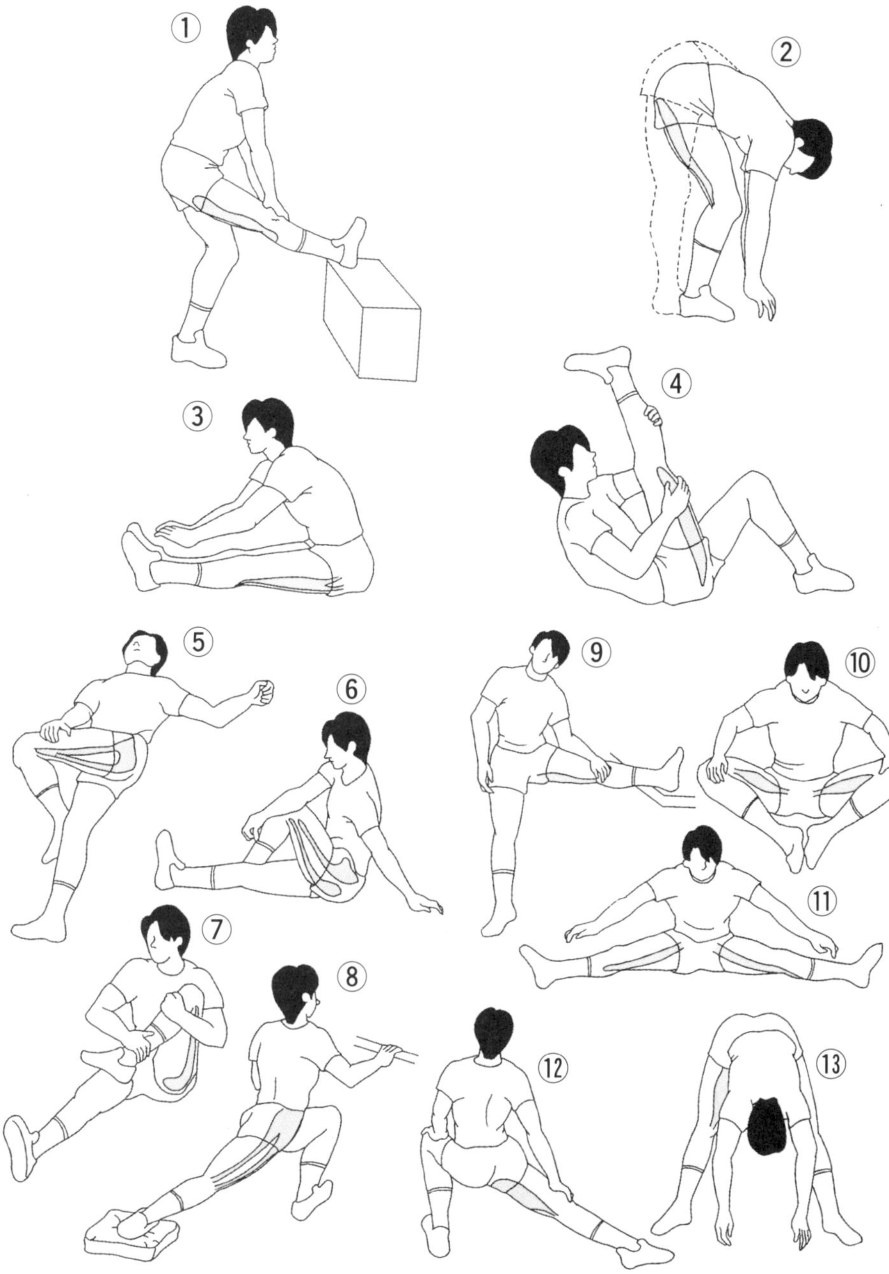

第 7 章 ■ 運動処方と運動療法

図 123. 膝と腰のストレッチング
①〜④：膝と腰後面のストレッチング
⑤〜⑧：腰外側のストレッチング
⑨〜⑬：腰内側のストレッチング

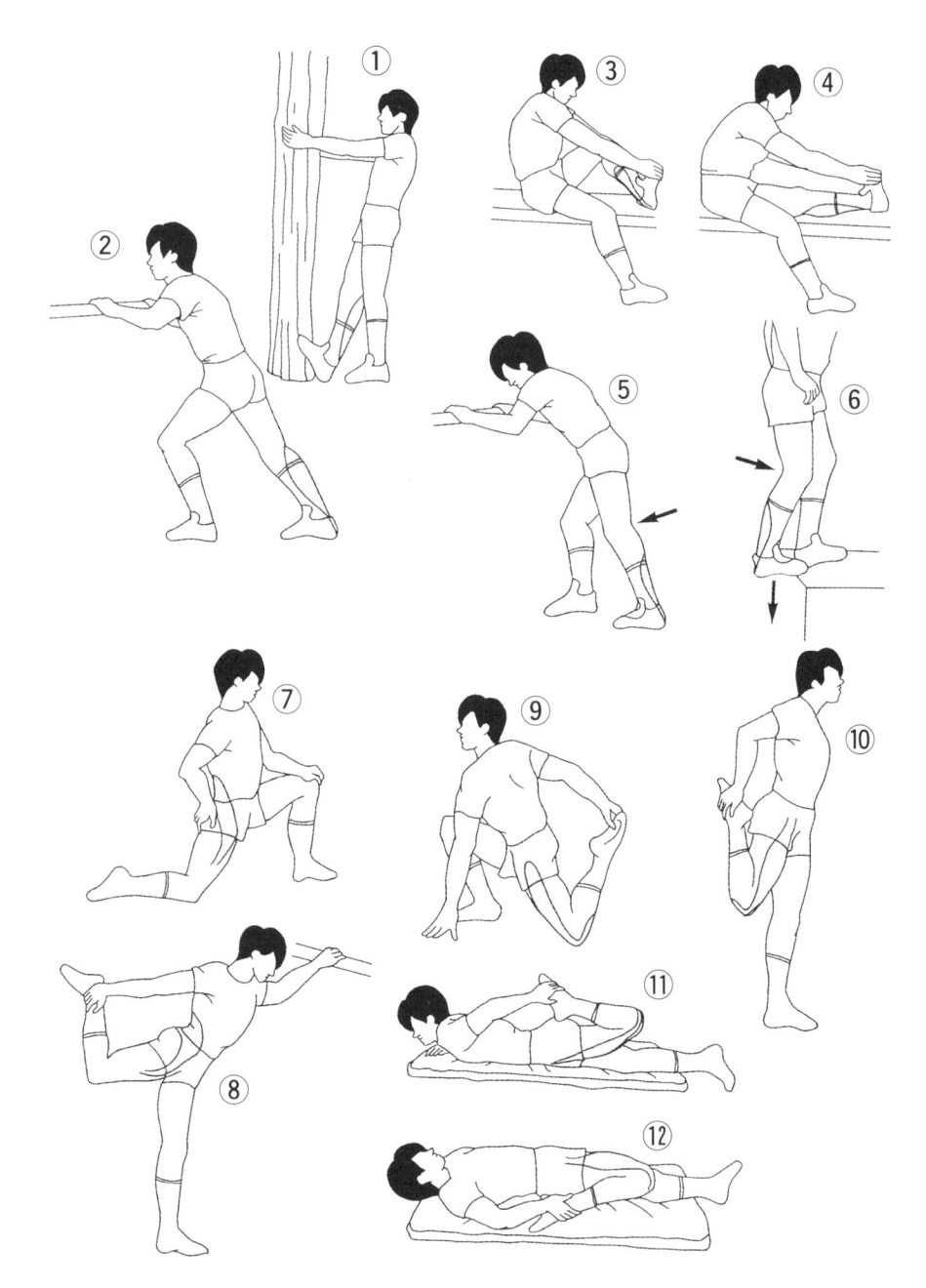

図 124. ふくらはぎと大腿部のストレッチング
　①〜⑥：ふくらはぎのストレッチング
　⑦〜⑫：大腿部前面のストレッチング

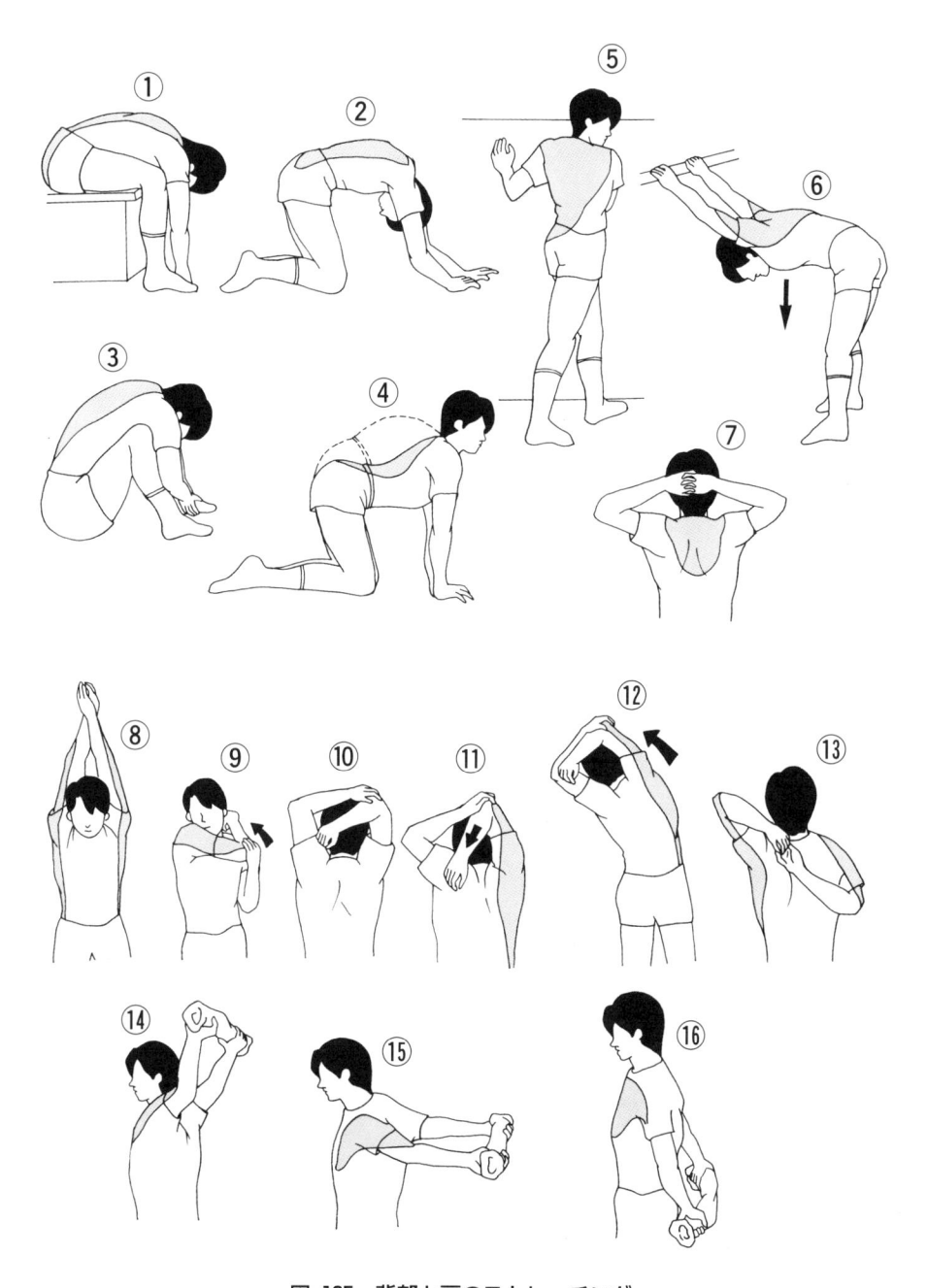

図 125. 背部と肩のストレッチング
　①〜⑦：背筋のストレッチング
　⑧〜⑯：肩のストレッチング

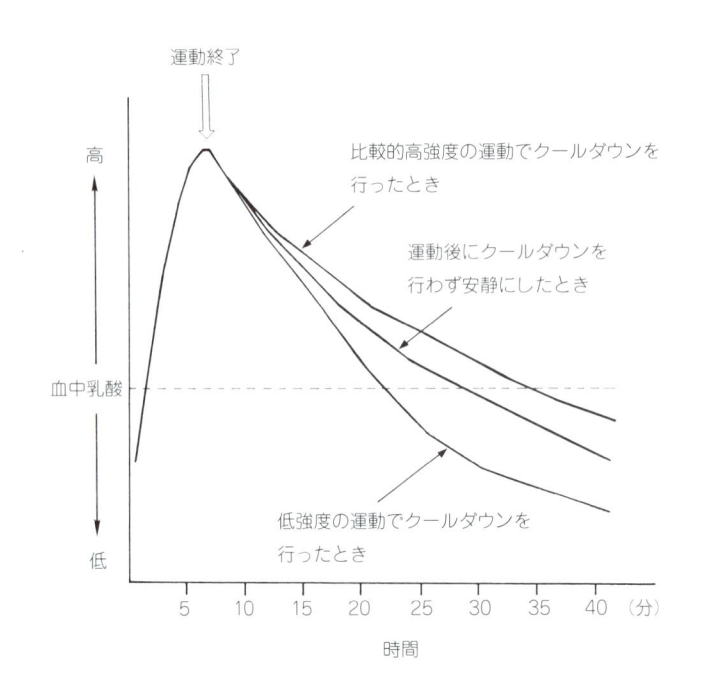

図 126. クーリングダウンによる血中乳酸消失の効果

ほうがよい．主運動が激しい運動であるほど，運動を突然中止すると，循環血液量が増加した状態のまま筋肉の収縮がなくなるので，末梢の血流が返還されにくくなり，一時的に脳虚血状態を起こすことがある．また蓄積した乳酸は安静にしているよりも，低い強度の運動をするほうが減少しやすい（図126）．

■ 運動強度 ■

運動強度が強すぎると危険であり，弱すぎると効果が出にくいので運動強度の設定は重要なポイントである．安全で正確な方法はLTやVTであるが，それが不可能ならば，最大酸素摂取量の測定または推定ができた場合は，%$\dot{V}O_2$ max で設定する．最大酸素摂取量が不明の場合は心拍数を基準にして設定する．心拍数を利用できない場合は主観的運動強度を目安にする（図127）．

■ 運動時間と運動頻度 ■

エネルギー消費量や酸素消費量からみると，運動強度が高ければ運動時間は短く，運動強度が低ければ運動時間を長くすれば同じである．しかし高い強度と低い強度では，運動に使われる筋肉の種類や，呼吸循環系，代謝系への影響が異なるので運動の質に違いが生じる．1回30分でも10分を3回行っても長期的効果として有意差はなく，こまぎれでもよいので1日全体の消費エネルギーを高めることの有効性が報告されている．1週間単位で運動時間を計画する場合の目安を表41に示した．運動量を増やすときには，まず強度を変えずに時間や頻度を増やして反応をみる．運動を開始して，数カ月後には体力が向上するので，負荷テストを行い，体力の変化に応じて運動強度を調整する必要がある．

■ 対象別の運動処方上の注意 ■

① 一般成人のための運動処方

特別な疾患を有していないが，トレーニングを続けているわけではない一般成人のための処方について考えてみよう．運動の主な目的は健康度を高めることである．病気をもっていなくても健康度が低い人は多い．健康度が高いということは身体的にも精神的にも充実した活力のある状態である．普段，車ばかりの生活をしている人がいきな

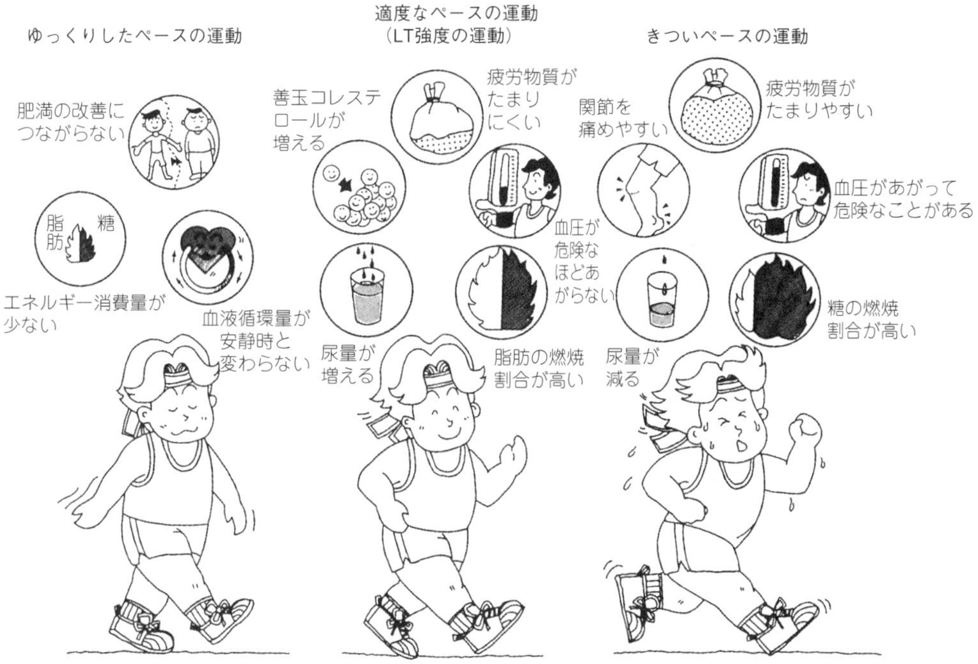

図 127. 運動強度の違いによる体の反応（福岡大学スポーツ科学部資料）

表 41. 最大酸素摂取量の 50% 強度の運動を行う場合の年齢別必要運動時間と目標心拍数

年 齢 階 級	20代	30代	40代	50代	60代
1週間の合計運動時間	180分	170分	160分	150分	140分
目標心拍数（拍/分）	130	125	120	115	110

注：目標心拍数は，安静時心拍数がおおむね 70 拍/分である平均的な人が 50% に相当する強度の運動をした場合の心拍数を示すものである。

（厚生労働省, 1989）

りマラソンをしたり，月に 1 回接待に気を使いながらのゴルフでは，効果は得にくい。まず今よりすこし日常生活を活動的にすることである。階段を使う，一駅手前から歩く，自転車通勤をするなどの工夫である。たとえば運動処方としては強度の高い運動を選ぶ必要はなく，$\dot{V}O_2$ max の 50% 前後の強度が適当である。運動中の心拍数や主観的強度を参考にして適切な強度を設定する。健康度を高めるために必要と考えられる運動時間や目標心拍数，$\dot{V}O_2$ max の維持目標値については厚生労働省が発表した「健康のための運動所要量」を参考にするとよい（表 35, 41）。

② 高齢者のための運動処方

高齢者にとっては身体諸機能の維持・増進のみならず，知的能力や生きがいの創造といった精神的な健康度を高めることも大切である。高齢者は，暦年齢と体力的年齢とのずれが若い人よりも大きく，個人差を十分考慮しなければならない。自分のペースを保ちにくい運動や局所に負担がかかる運動は避ける。運動強度は日常生活を超える程度の弱いものから各自に合わせて処方する。運動時

間は徐々に増やしていくとよい。頻度は時間が短いなら毎日でもよく，時間が長ければ疲労を残さない範囲で週3回を目標に実施する。

③ 糖尿病患者のための運動処方

糖尿病は，膵臓から分泌されるインスリンの作用不足により，糖の代謝能力が低下する病気である。I型糖尿病は，膵臓のβ細胞が機能しないためインスリンはほとんど分泌されなくなりインスリン治療が必要である。II型糖尿病は遺伝，肥満，運動不足などが誘因となって発症し，インスリンは分泌されているが組織の感受性が低下しているためインスリンがうまく働かなくなっている。II型糖尿病患者数は最近増加傾向にある。運動療法は食事療法や薬物療法とともに糖尿病治療の基本になる。しかし，ケトーシス（尿中ケトン体陽性）があったり，合併症が進行している場合はかなり注意を要する。

運動の継続によって期待されるインスリン感受性の改善は，少量のインスリンで食べたものを栄養として処理できることを意味しており，膵臓の負担も少なくなる。しかし1回の運動による筋肉への糖の取り込み増加は運動する筋肉に限られる。したがって多くの筋肉を使う全身運動や，筋肉量を増やす運動が望ましい。運動の種類は，運動強度を定量化しやすくマイペースで行える歩行や自転車などが適当である。運動強度はLT強度が望ましい。乳酸を測定できない場合は，散歩などの軽い強度の運動から始めて，きつくないように状態をみながら調節する。また筋持久力をつけたり筋量を増やすため軽度の負荷での筋抵抗運動を補助的に行うのも有効である。運動後の低血糖にも配慮する必要があり，長時間運動するときは，運動前後にも適宜糖質を補給する。1回30分，週3回以上の実施を目標にする。

④ 肥満者のための運動処方

体重を構成する要素は，体脂肪量と除脂肪体重（水分量，筋肉量，骨量など）である。肥満は，体脂肪量が過剰になった状態である。筋肉質の人は体重が重くても除脂肪体重が多いせいであり，肥満とはいわない。逆に，体重が正常でも体脂肪が過剰な人はいわゆる隠れ肥満である。肥満度が高くなるほど高血圧，糖尿病，心筋梗塞などの発症率や死亡率は高くなる（図128）。さらに体脂肪のつく部位によってその危険性が異なる。特に腹部，それも皮下脂肪よりも内臓脂肪の多いほうが疾患のリスクが高まる（図129）。摂取エネルギーが消費エネルギーを上回る結果体脂肪が蓄積する。摂取エネルギーが少なくてもそれを下回るエネルギーしか消費していなければ体脂肪は蓄積するし，摂取エネルギーが多くてもそれ以上消費していれば体脂肪は減少する。しかしエネルギー代謝の大小には遺伝的素因の影響もある。また食べるという行為，動くという行為には必ず人間の意思や感情が伴うので，肥満に至る原因は人それぞれで複雑である。治療のアプローチも原因を考慮しながら行う。

肥満者は，インスリン抵抗性状態となりインスリン感受性が低下している場合が多く，糖尿病準備状態にある。また筋肉量が低下すると基礎代謝が低下し，同じ摂取エネルギーでも体脂肪を蓄積しやすくなる。インスリン抵抗性に伴って生じる高インスリン血症が肥満，高血圧症，高脂血症，動脈硬化症を発症，促進させる可能性もある。運動はインスリン感受性を高め，筋肉量を維持または増やしながら，体脂肪を減少することができる。食事療法だけでは除脂肪体重の減少で基礎代謝や体力も低下しやすい。しかし運動療法だけでは時間がかかるために継続性が低いという欠点がある。食事と運動を組み合せたり，精神的ストレスの解消を図る工夫をする。

運動の種類を選ぶときには，全身的な運動が体脂肪の減少に有効である。肥満度が高く，体重を支えるだけの脚筋力が足りない人や，関節の障害をもつ人は，荷重を減らせる自転車運動や水中運動（水泳，水中歩行など）が適する。同時に脚の筋力強化のための訓練を行うとよい。運動強度はLT強度（約50% $\dot{V}O_2$ max 強度）を超えるほど血中に乳酸が蓄積し，脂肪分解が抑制される。しかし強度が低すぎると消費エネルギーが少なくなるので効果が出るのに非常に時間がかかる。したがって

第7章 ■ 運動処方と運動療法

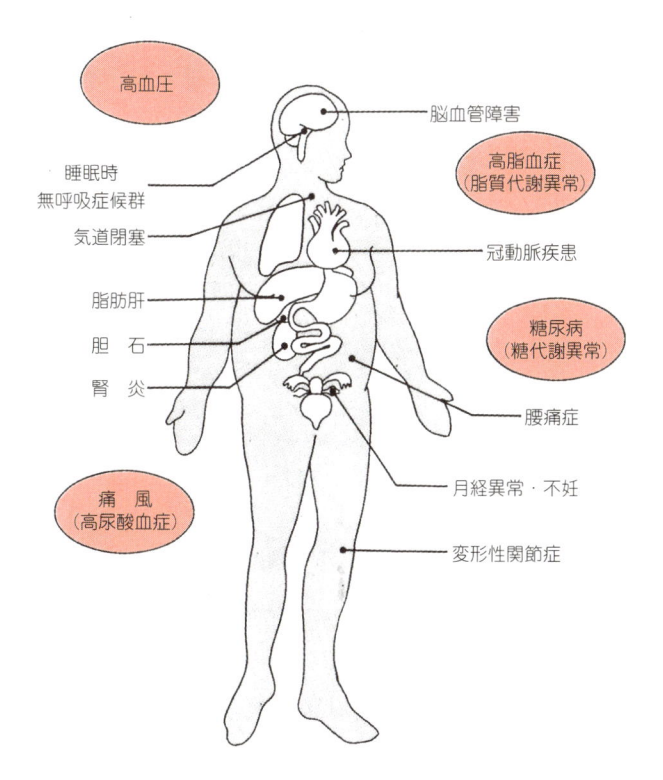

図 128. 肥満症に合併しやすい疾患

LT強度で30分以上続けることが望ましい。エネルギー消費量を増やすためにはまず運動時間を増やす。目標心拍数まで達しなくなってきたら、目標心拍数になるまで強度をあげる。毎日行うことが理想的だが、最低週3回を目ざしたり、日常習慣的に活動量を増やしていきたい。合計運動時間が多いほど、脂肪燃焼量も大きくなる。1kgの体脂肪が燃焼するためには約7,000kcalの消費が必要である。運動では選択的に体脂肪が減少するが、筋肉量が増えて見かけの体重は変化しない場合がある。体重だけにとらわれるのではなく、体脂肪量の変化や、腹囲の変化を確認していく。

⑤ 高血圧症の人のための運動処方

高血圧に伴って発症する脳卒中や心筋梗塞などの合併症を予防するために血圧を正常範囲に維持する必要がある。高血圧の中には一次性と二次性があり、他の臓器に原因疾患がある結果として血圧が上昇する場合を二次性といい全体の約10%である。しかしほとんどの高血圧は原因となる疾患が不明の**本態性高血圧**である。本態性高血圧の発症には遺伝、食塩感受性、肥満、ストレス、運動不足などが関与している。

高血圧症の分類は表42のようになっているが、高血圧に対する運動は、中等症高血圧以下に有効である。運動による血圧反応は急性反応と慢性反応に分けて理解する必要がある。運動中は急性反応として運動強度とともに血圧は上昇する。重量挙げ、エクスパンダー、ハンドグリップ、腕立て伏せのような等尺性の運動では、筋肉が収縮し続けるため、血管を圧迫して収縮期血圧も拡張期血圧も上昇しやすい。しかし歩行や自転車のような等張性の運動は収縮期血圧が軽度上昇する程度で運動中も危険が少ない。ただ高血圧のある人は運動強度が高くなれば収縮期だけでなく拡張期血圧も上昇する。一方、慢性反応としては、運動療法は血圧を低下させる作用をもっている。適度な習慣的運動は血圧をゆるやかに正常値に近づける。

129

第7章 ■ 運動処方と運動療法

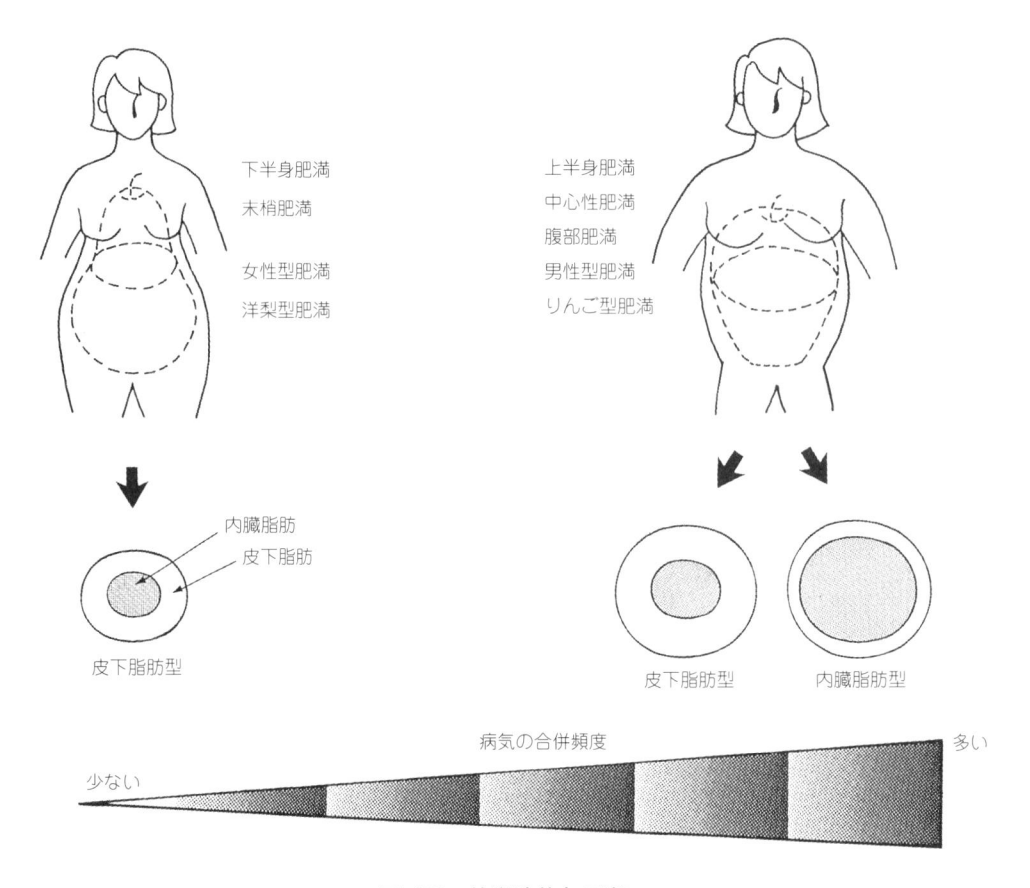

図 129. 体脂肪分布の違い

表 42. 血圧の分類

分類	収縮期血圧 （最高血圧） mmHg		拡張期血圧 （最低血圧） mmHg
至適血圧	＜120	かつ	＜80
正常血圧	＜130	かつ	＜85
正常高値血圧	130〜139	または	85〜89
軽症高血圧	140〜159	または	90〜99
中等症高血圧	160〜179	または	100〜109
重症高血圧	≧180	または	≧110

これまでの研究では，70%$\dot{V}O_2$ max 以上の強い強度ではむしろ血圧がさがりにくいと報告されている。効果と安全の両方から LT 強度（50%$\dot{V}O_2$ max 程度）が有効であると報告されている（図130）。運動時間は1回30分前後，週3回を目標にする。

⑥ 虚血性心疾患のための運動処方

虚血性心疾患とは，心臓を養っている冠動脈が動脈硬化や痙攣などによって狭くなり，心筋への酸素供給不足が起こる状態である。一時的に心筋に血液が不足する場合（狭心症）と冠動脈が閉塞して心筋への血流がとだえる場合（心筋梗塞）がある。虚血性心疾患の危険因子には高脂血症，喫煙，

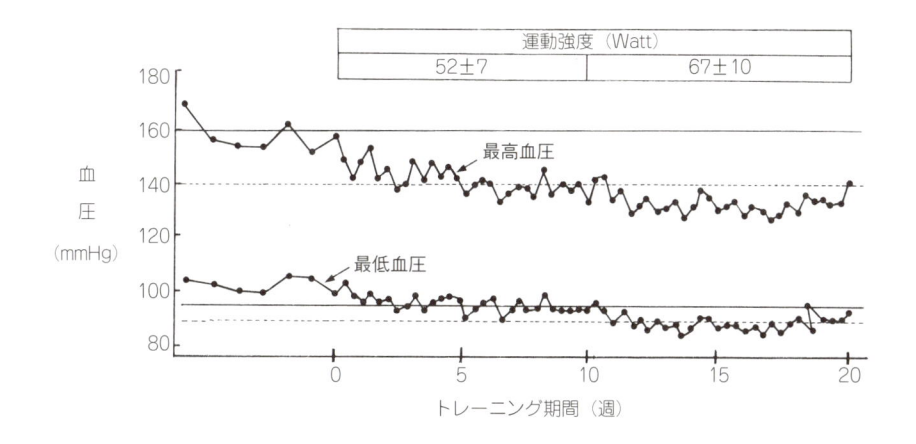

図 130. 50%V̇O₂max 強度の運動療法における安静時血圧の推移
(清水ら, 1985, n＝9 を一部改変)

高血圧, 肥満, 糖尿病, 高尿酸血症, ストレス, A 型行動, 男性, 家族歴などがある。**運動療法**は, 1) 早期離床や早期退院を目的として入院中に行うもの, 2) 社会復帰を目的として退院後外来通院中に行うもの, 3) 社会復帰後, 再発予防や健康維持増進のために行うもの, に分けられる。これまでの研究で, 身体活動量が低いほど, また有酸素的作業能力が低いほど虚血性心疾患の発生率, 死亡率が高いことがわかっている。また最大酸素摂取量がある水準より低い人は運動中, 心電図で虚血性変化を起こす割合が高い。虚血性変化を起こすほどの低い体力にならないように日頃から活動的な生活を過ごすことの重要性が示唆される。

　虚血性心疾患者では, 心電図異常(虚血性変化, 不整脈など)や自覚症状(動悸, 息切れ, 胸痛など)の出現頻度が健常者より高いため十分な負荷をかけられないことが多い。なるべく LT 強度を処方する。推定の場合, 異常所見が現れた心拍数に対して 60～90% の心拍数を目標とする方法もある。

⑦ 高脂血症

　高脂血症とは, 空腹時に採血された血中総コレステロール(total cholesterol：TC)値が 220 mg/dl 以上, または中性脂肪(triglyceride：TG)値が 150 mg/dl 以上, HDL コレステロール値が 40 mg/dl 未満と定義されている。血中の脂質は, 遊離脂肪酸を除いて単独では水に溶けないので, アポタンパクというタンパク質と結合してリポタンパクという状態で存在しており, 増加しているリポタンパクの種類によって分類される。LDL コレステロールは肝臓から末梢の細胞へコレステロールを運搬し, HDL コレステロールは逆に末梢のコレステロールを肝臓へ運搬して処理する役目がある。すなわち LDL コレステロールは動脈硬化を促進し, HDL コレステロールは動脈硬化を抑制する働きがある。HDL コレステロールは一般に女性が男性より高く, 持久的スポーツの選手は一般人より高い傾向がある。

　高脂血症の治療には遺伝的な原因のものには薬物療法が必要だが, 基本は食事療法と運動療法である。運動療法の効果については, 有酸素的運動の有効性が認められている。無酸素的運動だけでは高脂血症が改善しにくいという報告もある。運動による HDL コレステロールの増加は, 持久的運動でもマラソンやクロスカントリースキーなど強い運動ほど大きいが, LT 強度の軽い運動でも長期間実施すると効果があることがわかっている。

⑧ 気管支喘息の運動療法

気管支喘息の人は，気管や気管支の反応性が亢進しているために気道狭窄が起こり，呼吸困難を伴う喘息発作を起こす。喘息患者は，運動後一過性に喘息発作(運動誘発性喘息，Exercise Induced Asthma：EIA)を起こしたり，肺機能低下(運動誘発性気管支収縮，Exercise Induced Bronchospasm：EIB)をみることがある。乾燥した冷たい空気と運動が重なると発作を起こしやすい。しかし気管支喘息だからといって運動に参加させないことは，体力低下，肥満，自信喪失などマイナス面も多く，うまく運動を実施できれば運動療法として役に立つ。発作を最小限に抑えるためには，1)運動前に薬を投与する，2)ウォームアップを長めにする，3)暖かく湿った空気を吸う，などの方法がある。現在，水泳が他の運動種目に比べてEIAの発生が少ないことから最も適した種目といわれている。その他の種目でもスカーフやマスクを時々口と鼻にあてて気管を乾燥させないようにする。運動時間は6分ぐらいを目安として，それ以内に発作が起きなければ時間を長くしても発作は起きないと考えられている。運動の形式は強い強度で5分ごとに休息をはさむインターバル方式(間欠的)や，弱い強度で持続的に行う方法もある。発作が起きる強さや時間は個人によって異なるので，個人の病状を十分把握したうえで指導する。

■ 各種運動の特徴と実施上の注意点 ■

① ウォーキング

歩くことは，いつどこでも，一人でも可能な運動であり，日常生活には欠かせない移動手段である。しかし，今日のように交通手段が発達してdoor to doorの移動が可能になると，極端な場合歩くのは家の中だけということになる。現代の生活では，歩こうという意志をもたない限り，あるいは仕事や運動で歩き回るという環境にない限り，自然に運動不足になっていく。歩くことは体全体の2/3もの筋肉を使う全身運動である。歩くときはどちらかの脚が必ず地面についているので，走ることや跳ぶことに比べて着地のときに関節にかかる衝撃が少ない。したがって年齢を問わず体力の低い人にも，忙しくて運動時間のない人でも通勤や休み時間を利用して実施可能な，日常生活に密着した運動といえる。正しく歩くためには図131のような点に注意する。歩く速度や歩幅によって運動強度を調節できる。時速4km程度のゆっくりした歩行では約40%$\dot{V}O_2$maxぐらいのかなり低い強度である。はじめは普段の歩行より1～2割速い速度で10分ぐらい歩いて目標心拍数以内で歩けるなら，徐々に距離を増やし，次に速度を速くする。時速6～8kmを最終目標にする。また図132のように歩きながら運動を工夫することができる。エネルギー消費量を計算する簡易法として時速2～6kmの範囲では速度に関係なく1km歩くと，運動による消費エネルギーが体重×約0.5kcalになる。

② ジョギング，ランニング

ジョギングは歩行で最高のスピード(6～8km/時)で歩いても目標心拍数に達しない人が，さらに呼吸循環機能を向上させたい場合には適した運動である。ランニングとジョギングは厳密に区別されるわけではないが，ある程度(時速10km程度)以上速く走り，記録を競うレベルの人はランナーといわれる。着地の衝撃はウォーキングの2～4倍といわれている。はじめのうちはジョギングとウォーキングを数秒から数分ごとに繰り返しながら2kmぐらいから徐々に距離を延ばす。目標心拍数以内で走れる範囲で速度をあげてよい。路面の固い場所や不適当なシューズ，長すぎる距離を走ると膝や腰の障害を起こすので，痛みを感じたら休むようにする。走ることによるエネルギー消費量は速度に関係なく，1km当たり体重とほぼ等しい。たとえば体重50kgの人が5km走れば，運動によって約250kcal余分に消費すると考えられる。

③ 水中運動

水中での運動は，浮力の働きで体重の負担が陸上の運動に比べて約1/10と非常に軽い。水の抵抗で少ない動きでもエネルギーを消費できるう

第7章 ■ 運動処方と運動療法

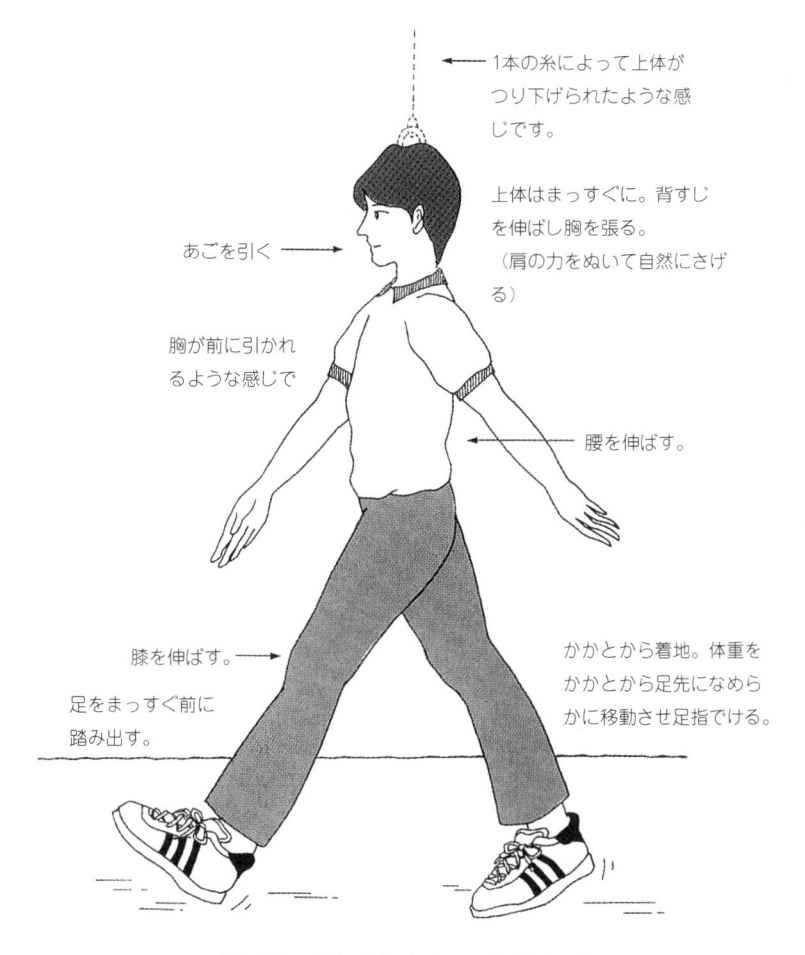

図131. 正しく歩くチェックポイント

え，過度な動きは制限される．したがって肥満，腰や膝その他の関節障害のある人にも安全である．水泳は，陸上での運動以上に呼吸を意識して，水中で吐き，水上で吸うという動作を行わなければならない．そのため息つぎがうまくできない人は，呼吸のリズムが狂って無呼吸状態が続いたり，精神的な緊張によって心拍数や血圧がかなり上昇したり，不整脈を誘発する危険がある．高血圧や心疾患を有する人，動脈硬化の進んだ人で，水泳技術の伴わない人には，ビート板を使ったり，水泳にこだわらず水中での歩行や体操などでも十分な運動強度を得られる（図133）．筋肉は水中のほうがリラックスでき，水の抵抗が負荷となるため小さな動きでも有酸素的効果が高い．

④ サイクリング

戸外を自転車で走ったり，屋内で固定式自転車（サイクルエルゴメーター）をこぐ運動も全身的な有酸素運動である．エルゴメーターの場合，一般に車輪が1回転すると約6m進む計算になるので，通常の50回転/分のペースなら，分速約300mになる．エルゴメーターでは足にかかる重さを変えることで負荷をかけるので，運動強度の調節が簡単である反面，単調な面がありあきやすい．単位時間当たり消費エネルギーは，平地での自転車運動で歩行程度，坂道での自転車運動でジョギング程度である．同じ消費エネルギーにするためには，距離にして歩行の3〜5倍，ジョギングの4〜6倍が必要である．スピードは各自の体力に合わせて目標心拍数に達するように調節する．時

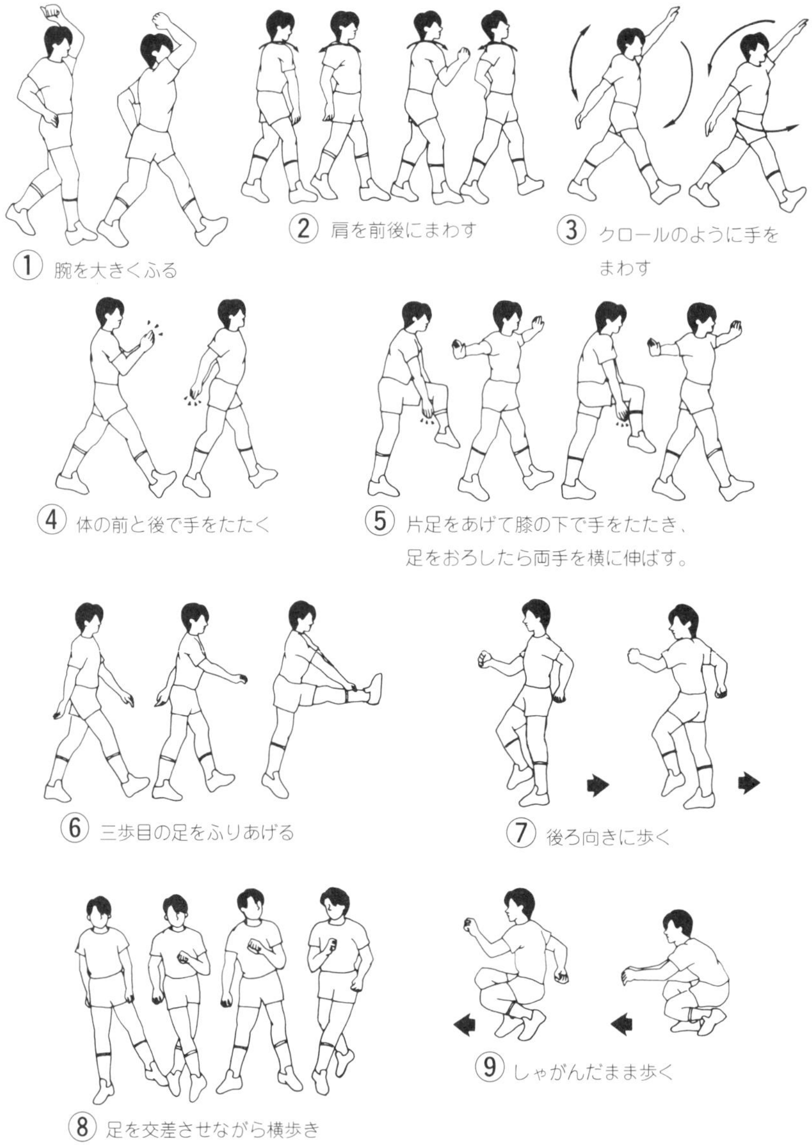

① 腕を大きくふる
② 肩を前後にまわす
③ クロールのように手をまわす
④ 体の前と後で手をたたく
⑤ 片足をあげて膝の下で手をたたき、足をおろしたら両手を横に伸ばす。
⑥ 三歩目の足をふりあげる
⑦ 後ろ向きに歩く
⑧ 足を交差させながら横歩き
⑨ しゃがんだまま歩く

図132. 歩きながらできる運動の例

速17～20km程度が目安であろう．自転車のサドルはすわり心地がよく，足を降ろすと爪先が床に届く程度の高さがよい．

⑤ 音楽を用いる運動

エアロビックダンス，リズムダンス，ジャズダンスなど音楽を用いる運動は，音楽とともに運動を楽しめるので，変化もあり継続意欲を高められる．下肢と上肢の動きの組み合わせ，テンポ，可能範囲によって，運動強度の設定が自由に行える．音楽の選択は，運動強度や精神的な面にも影響を与える．また，指導者の動きを模倣するという運動形態は，指導者の能力や受ける側の技術・体力・意欲などによって，運動強度がばらつきやすい．長時間の同じ部位の局所運動の繰り返しは，消費エネルギーが低いのに乳酸が蓄積し筋疲労を起こしやすい．また上肢を高くあげる運動は血圧の上昇を招きやすいので注意する．

下肢の外転・内転　　　　　体側部の伸展

肩周囲の運動　　　　　　　　腰部のひねり

ウォーキング　　ジョギング　ジャンプ　膝の屈曲

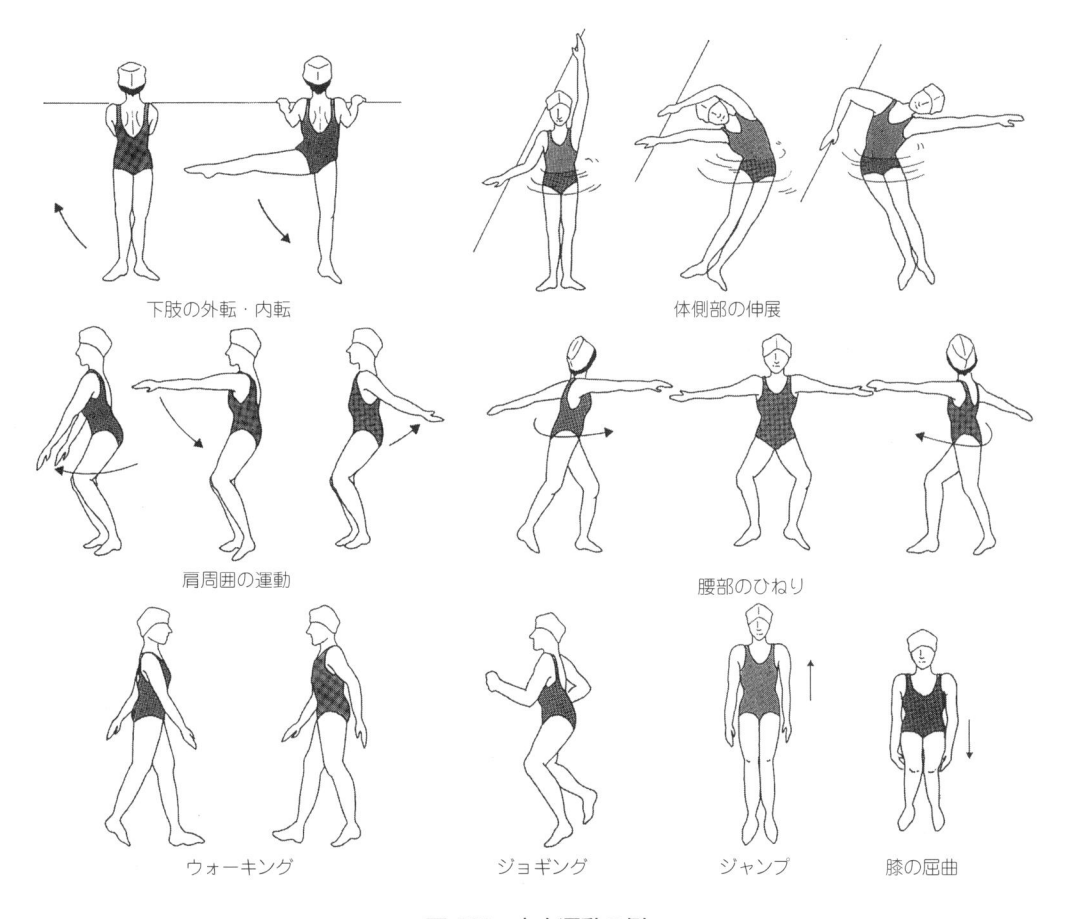

図 133. 水中運動の例

⑥ ゲーム性の高い運動

　遊びの感覚で，適度に競争や勝敗の要素をもりこみ，複数で取り組めば，楽しみながら自然に健康づくりへつながりやすい。たとえば，鬼ごっこや椅子とりゲームを応用したり，バレーボールやサッカーのような競技を，ボールを変えたり，ルールを簡単にしたりなど，運動のやり方は無限に創造できる。しかし，特定の人だけが動いたり，停止する時間が長いと運動量や運動強度に過不足が生じやすい。ゲーム的な運動とはいえ，ウォームアップとクールダウンを怠ってはならない。また，瞬発的な動きや急激な方向転換を行うゲームはケガをしやすいので，避けたほうがよい。また，いつでも，どこでも，一人でも行えるわけではないので，日常的な運動種目にはなりにくいが，運動に親しむきっかけづくりに利用すると効果がある。

⑦ 技術の向上，勝敗を競う運動

　競技スポーツとして行われる運動も，技術の向上や勝敗を競うことが楽しみや励みとなり，継続意欲が高められる場合がある。健康増進のためには，安全性を主体として，運動強度を過不足ないように調節し，効果を得られることが理想的である。テニス，バドミントン，ラケットボールなどのラケットを用いるスポーツの場合，対戦相手はレベルの同じ人が望ましく，ある程度体力のある人はシングルス，体力の低い人はダブルスを行う。野球やソフトボールは，ポジションによって運動強度がばらつき，待ち時間が入るため，持続的運

動になりにくいので，運動時間の割には運動量が不足しがちである。ゴルフは，基本的にはウォーキングとショットの繰り返しであり，運動強度は低いが，コースでは18ホールで6km弱を歩くことになり，歩行ペースを調節すると，健康づくりの運動として利用できる。しかし，丘陵での歩行はかなり運動強度が高くなり，ショットやパット時の精神的な緊張でも，心拍数や血圧の上昇，不整脈が起こりやすいのでコースを回るときには無理をしないように注意する。

⑧ リラクゼーションのための運動

マッサージ，つぼ刺激，ヨガ，気功などは，筋肉の緊張をほどき，精神をリラックスさせる。これまで述べてきた運動処方の考え方では，定量化しにくい性質からあまり扱われていなかった。しかし理論上有効と認められている前述の運動も，継続性の低いことが問題点である。たとえば運動の目的を頭で理解していても，心から楽しめなければ続かない。「…しなければならない。」，「…しなさいといわれたから」といった気持ちがあれば，運動がストレスになっている可能性がある。リラクゼーションのための運動は，「気持ちいい」，「体が軽い」といった感覚を呼びさましてくれる。運動に対する心理的抵抗がある人達には，この種の運動が体を動かすことへのきっかけづくりに役に立つ可能性がある。

第8章

スポーツ外傷とスポーツ障害

　スポーツは目的によって，記録の向上を求めて高度な技術を競う競技スポーツ(図134)と，成長・発達の育成および生活に必要な基礎体力の維持を求めて競技やトレーニングを行う健康スポーツ(図135)に大別される。競技スポーツとはプロ選手，オリンピック選手，国体選手などをはじめとする運動選手が高度な競技力を競い合うために，激しいトレーニングを積んで人間の運動能力をできるだけ高めようとするスポーツであり，健康スポーツは一般の学童児から老人まで，広く国民全体が関係した学校スポーツやスポーツ愛好家などの日常的スポーツである。競技スポーツはスポーツ文化の創造に貢献し，健康スポーツは体力作りや協調性・友情の育成，および生活の喜びや安らぎを得るために役立っており，スポーツの効用は大きい。しかし，スポーツ活動には功罪があり，マイナスの面はケガと心身の使いすぎによる身体的および精神的な悪影響である。

　近年，競技スポーツ選手の低年齢化，ならびにスポーツ愛好家の増加と各種競技会の加熱した盛り上がり，およびこれらに伴う過剰なトレーニングによって，学童児の軟骨障害，精神的ストレス，愛好者の突然死や内因性障害などが増加した。本章では，スポーツに基づく，主な運動器の外傷と障害について説明する。

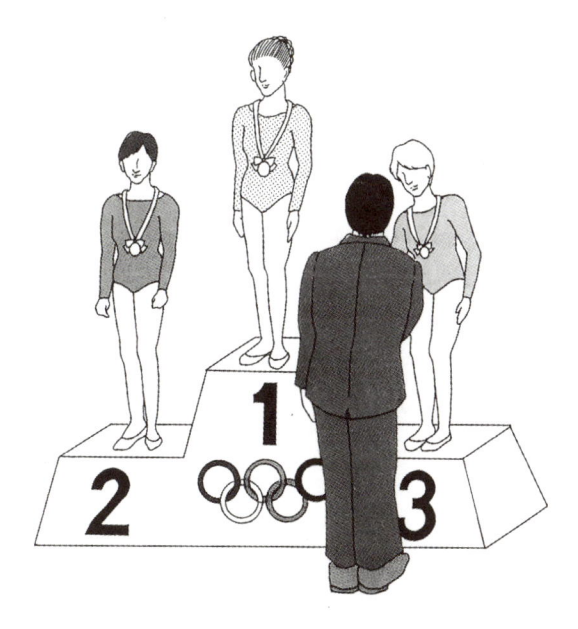

図 134. 競技スポーツ

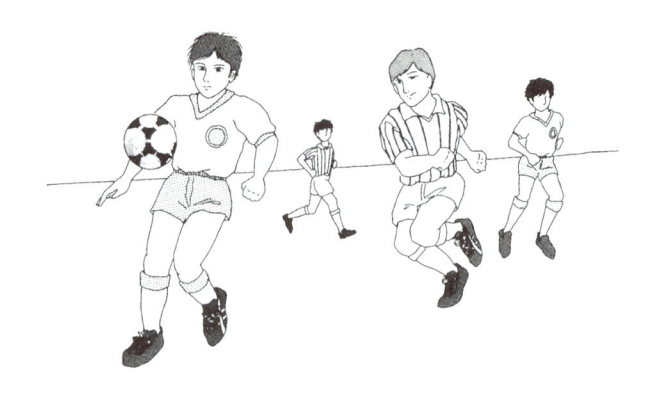

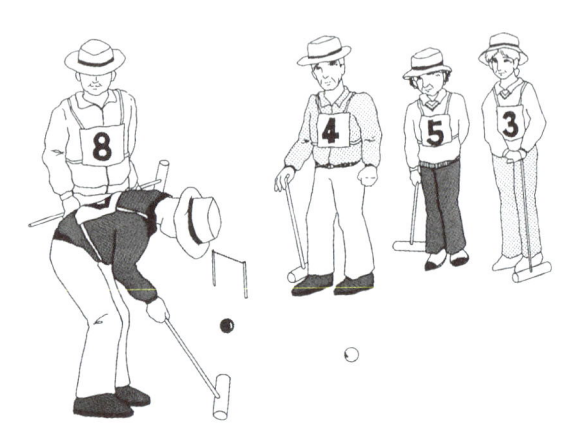

図 135. 健康スポーツ

スポーツ外傷とスポーツ障害の種類と特徴

■ 定 義 ■

スポーツ外傷とは，運動競技中に衝突・転倒などの加速された大きな外力が作用したことによって起こる捻挫，脱臼，骨折などを呼ぶ。**スポーツ障害**とは，大きな外力の作用によって発生したものではなく，量的・質的な過度の身体使用で起きた肉ばなれ，腱・軟骨の異常，貧血，心肥大などを呼ぶ。なお，スポーツ外傷とスポーツ障害を総称して**スポーツ傷害**と呼ぶこともある。以下，代表的な外傷と障害について述べる（図136）。

■ 種類と特徴 ■

① 筋肉・腱の傷害

1. **肉ばなれ**：筋膜や筋線維の引き抜き，または部分断裂であり，スポーツ以外で発生することはまれである。大腿部後面の筋群，下腿後面の筋群に好発する（図137）。表在性の損傷と筋肉内深く損傷された場合がある。肉ばなれは一般的に軽視されがちであるが，再発して慢性的な痛みを残すことがあり，初期の安静が重要である。特に深在性の損傷は局所を押されて感じる痛み（圧痛）や引っ張られて感じる痛み（牽引痛）が完全に消失するまで，4週間程度の安静を要し，その後のトレーニングの開始時期や内容にも注意を払う必要がある。

2. **腱の皮下断裂**：スポーツでの腱断裂は，急激あるいは異常な筋肉の牽引が作用して発生した皮下断裂が多い。上肢では棘上筋腱，下肢ではアキレス腱のように走行が長く，血行が悪くて腫れ・痛み・変性を起こしやすい腱に好発する（図138）。**アキレス腱皮下断裂**は膝を伸展して腱を強く緊張させたときに発生しやすい。近年，ママさ

第8章 ■ スポーツ外傷とスポーツ障害

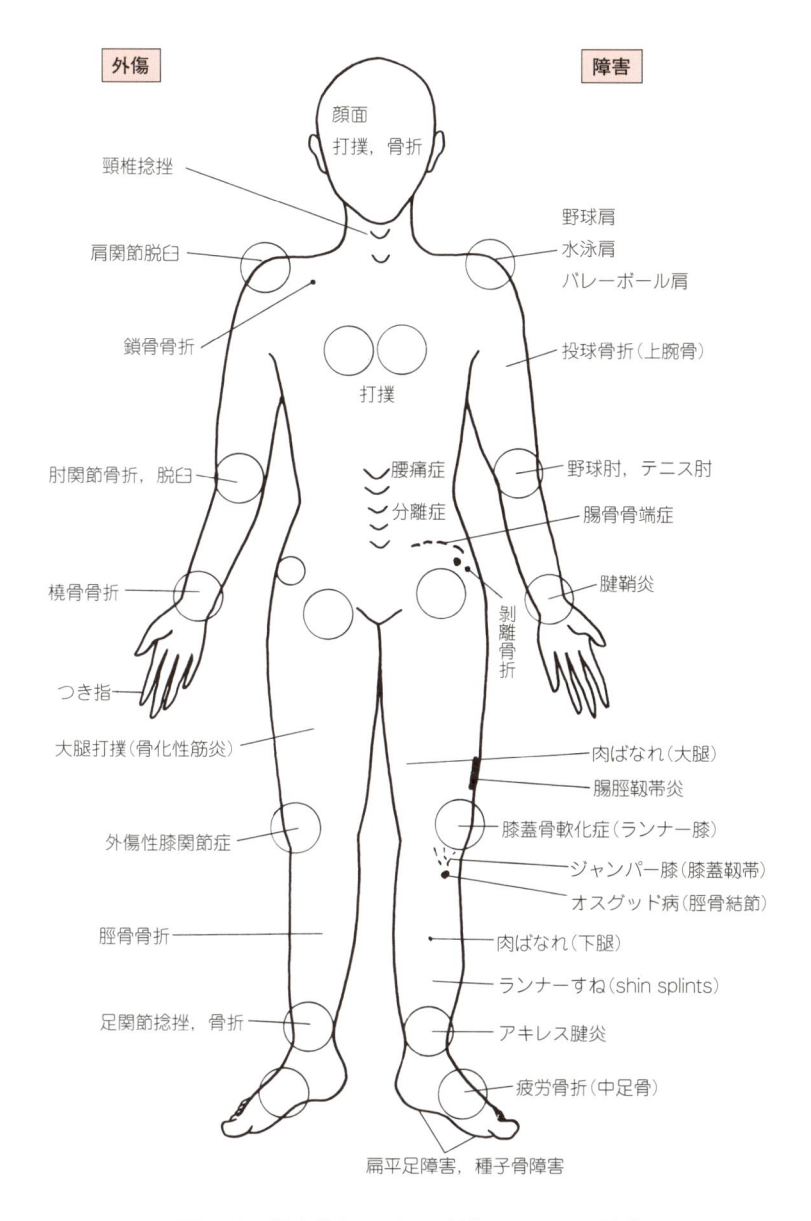

外傷 / 障害

- 顔面打撲, 骨折
- 頸椎捻挫
- 肩関節脱臼
- 野球肩
- 水泳肩
- バレーボール肩
- 鎖骨骨折
- 投球骨折(上腕骨)
- 打撲
- 肘関節骨折, 脱臼
- 腰痛症
- 分離症
- 野球肘, テニス肘
- 腸骨骨端症
- 橈骨骨折
- 腱鞘炎
- 剥離骨折
- つき指
- 大腿打撲(骨化性筋炎)
- 肉ばなれ(大腿)
- 腸脛靱帯炎
- 外傷性膝関節症
- 膝蓋骨軟化症(ランナー膝)
- ジャンパー膝(膝蓋靱帯)
- オスグッド病(脛骨結節)
- 脛骨骨折
- 肉ばなれ(下腿)
- ランナーすね(shin splints)
- アキレス腱炎
- 足関節捻挫, 骨折
- 疲労骨折(中足骨)
- 扁平足障害, 種子骨障害

図 136. 代表的なスポーツ外傷とスポーツ障害

んバレーなどのスポーツ愛好家によく発生している(図139)。治療は現役の競技選手または若年者では断裂した腱を縫い合わせる(腱縫合)手術的治療を行ったほうがよいが、中・高年のスポーツ愛好家ではギプス固定をして断裂部の修復を期待する、手術によらない治療法(保存的治療法)でも機能的に満足できる。

3. **腱付着部炎**：腱が伸び縮みするときに衝突する骨の付着部、骨の溝や突起部には腱の過度使用によって慢性の炎症が好発する。代表的なものには肩回旋腱板炎(野球, 水泳など)、短橈側手根伸筋腱炎(テニス)、後脛骨筋腱炎(陸上, 長距離)、アキレス腱炎(陸上, 短距離)、および腸脛靱帯炎(陸上・長距離・ジョギング)、などがある。特に肩回旋腱板炎およびアキレス腱炎は、腱断裂の原因となるので、初期治療が重要である。

第8章 ■ スポーツ外傷とスポーツ障害

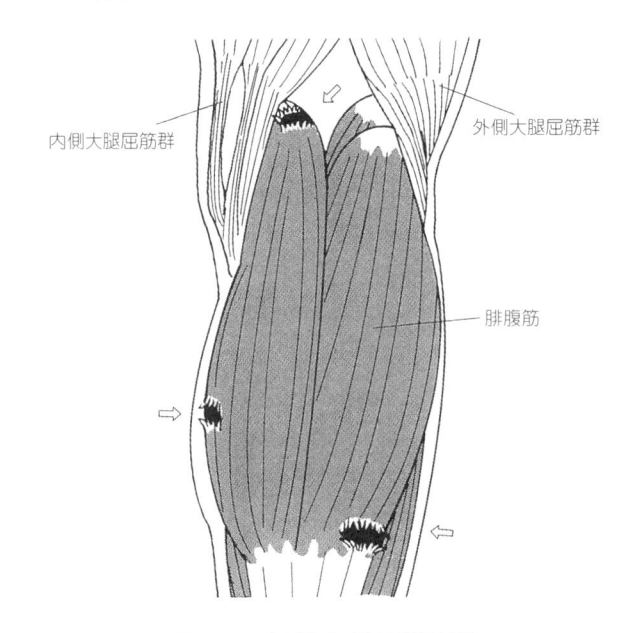

図 137. 肉ばなれ（右下腿後側）
肉ばなれは筋膜や筋線維の部分断裂であることが多い。好発部位を矢印で示す。

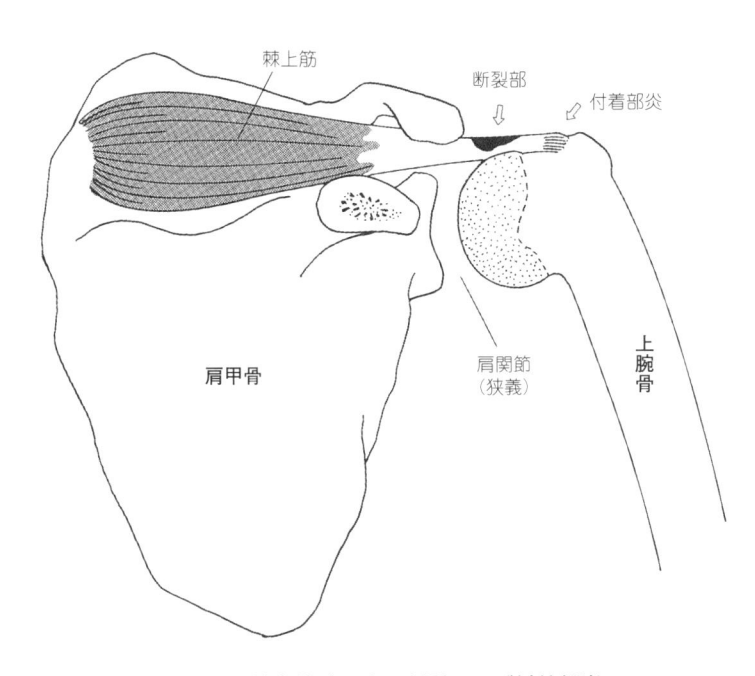

図 138. 棘上筋腱の皮下断裂および付着部炎
棘上筋の腱部は，骨と骨の間で摩擦を受けやすく，投球動作の繰り返しなどで皮下断裂を起こしやすい。

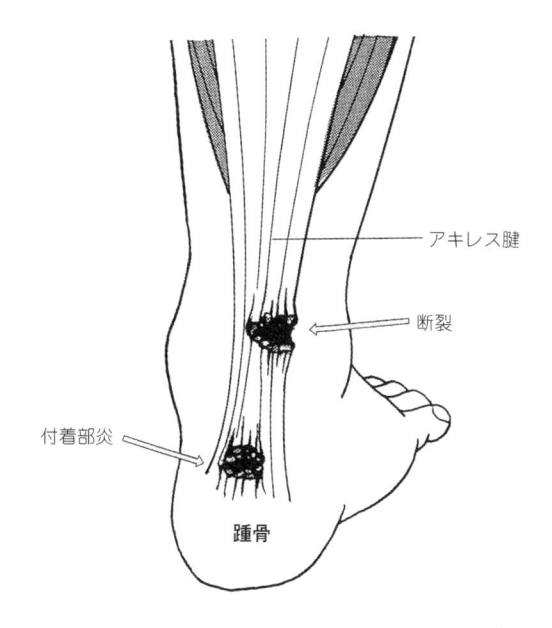

図 139. アキレス腱の皮下断裂および付着部炎
アキレス腱断裂はスポーツ以外で発生することはまれで，中高年のスポーツ愛好者に多い。

② 関節の傷害

1. **足関節捻挫**：全スポーツ傷害中で最も多い外傷である。足関節の運動が転倒・つまずきなどの外力の作用で異常な方向に捻じれて，靱帯および関節包に傷（損傷）ができた状態をいう。足関節の外側に位置する前距腓靱帯の損傷が最も多い（図140）。靱帯の損傷は程度によって，第一度から第三度に分類する。靱帯線維の一部に断裂が生じるが，局所の腫れ（腫脹）および疼痛が軽度なものを第一度（軽症）とする。受傷直後から2～3日間は冷却と圧迫および臥床させて患肢を挙上させる。その後はサポーターなどの軽固定を疼痛消失まで続ける。靱帯線維の大部分に断裂を生じたものは第二度（中等症）に分類される。足部は広範囲に腫れて，疼痛が高度で，機能障害も大きい。3週間は膝下から足先までのギプス固定を行い，その後，サポーター装着またはテーピング（図141）を行って運動を開始させる。靱帯の完全断裂を生じ，関節の不安定性があるものが第三度（重症）である。皮下出血を伴い，腫脹および疼痛が著しく，機能障害も高度である。足関節捻挫の大部分の症例は保存的に治療（手術によらない治療法）するが，活動性の高い若い男性，スポーツを行う若い女性では，手術的に靱帯縫合を行ったほうがよい場合もある。

なお，これらの外傷に対して，初期治療で最も重要なことは出血と腫脹を抑えることであり，受傷直後から2～3日間は，1）局所の冷却，2）局所の圧迫，3）患肢の高挙（心臓より高い位置に挙上しておく）を行う必要がある。

2. **膝の外傷と障害**：走りながら急激に停止する（減速損傷），跳ぶ・着地する（ジャンパー膝），捻る（半月損傷），などのようにスポーツの特有な運動動作が膝関節およびその周囲の組織に外傷や障害を引き起こす。頻度が高いものは内側側副靱帯断裂と前十字靱帯断裂（減速損傷）（図142），半月板損傷，骨・軟骨骨折および反復負荷で発生する膝蓋靱帯炎（ジャンパー膝）（図143），成長期のオスグッド病，滑膜ひだ障害，膝蓋軟骨軟化症などである。膝関節の内外に多彩な病変が引き起こされるため，診断および治療に苦慮することは多いが，永続的な疼痛を残すことが多いので，初期治療が重要である。また，手術が必要であるかどうかを決めたり，スポーツ活動の再開始時期の決

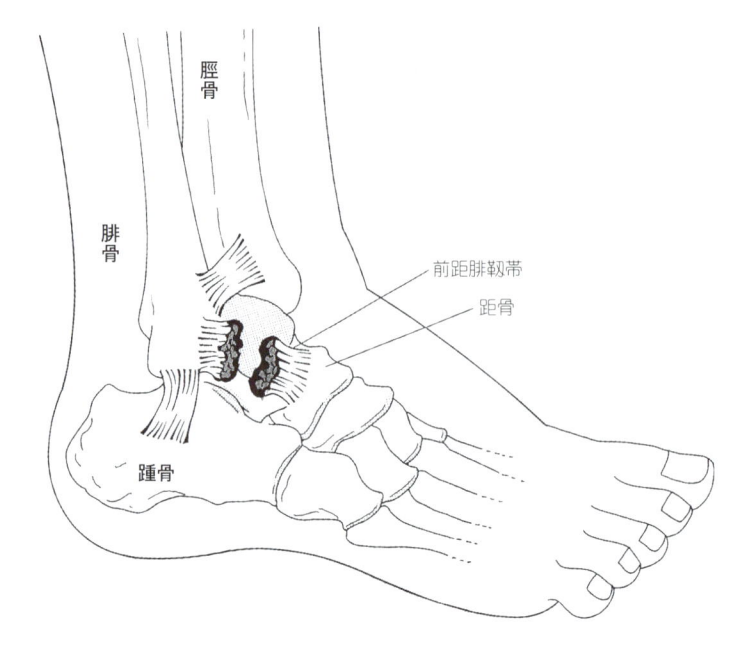

図 140. 足関節捻挫
スポーツ障害中最多であり，特に前距腓靱帯の断裂が多い。

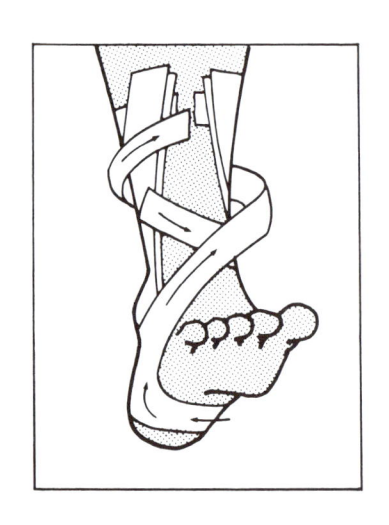

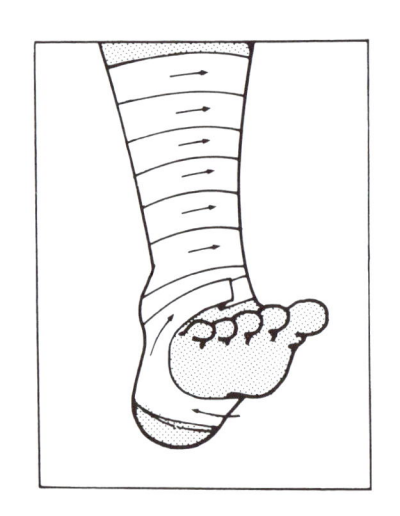

図 141. テーピング(足)
第二度以上の捻挫では，初期治療後に行う固定法の一つ。

定に慎重な配慮が要求される傷害部位である。

3. **肘関節および肩関節の障害**：スポーツにおける投げる，打つ，泳ぐなどの基本動作は上肢に特定方向への急速しかも過度なストレスを加える。これらの反復負荷は肘および肩関節の滑液包，筋・腱・および肩・軟骨にぶつかり合いを繰り返し，関節腔内外にしばしば多彩な障害を発生させる。障害は野球肘(図144)，テニス肘，野球肩，水泳肩などと競技種目別に呼ばれているものが多いが，それぞれの病態は単一ではなく，多彩な障害を総称したものである。治療は主に局所の安静などの保存的療法が行われる。

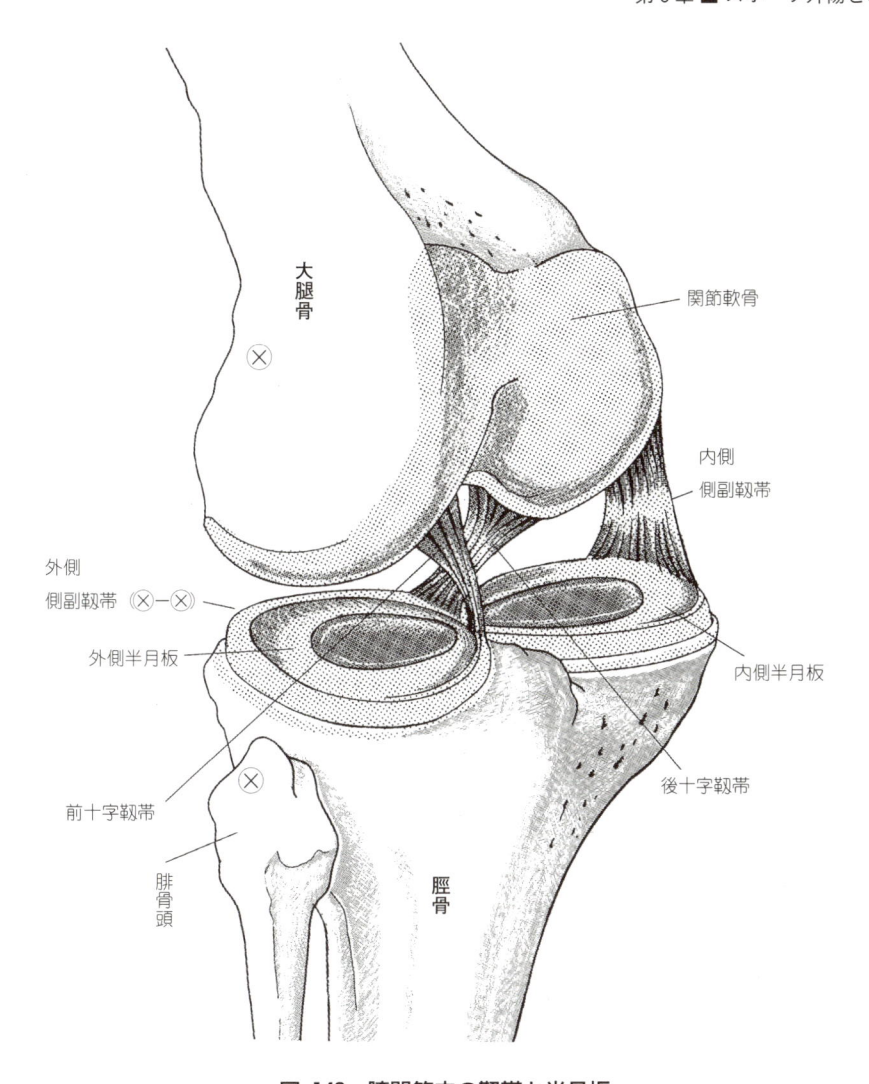

図 142. 膝関節内の靱帯と半月板
急激な減速や捻るなどの外力でこれらの膝支持組織には損傷が起きやすい。
この図では⊗—⊗に付着する外側の側副靱帯は削除して半月板の形態を分かりやすくしている。

③ 骨の傷害

1. **足の種子骨障害**：足には骨格を形成している足根骨と指骨のほかに，数個の種子骨と呼ばれる小骨が存在する（図145）。この小骨には，ジョギング，ランニングによる床からの反復負荷と靴の圧迫が原因で分裂や機械的炎症を生じて足の痛みを起こすことがある。近年，中高年者にジョギングやウォーキングが盛んであるが，靴や走行面のクッションには痛みを起こさないように十分に注意しなければならない。

2. **骨折**：スポーツに基づく骨折は，競技中の回転転倒などの大きな外力の作用で生じる頻度が高く，スポーツ外傷としては鎖骨骨折（図146）や足部の骨折がしばしば認められる。一方，スポーツ障害としては，自己の筋力ならびに長期間繰り返して加わる小外力が骨の生理的耐久力を越えて発生する**特異的な骨折**をみることもある。

自己の筋力による骨折は異常な筋収縮力によって発生する場合と，筋群の協調運動の破綻によって発生する場合がある。前者は短距離疾走，跳躍，

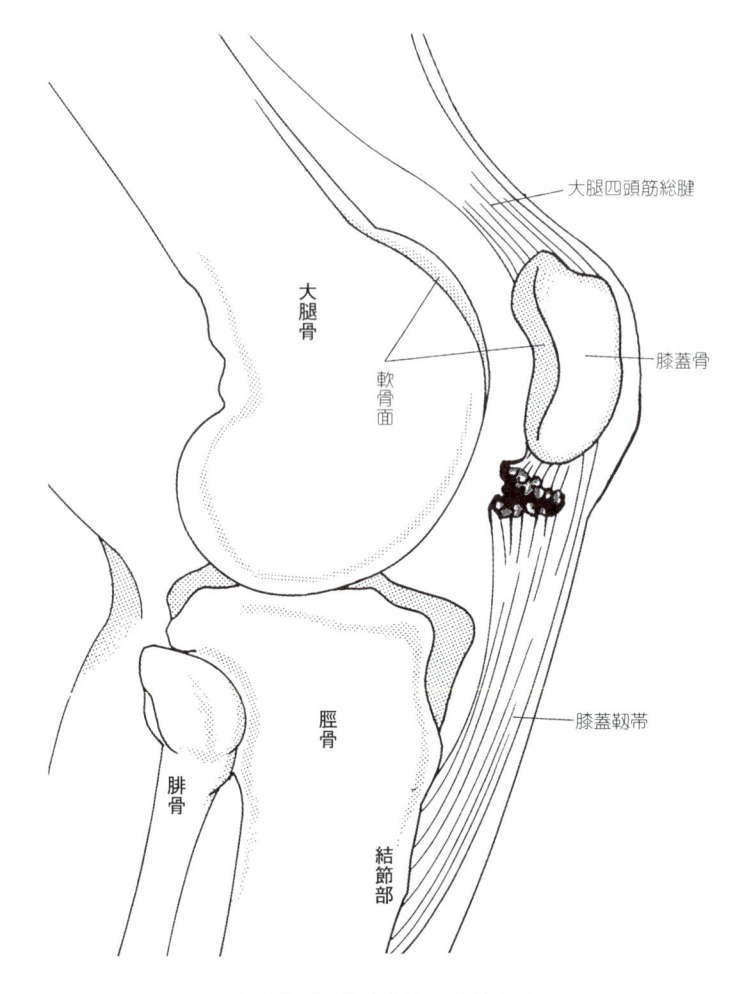

図 143. 膝蓋靱帯および膝蓋骨
スポーツ競技によって靱帯炎（ジャンパー膝）や骨軟化症（ランナー膝）が起こる。
また，膝蓋骨には剥離骨折が起きやすい。

蹴り上がりの動作時に最高の筋力を発揮した瞬間，上前腸骨棘，膝蓋骨，肘頭部などに付着した筋肉が骨を剥離する骨折である。後者は野球，やり投げなどの投球動作時，腕相撲，トレーニング用具での筋力強化時に上腕骨回旋力に対する上腕筋群の協調運動の破綻が生じて，骨幹部がラセン状に骨折を起こすものである。

反復する小外力による骨折は，特定の運動動作が長時間連続して繰り返されて起きた疲労骨折である。主に筋の反復作用力と床面からの規則正しく繰り返される衝撃力との合力が関与した特殊な骨折であり，中足骨，足の種子骨，肋骨，脛骨などに認められることがある。

④ 腰　痛

スポーツ活動と腰痛発生との関連性は深く，スポーツを行っている人の70～80%が腰痛を経験しているといわれるほどである。腰痛には急性腰痛症と慢性腰痛症とがあり，**急性腰痛**は肉ばなれ，腰椎捻挫，椎間板ヘルニア（図 147）などが原因である。**慢性腰痛**は筋肉疲労，腰椎分離症（図 148），腰部椎間板症などが原因である。また腰痛発症は，中高年者では背筋，腹筋の筋力低下，椎間板の変性および肥満が密接に関連し，成長期で

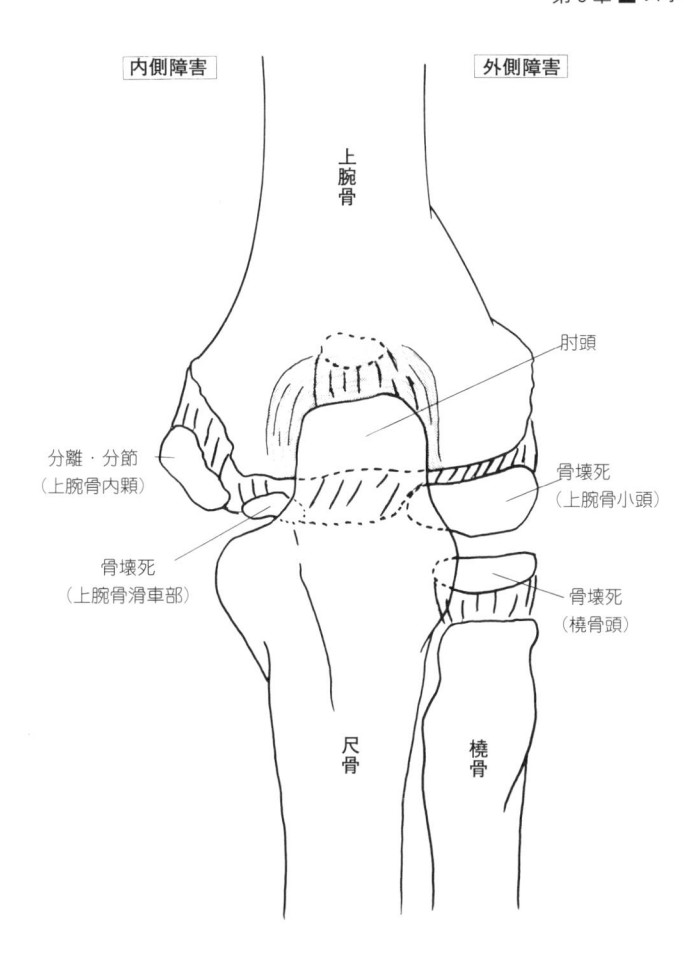

図 144. 成長期の肘関節と野球肘の発生部位および病態
大人と比べて軟骨が多く，反復負荷によって障害を起こしやすい（斜線部は軟骨）。

は骨の成長と筋力の不均衡が大いに関連する。腰痛の治療法は，安静など一般の腰痛治療と異なるところはないが，疼痛消失後は高度の身体活動に耐えられるように背筋，腹筋を十分強化してから競技活動を再開させる注意が必要である。

⑤ スポーツ外傷とスポーツ障害の特徴

スポーツ外傷やスポーツ障害には，次のような特徴が認められる。

1. **一般的な性質**
    - イ．競技種目によって，外傷や障害の発生部位および内容が類似する（表42）。
    - ロ．技術の高度化，規則の改正に伴って，外傷や障害の内容が変化する。
    - ハ．競技床面および用具の変遷によって，起こり方が変化する。
    - ニ．不可抗力で発生した場合よりも予防しえたと思われる場合が多い。

2. **病 態**
    - イ．原因は単一ではないが，内因性障害が多い。
    - ロ．年齢差，性差および個人差が認められる。
    - ハ．種目別基本動作の繰り返しと，解剖学的要因が関与する。
    - ニ．痛みを感じるが，腫れたりなどの局所の症状は乏しいことが多い。また症状とレントゲン所見との関連付けが困難なことがし

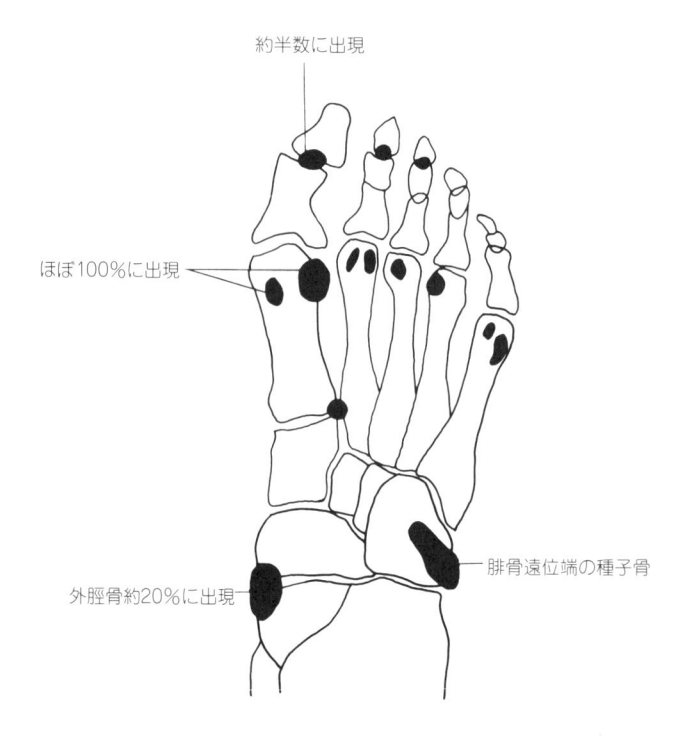

図 145. 足の種子骨の出現部位
ジョギングなどのスポーツと関連して，種々の障害が発生する。

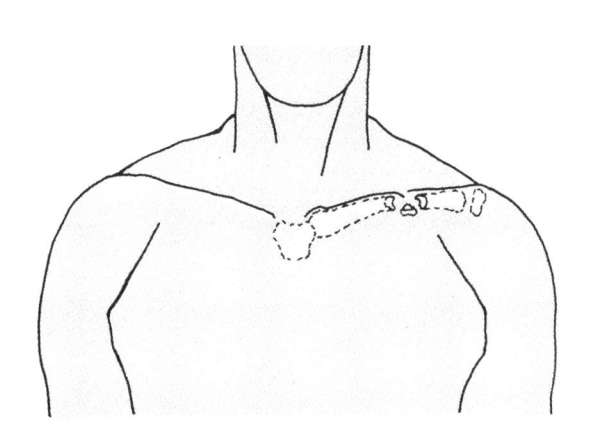

（ラベル：約半数に出現／ほぼ100％に出現／腓骨遠位端の種子骨／外脛骨約20％に出現）

図 146. 鎖骨骨折
競技中の回転転倒によって生じる頻度が高い骨折。

しばしばである。

3. 治療上の特殊性

イ．治療の最終プログラムは日常生活への完全復帰のみでなく，高度の身体活動を要するスポーツ活動の継続が求められる。

ロ．競技の内容およびトレーニング法を十分に理解し，これらの再開始時期を適切に判断，適切なトレーニング処方を指導しなければならない。

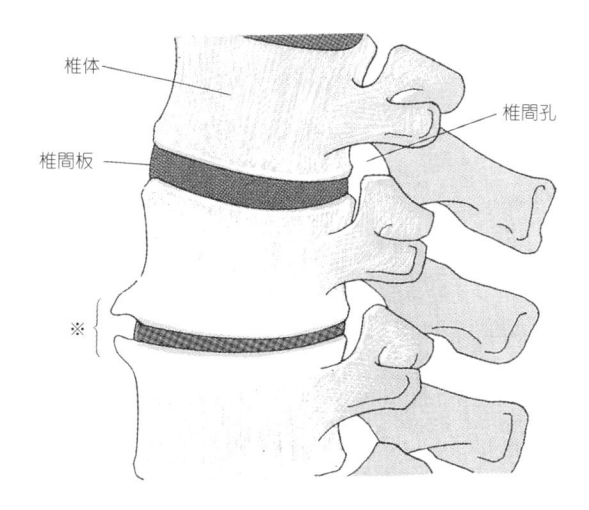

図 147. 腰の骨と椎間板

※ 椎間板腔の狭小化と椎体の変形
椎間板（軟骨性の円板）はクッションの役目をしているが，20歳を過ぎると変性が始まり，ストレスに対して弱くなる。その結果ヒビが生じて内部の柔らかい部分（髄核）が椎間孔へはみだし神経を圧迫して痛みを起こす（椎間板ヘルニア）。またヘルニアを起こさなくても，進行すると椎間板腔は狭くなり痛みを起こす（椎間板症）。さらには椎体に変形がみられるようになる（変形性脊椎症）。

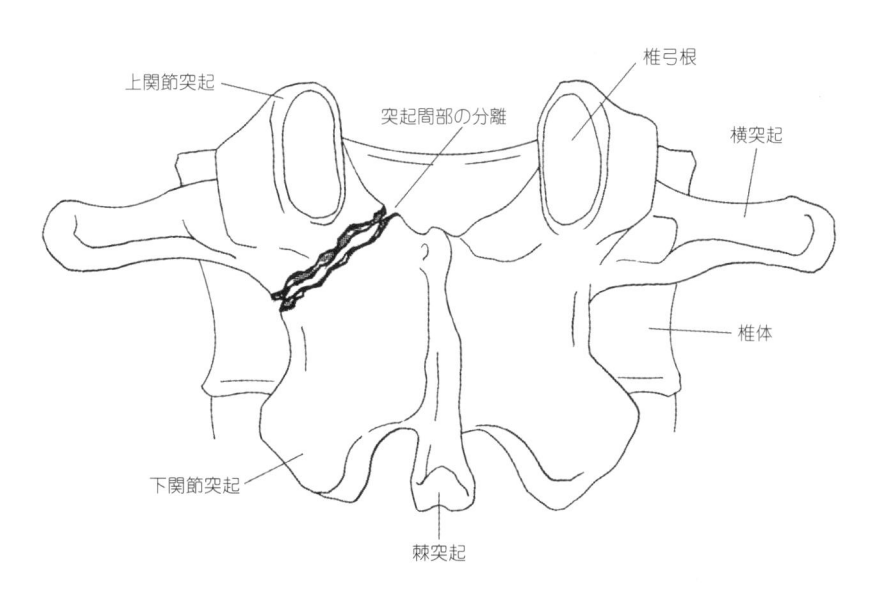

図 148. 腰椎分離症
スポーツと関連して後天性に発生するものが多い。

表 42. 競技種目と障害の関連性

種目	基本動作	障害部位	主な障害の種類
陸上・長距離	ランニング	下腿,足	shin splints,疲労骨折
・短距離	ランニング	大腿,足	肉ばなれ,アキレス腱炎
・跳躍	ジャンプ	膝,足	ジャンパー膝,踵骨痛
野球	スローイング	肘,肩,上腕	野球肘,野球肩,投球骨折
水泳	ストローク	肩	水泳肩
サッカー	キック	足,腰	衝突性外骨腫,脊椎分離症
バレーボール	アタック	肩	バレーボール肩
バスケット	ジャンプ	膝	減速損傷,ジャンパー膝

スポーツ外傷とスポーツ障害の原因と危険因子

■ 原 因 ■

スポーツ外傷とスポーツ障害は身体諸臓器に発生し,多種多様である。しかし原因が競技に直接基づく一次性のものと,原因が間接的な環境や設備に基づく二次性のものに大別される。大多数は一次性のものであるが,これには外因性と内因性があり,**身体の過度使用による内因性の障害が多い**。

■ 危険因子 ■

スポーツによる外傷と障害の発生には,**スポーツ環境,解剖学的形態,体調や栄養**などの因子が関連する。

① スポーツ環境

環境因子としては気温,天候,および設備が関連する。暑い環境下での運動による熱中症(熱射病),雨天や競技場整備不良による外傷,および競技面(sport surface,床面)の硬さによる足部や膝の障害などである。

② 解剖学的形態

解剖学的素因による傷害には,大腿骨・脛骨軸の不良(内反膝,外反膝)による膝障害(図149),脛骨・踵骨軸の不良(外反足)による足部障害(図150),および関節の弛緩や硬さによる捻挫(図151)などがある。

③ 体調や栄養

疲労,睡眠不足,貧血,および栄養のアンバランスなどは種々の外傷,障害発生の危険性を高める。また年齢との関係では,身長の伸びが著しい成長期の軟骨障害,思春期の初経遅延,高齢者の心肺機能の異常・増悪などがある。

スポーツ外傷とスポーツ障害の予防と対策

スポーツ外傷とスポーツ障害は**不可抗力によって起こった場合よりも,予防しえたと思われる場合が多い**。スポーツの目的を達成するためには外傷と障害の予防が重要である。

予防対策は,原因をスポーツ医・科学的に分析して対策を考えることと,その知識を競技者のみならず,指導者,審判員および関係当局に啓蒙し,理解されることが必要である。

近年スポーツ医・科学は進歩したが,内因性障害の原因については不明なことが多い。したがって,現在のところ,スポーツの量的制限(表43)などの消極的な予防対策が提唱されているに過ぎず,量的制限によらない積極的な安全対策は確立されていない。

① 外傷に対する予防対策

外傷に対する予防対策は,競技に適応し,常識をもった行動で競技することである。また,それ

第8章 ■ スポーツ外傷とスポーツ障害

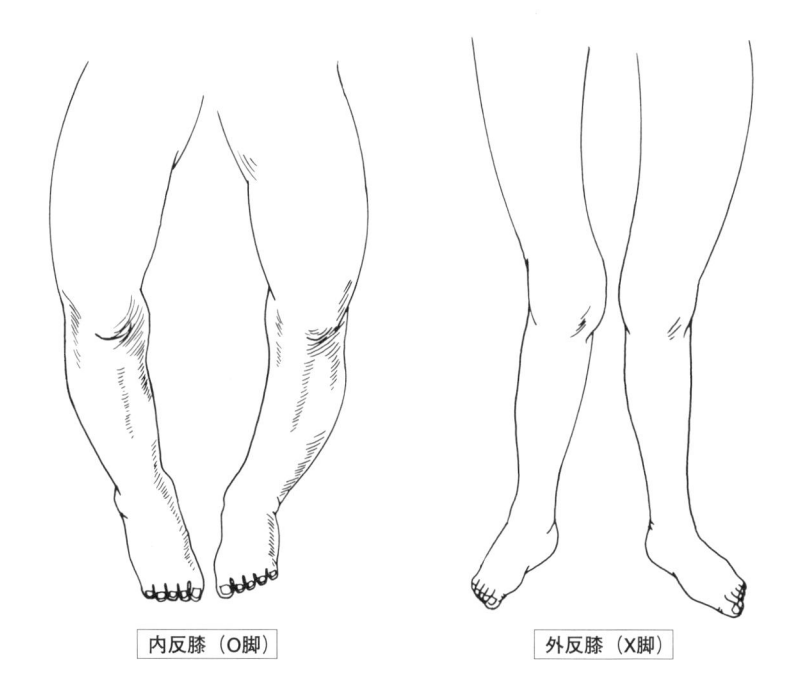

内反膝（O脚）　　　　　外反膝（X脚）

図 149. 内反膝と外反膝
下肢が膝関節で外方凸に弯曲したものを内反膝，内方凸に弯曲したものを外反膝という。程度によってはスポーツ障害の要因となる。

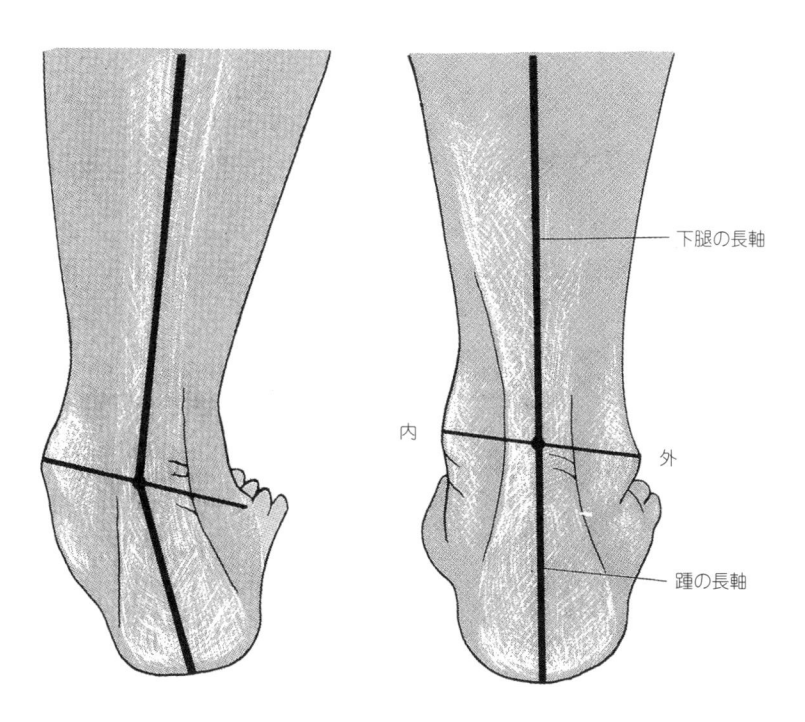

下腿の長軸

内　　外

踵の長軸

図 150. 外反扁平足
土踏まずが消失（扁平足）して，足部が足関節で内方凸に弯曲したものを外反扁平足という。高度の変形は，足のスプリングが悪く，スポーツによって種々の痛みを起こす。

第8章 ■ スポーツ外傷とスポーツ障害

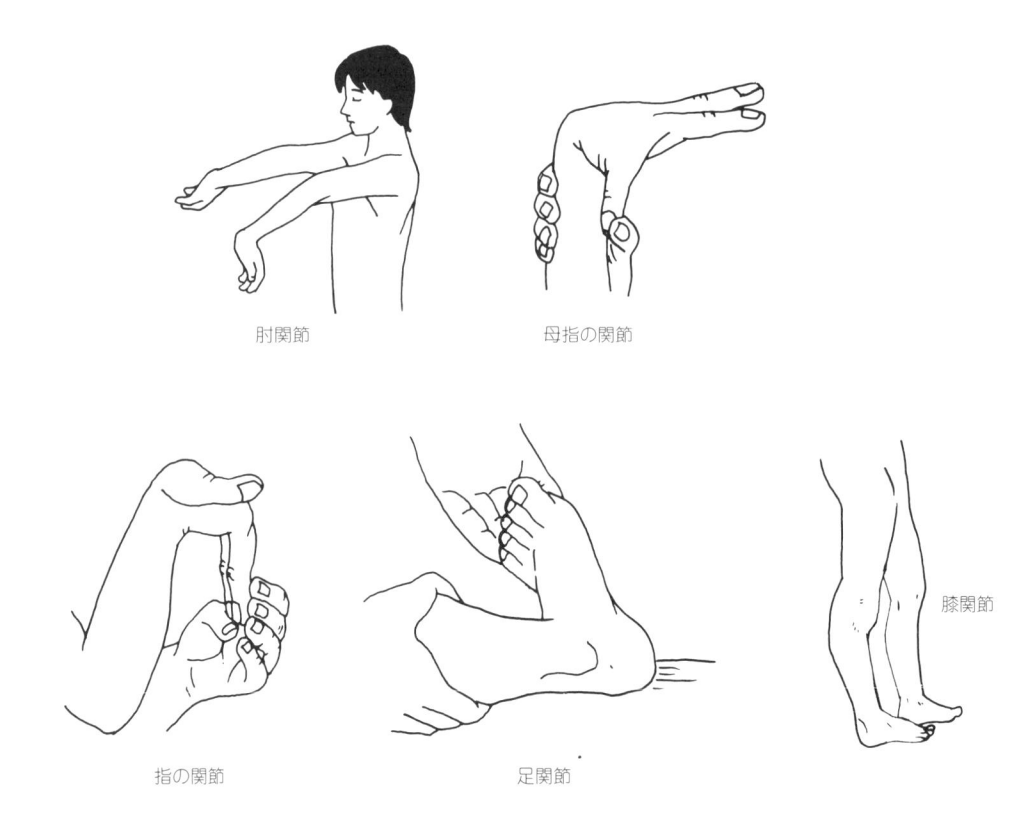

肘関節　　　　　　　　母指の関節

指の関節　　　　　足関節　　　　　　膝関節

図 151. 関節の弛緩
関節が非常に柔らかくて, 肘, 指, 膝関節などが通常よりは過伸展するものは捻挫を起こしやすい。

表 43. トレーニング量の制限

例1. 少年野球 　　投球数：1 日の投げ込み 50 球以内 　　　　　　1 試合 3 イニングまで, など。 例2. 少年サッカー 　　練習時間：1 日 90 分, 週 3 日間, など。 例3. 中高年のスポーツ 　　低強度の有酸素運動

表 44. スポーツに必要なメディカルチェック項目

1. 全身的項目 　　①年齢, 性別, 身長, 体重 　　②スポーツ歴, 外傷歴 　　③体力測定 　　④脈拍, 血圧, 心電図 　　⑤貧血, 糖尿病の有無, および肝・腎機能のチェック 2. 運動器のチェック 　　①上肢, 下肢の関節, および脊椎の可動性 　　②大腿四頭筋, ハムストリングスの伸張度 　　③下肢軸など

表 45. 予防対策

1） 一般的な注意事項 　①健康度や解剖学的素因のチェック 　②休養と栄養に注意し，コンディションを調整 　③トレーニングの方法や量をチェック 2） 競技時の注意事項 　①ウォーミングアップ，クーリングの慣行 　②競技への適応 　③装身具の整備 　④傷害部の保護

それが必要としている衣類や装身具は必ず着用し，競技ルールは誠実に順守することである。さらには体調(condition)の調整も大変重要な予防対策である。

② 障害に対する予防対策

障害に対する予防対策には，まず全身的ならびに運動器の医学的検診(メディカルチェック)によって，既存症，障害発生の解剖学的素因などを確認し，危険因子を理解しておくことが必要である（表44）。特に中高年者では筋・骨格系には退行変性(老化現象による物質代謝障害)が進行中であり，骨折しやすく，関節は軟骨が薄くなり弾力性が減少している。また関節を支えている筋肉は萎縮し，スポーツによって加わる負担は若年者よりはるかに大きくなる。さらに腱も変性しているため損傷を受けやすく，損傷を受けると修復が悪くて痛みが残りやすい。したがって，中高年者のスポーツは運動強度，運動時間を十分注意しなければならない。

③ その他の予防対策

また，競技前のウォーミングアップや筋肉の伸展運動(stretching)と競技後の整理体操が重要である。特にウォーミングアップは画一的ではなく個人に適した方法で行うことが必要である。栄養と休養に注意を払い，体調を調整すること。さらに，それぞれの競技種目に対する身体的，精神的な適性を判断することも重要である（表45）。

体力テスト

踏み台昇降運動（全身持久力）

　運動強度を順次高めていった時の心拍数を調べることにより，最大酸素摂取量を推定する関係式を作成することができる。踏み台昇降運動を続けていった時の心拍数の変化は，運動強度に依存してほぼ直線的に増加するため，この推定式から最大酸素摂取量を算出することができ，呼吸循環器能力を評価することが可能である。踏み台昇降運動に用いる台の高さは，実施者のスタミナ度に応じて決定するが，日常的に特に運動を行っていない人（児童や女性なども）に対しては35 cmを，活動的な生活を送りスタミナに自信のある人に対しては40 cmを用いるとよい。一つの速さで運動時間は定常状態が成立する3～4分とする。第1負荷を毎分10回の昇降運動とし，運動中の心拍数をテレメーター式心拍測定器などを用いて測定する。運動中の心拍数が測定できない場合には運動中止後できるだけすばやく脈を取り，15秒間の測定値から1分間当たりの運動時心拍数を推定する方法がある。その場合には，橈骨動

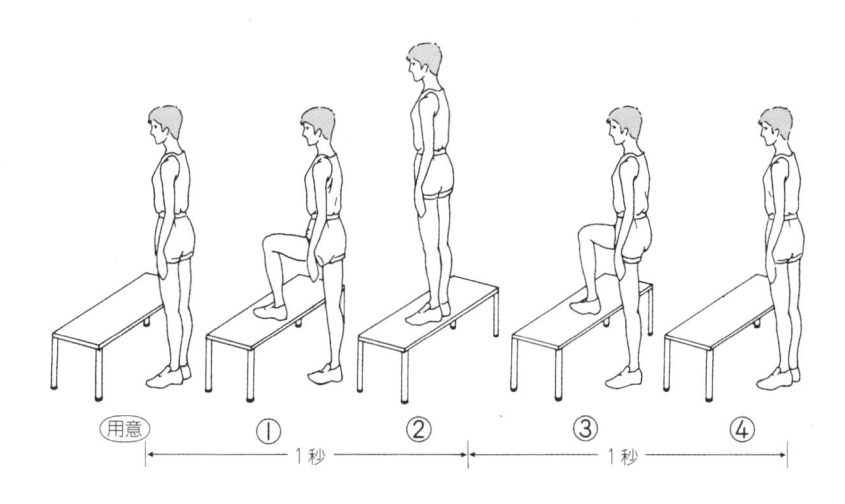

図：踏み台昇降運動

付：体力テスト

脈あるいは頸動脈にて測った15秒間の脈拍数を4倍し，10を加算することによって推定できる。第1負荷での測定が終了すると，引き続き昇降の速さを15回に上げて同様に心拍数を測定する。このような測定を昇降の速さ20回，25回そして30回に漸増して行う。運動負荷の段階数は多い方が望ましいが，3段階の心拍数が確実に測定できていれば最大酸素摂取量の推定値はほぼ正確である。

表A：40歳，男性Aさんの例

	台高 (cm)	速度 (回/分)	心拍数 (拍/分)	酸素摂取量 (ml/kg/min)
第1負荷	35	10	95	15.4*
第2負荷	35	15	115	20.0*
第3負荷	35	20	135	24.7*

*表Bより，台高別，昇降速度別に読み取る。

表B：踏み台高別，昇降速度別酸素摂取量について

速度(回/分) 台高(cm)	10	15	20	25	30
35 cm	15.4	20.0	24.7	29.4	34.1
40 cm	16.7	22.1	27.4	32.8	38.1

台高35 cmで，1分間に20回の速さで3～4分間，昇降運動を行った時の推定酸素摂取量は24.7(ml/kg/min)である。

表C：踏み台昇降運動による最大酸素摂取量の評価

性別	男性					女性				
	良くない	あまり良くない	普通	やや良い	良い	良くない	あまり良くない	普通	やや良い	良い
20代	31.7以下	31.8～38.0	38.1～44.3	44.4～50.6	50.7以上	28.5以下	28.6～33.6	33.7～38.7	38.8～43.8	43.9
30代	30.1	30.2～36.4	36.5～42.7	42.8～48.9	49.0	26.6	26.7～31.7	31.8～36.8	36.9～41.9	42.0
40代	28.5	28.6～34.8	34.9～41.1	41.2～47.3	47.4	24.7	24.8～29.8	29.9～34.9	35.0～40.0	40.1
50代	26.9	27.0～33.2	33.3～39.4	39.5～45.7	45.8	22.8	22.9～27.9	28.0～33.0	33.1～38.1	38.2
60代	25.3	25.4～31.6	31.7～37.8	37.9～44.1	44.2	20.9	21.0～26.0	26.1～31.1	31.2～36.2	36.3

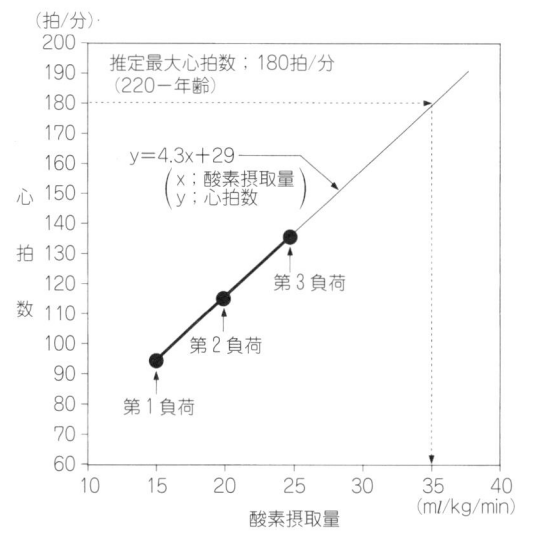

(拍/分)
推定最大心拍数；180拍/分
（220－年齢）

$y = 4.3x + 29$
(x；酸素摂取量)
(y；心拍数)

第3負荷
第2負荷
第1負荷

推定最大酸素摂取量
35.1（mℓ/kg/min）
評価；普通
（表Cによる）

酸素摂取量 (mℓ/kg/min)

図：踏み台昇降運動による最大酸素摂取量の推定（Aさんの例）

* 第1～3負荷の心拍数をy軸に，表Bより昇降速度別酸素摂取量をx軸にとり，回帰直線を引く。
その回帰式に推定最大心拍数を代入し推定最大酸素摂取量を求める。

急歩（全身持久力）

歩走路（トラック）において，いずれかの足が常に地面に着くようにして急いで歩く。男子では1,500m，女子では1,000mのタイムを測定する。いたずらに競争したり，無理なペースで歩かないよう指導する。

表：新体力テストによる平均値（秒）

年齢	男		女	
	平均値	S.D.	平均値	S.D.
20-24	677.2	99.8	515.5	58.6
25-29	683.8	85.6	521.2	59.0
30-34	696.7	91.8	527.0	49.0
35-39	706.8	80.8	524.6	51.3
40-44	705.2	83.4	525.3	51.8
45-49	730.9	82.4	538.1	54.2
50-54	740.8	76.2	546.0	57.9
55-59	755.3	91.0	558.2	62.6

（平成12年度）

付：体力テスト

握力（筋力）

　人差し指の第2関節がほぼ直角になるようにグリップの幅を調節する。直立の姿勢で両足を左右に開き腕を下げた状態（自然体）を保持し，腕が身体，衣服に触れないように力一杯握らせる。左右交互に2回ずつ測定し，それぞれ良い方の記録の平均を測定値とする。

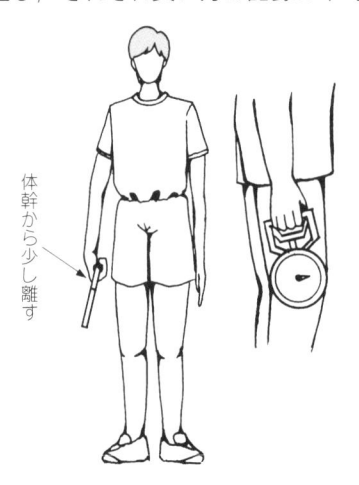

図：握力の測定

表：握力の標準値(kg)

年齢	男		女	
	標準値	S.D.	標準値	S.D.
10	18.5	3.8	16.5	3.9
15	40.5	6.6	27.3	4.8
20	49.3	7.0	30.0	5.0
25	50.2	6.9	30.9	5.0
30	50.2	6.8	31.1	5.0
35	49.8	6.6	31.0	5.0
40	48.3	6.4	30.3	4.9
45	46.8	6.4	29.5	4.8
50	45.0	6.4	28.2	4.7

背筋力（筋力）

　背筋力計の台の上に両足先を15 cmぐらい離して立ち，膝を伸ばしたまま上体を30度前傾させ，両手でハンドルを握り力一杯引かせる。測定は2回行い，良い方の記録を測定値とする。握力，背筋力の測定値をもって，全身の筋力を評価することは危険である。また，測定日のコンディションあるいは障害などによっても左右される。なお，腰などに障害のある場合は実施しない。

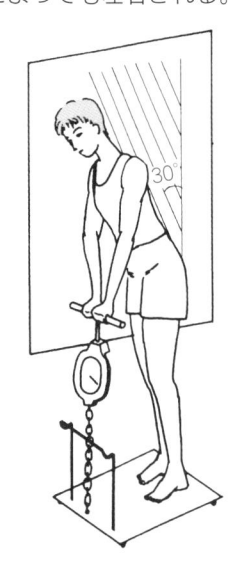

図：背筋力の測定

表：背筋力の標準値(kg)

年齢	男		女	
	標準値	S.D.	標準値	S.D.
10	61.3	13.4	47.7	12.2
15	122.1	23.6	82.4	17.2
20	144.6	25.0	88.5	18.4
25	145.7	25.2	89.0	18.9
30	145.5	25.3	88.0	18.8
35	145.0	25.5	86.3	18.6
40	143.5	25.6	82.3	18.2
45	138.8	25.1	77.6	17.2
50	132.8	24.5	72.3	16.0

付：体力テスト

腕立伏臥腕屈伸（筋持久力）

　両掌を肩幅間隔に開き，両足を揃え腕立て伏せの姿勢をとる。メトロノームの合図とともに，2秒に1回の割合で腕の屈曲運動を行い，リズムに合わなくなるまで行った屈腕回数を測定値とする。主として，上肢（伸筋）の動的持久性をみるテストである。しかし，体重を負荷としているので肥満傾向特に腹部型肥満の人は，体位を保持する背筋群の能力も必要とされ，成績は低下傾向を示す。

① 腕立伏臥腕屈伸

② 両足背上腕立伏臥腕屈伸（女性）

③ 両足背上腕立伏臥腕屈伸（男性）

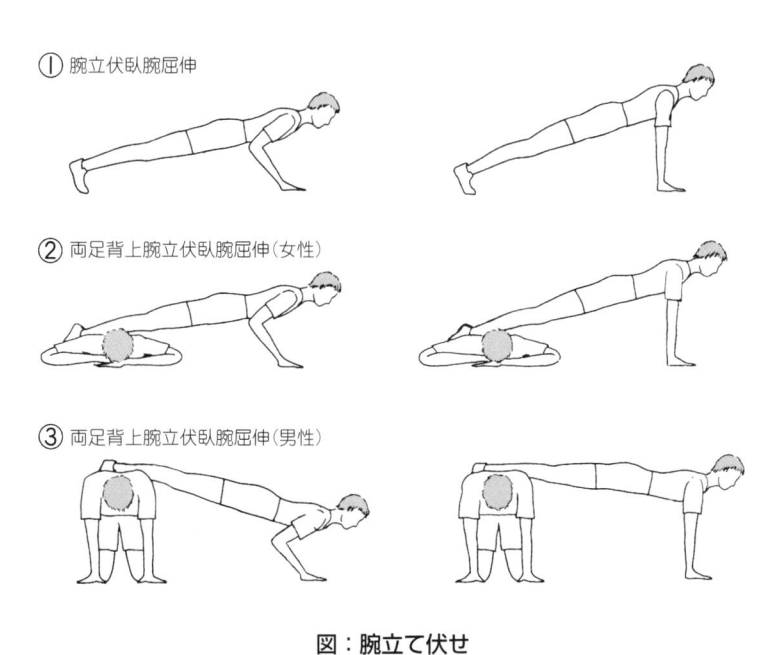

図：腕立て伏せ

表：腕立伏臥腕屈伸の標準値（回）

	男		女	
年齢	標準値	S.D.	標準値	S.D.
10	13.0	13.0	9.0	6.7
15	26.4	15.5	10.0	8.0
20	29.2	14.5	7.5	7.7
25	22.8	12.4	6.4	7.2
30	19.8	10.6	5.9	6.9
35	17.6	9.5	5.4	6.8
40	16.1	9.0	5.2	6.7
45	14.7	8.6	5.1	6.6
50	13.7	8.6	4.7	6.5

付：体力テスト

上体起こし（筋持久力）

　マットの上に仰臥位になり，両足を約30 cm開き，膝を直角に曲げ，両手を頭の後ろで組む。補助者は，実施者の両足首をしっかり押さえる。実施者は，はじめの合図とともに上体を起こし，両肘を両膝につけ，再び上体をたおす一連の運動を30秒間連続で行い，その回数を測定値とする。主として，腹筋の動的持久性をみるテストである。肥満傾向のある人は，腹部の脂肪が邪魔となるので成績は低下傾向を示す。

　文部科学省の新体力テストでは，両腕を胸の前で組み，補助者が両膝をおさえ，固定するように変更になった。そのため標準値も少し高くなっている。

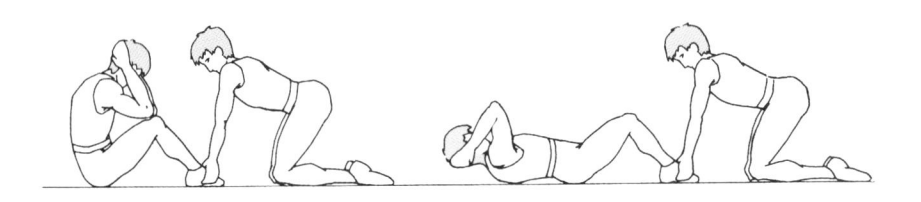

図：上体起こし

表A：（旧式）上体起こしの標準値（回）

年齢	男 標準値	S.D.	女 標準値	S.D.
10	15.5	4.0	14.5	4.0
15	22.4	4.0	16.3	4.0
20	23.2	4.0	14.9	4.2
25	22.1	4.0	13.4	4.4
30	20.7	4.0	11.9	4.6
35	19.3	4.0	10.6	4.8
40	17.8	4.0	9.2	5.0
45	16.5	4.0	7.7	5.2
50	15.2	4.0	6.4	5.4

表B：新体力テストによる平均値（回）

年齢	男 平均値	S.D.	女 平均値	S.D.
10	18.0	5.0	15.9	4.5
15	26.9	5.3	18.7	5.0
20–24	26.3	4.9	17.9	4.6
25–29	25.6	4.9	17.8	4.5
30–34	24.6	4.6	17.0	4.3
35–39	23.6	4.8	16.9	4.3
40–44	22.5	4.6	16.3	4.5
45–49	21.1	4.5	14.5	5.1
50–54	19.3	4.5	12.4	5.5
55–59	17.7	4.6	10.4	5.4

（平成12年度）

付：体力テスト

垂直跳び（瞬発力）

　壁側の手の指先にチョークの粉をつけ，両足を揃えて壁に対して横向きで立ち，体側を壁にぴったりつけた状態となる。片手をいっぱいに伸ばし，測定板に指先で印をつける。そして，その場でできるだけ高く跳び上がり，最高点で測定板に印をつける。前者の印と後者の印の差が測定値である。テストは，2回測定し良い方の記録を測定値とする。

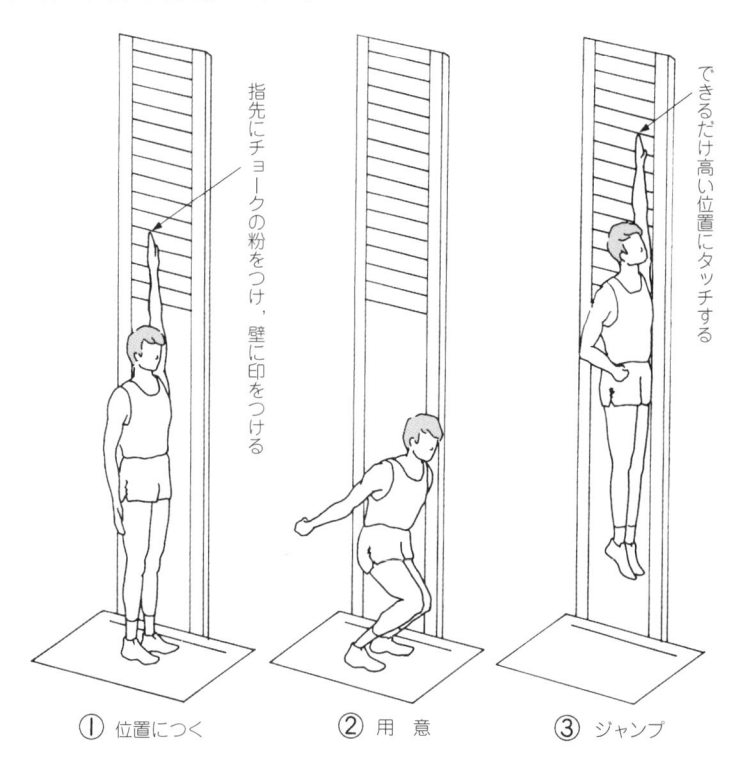

① 位置につく　② 用意　③ ジャンプ

図：垂直跳び

表：垂直跳びの標準値(cm)

年齢	男 標準値	S.D.	女 標準値	S.D.
10	33.8	6.1	32.2	5.2
15	58.0	7.9	43.8	6.5
20	61.1	8.3	41.9	6.5
25	58.1	8.0	39.1	6.4
30	54.8	7.8	36.5	6.3
35	51.5	7.5	34.1	6.2
40	49.5	7.2	31.8	6.1
45	45.7	6.9	29.3	5.9
50	42.6	6.7	27.1	5.8

付：体力テスト

立ち幅跳び（瞬発力）

　両足を揃えて立ち，できるだけ遠くへ跳ぶ。着地時の衝撃を緩和するために，砂場を利用することが望ましい。テストは，2回測定し良い方の記録を測定値とする。

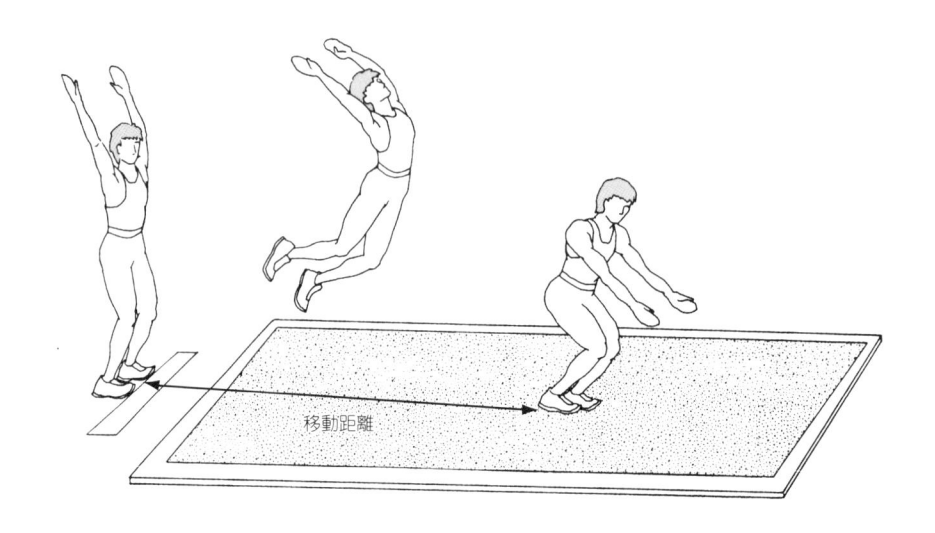

図：立ち幅跳び

表：立ち幅跳びの標準値(cm)

年齢	男		女	
	標準値	S.D.	標準値	S.D.
10	163	24	160	22
15	217	28	180	28
20	235	31	170	28
25	228	31	169	27
30	220	31	161	26
35	212	31	155	26
40	204	31	146	26
45	196	31	138	26
50	187	31	128	26

付：体力テスト

反復横跳び（敏捷性）

　床上に中央線を引き，その両側に1.2m間隔で平行線を引く。実施者は中央線をまたいで立ち，はじめの合図とともに右側の線を越すか触れるまでステップする。引き続き，すばやく左側へステップ，中央線へ戻り，さらに左側の線に触れるまでステップし，再び中央線に戻る。このような一連の運動を20秒間できるだけ速く繰り返す。各線を1回通過するたびに1点とするが，足が線を越えないか，触れないか，中央線をまたがないときは点数としない。テストは，2回測定し良い方の記録を測定値とする。

　新体力テストではライン間隔を全年齢（65歳未満）1.0mと統一している。

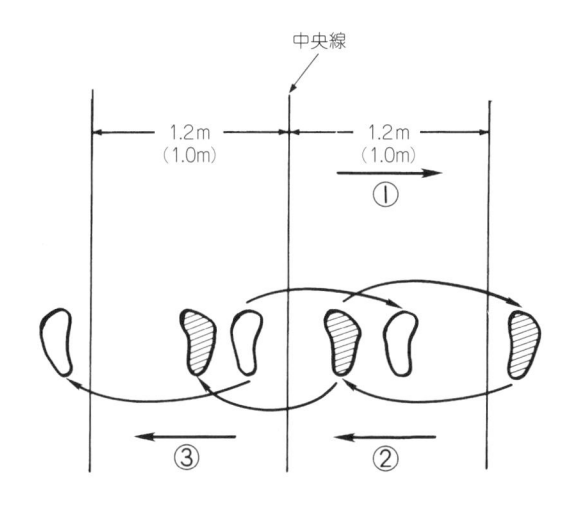

図：反復横跳び

表A：反復横跳びの標準値（点）
（旧式，ライン間隔1.2m）

年齢	男 標準値	S.D.	女 標準値	S.D.
10	39.1	5.6	38.2	5.4
15	44.8	5.3	38.8	4.4
20	46.3	5.4	39.7	4.9
25	45.6	5.6	38.3	5.3
30	47.0	5.8	41.5	5.7
35	44.6	5.8	39.9	5.7
40	42.6	3.7	38.3	5.8
45	40.9	3.6	36.5	5.8
50	39.2	3.6	34.6	5.7

表B：新体力テストによる平均値（点）

年齢	男 平均値	S.D.	女 平均値	S.D.
10	40.4	6.3	37.3	5.8
15	51.1	6.9	42.0	5.8
20−24	50.5	6.5	42.6	5.6
25−29	49.8	6.6	42.9	5.6
30−34	49.0	6.2	42.4	5.7
35−39	48.1	6.1	42.3	5.4
40−44	46.6	5.9	41.6	5.7
45−49	44.3	6.0	39.5	5.8
50−54	41.4	5.9	36.9	5.9
55−59	38.9	6.4	34.2	5.9

（平成12年度）

付：体力テスト

全身反応時間（敏捷性）

　実施者は，膝関節を軽く曲げて台上に立ち，光刺激で両足で跳び上がる。合図から動作が起こるまでに必要な時間を測定値とする。光刺激の他に音刺激を用いる場合もある。また，全身選択反応時間として，赤・青・緑・黄の光刺激により，前後左右に，指定された色の方向へ跳ぶ方法もある。測定は5回行い，それを平均する方法と，最大値と最低値を除く3つの測定値の平均をとる方法がある。

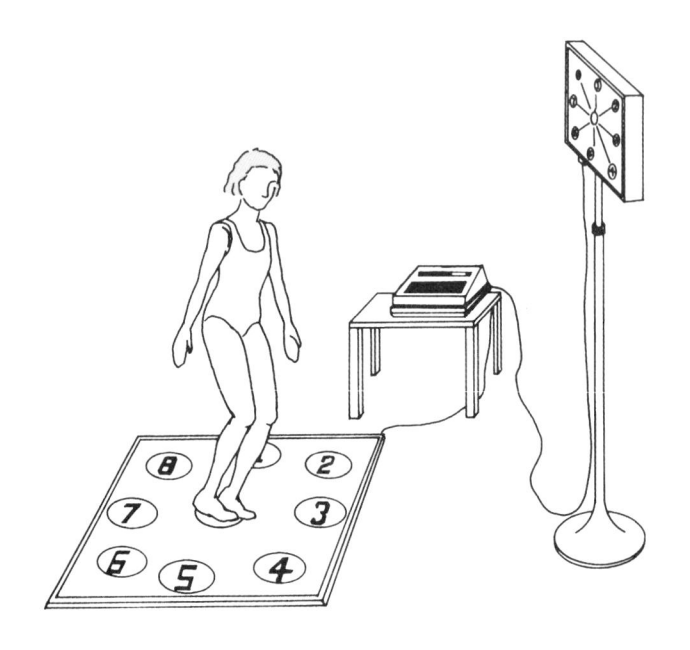

図：全身反応時間

表：全身反応時間の標準値（msec）

年齢	男 標準値	S.D.	女 標準値	S.D.
10	379	40	405	45
15	344	34	361	40
20	348	37	372	41
25	353	40	388	46
30	362	45	404	53
35	375	50	422	60
40	389	56	445	68
45	406	61	469	75
50	425	66	495	83

バーピーテスト(敏捷性)

　実施者は，先ず両足を揃え直立姿勢をとる。はじめの合図とともにしゃがみ，両手を床につくと同時に両足を後方へ伸ばして腕立伏臥姿勢をとり，次に後方へ伸ばした足を再び引きつけ，しゃがんだ状態に戻り，ついで直立姿勢に戻る。この一連の運動を，10秒間にできるだけ行い，測定値とする。このテストは，短時間に行うものであるが，運動形態が全身的に大筋群を動員して行われるため，長時間行うことによって筋持久性のテストにも応用できる。

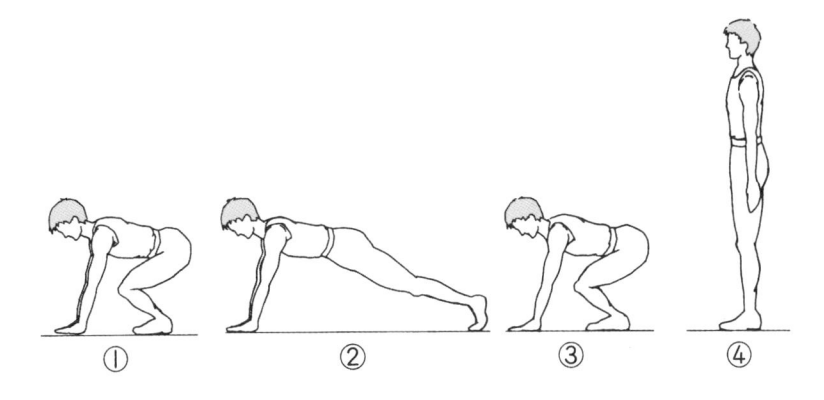

図：バーピーテスト

表：バーピーテストの標準値
(回/10秒)

年齢	男・女	
	標準値	S.D.
10	5.36	0.8
15	5.46	0.8
20	5.36	0.8
25	5.04	0.8
30	4.72	0.7
35	4.44	0.7
40	4.19	0.6
45	4.01	0.6
50	3.88	0.5

付：体力テスト

閉眼片足立ち（平衡性）

　閉眼片足立ちは，眼を閉じて，片足でどれだけその場に長く立っていられるかを調べるテストである。実施者は，素足で床の上に立ち，両手を腰にあて，片足を床から離し，できるだけ長く立ち続ける。左右交互に3回ずつ測定し，その平均値をとる。支持足が床から離れたり，移動したら終了となる。

　高齢者の場合は開眼で実施する。

表：閉眼片足立ちの標準値（秒）

年齢	男		女	
	標準値	S.D.	標準値	S.D.
10	39	34	39	29
15	71	87	64	69
20	92	97	82	93
25	92	96	91	96
30	84	87	84	87
35	64	67	64	67
40	54	57	54	57
45	45	47	45	47
50	37	39	37	39

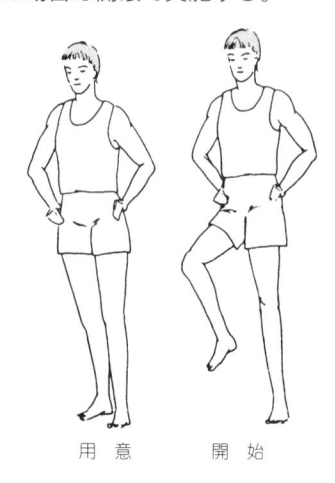

図：閉眼片足立ち

立位体前屈（柔軟性）

　踏み台を用い，台上面を0cmとしてそこから上に25cm，下に40cmの物差しを付ける。台上に両つま先を約5cm離して立ち，膝を曲げないようにして両指先を伸ばした状態で前屈させ，最下位点の位置を測定する。この場合，反動をつけてはならない。

　新体力テストでは長座位の姿勢で上体を前屈させる方法を採用している。

表：立位体前屈の標準値（cm）

年齢	男		女	
	標準値	S.D.	標準値	S.D.
10	7.9	4.7	10.4	4.7
15	11.9	5.7	14.6	5.5
20	14.1	6.1	16.5	5.6
25	13.1	6.1	15.4	5.6
30	11.6	6.2	14.1	5.7
35	10.3	6.2	13.0	5.7
40	9.2	6.3	12.1	5.8
45	8.3	6.4	11.5	5.8
50	7.5	6.4	10.9	5.8

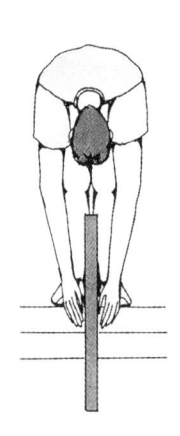

図：立位体前屈

ストレッチング

　ストレッチングとは，筋肉や腱を引き伸ばす柔軟体操のことで，「イチ・ニー・サン」の号令などをかけながら，はずみや反動をつけて行う動的なバリスティック・ストレッチング(Ballistic Stretching)と，筋肉をゆっくりと伸ばし10～30秒間その状態を維持して行うスタティック・ストレッチング(Static Stretching)の2種類がある。今日，一般的に「ストレッチング」として行われているのは後者の静的なものをいう場合が多い。

　ストレッチングは，筋肉に弾性を与えて筋肉や腱の柔軟性を向上させ，身体に動きやすい状況をつくりだし運動傷害の予防に役立つことから，主に運動前のウォーミング・アップに，また筋肉や腱の適度な緊張と弛緩の繰り返しによって血液の循環を促進し筋肉疲労や筋肉痛の軽減，心身のストレス解消，疲労回復にも効果があることから運動後のクーリング・ダウンの中に取り入れられている。さらに末梢血液循環の悪化によって生じる肩こりや腰痛などの予防や改善にも役立ち，一般的な健康づくりの手段としてもストレッチングの効果が認められている。

ストレッチングの実際

　ストレッチングは，運動の前後に行うことが望ましく，運動前には全身の主要な筋肉をストレッチするとともに，その運動で特によく使う筋肉について重点的にストレッチすることが望ましい。また運動後にはその運動でよく使った筋肉を中心的にストレッチするが，運動直後のみならず，就寝前，翌朝起床後にも簡単なストレッチングを行うとその効果は一層よくなる。

　実際にストレッチングを行う時には，以下の点に留意して行うとよい。

　まず大きく背伸びをして脱力し，全身をリラックスさせる。次に伸展させる筋群に意識を集中させ，反動をつけないでゆっくりと伸ばし始める。筋肉や腱の緊張を感じるようになったら，その最大伸張姿勢を10～30秒程度保つ。このとき呼吸は止めないで，自然な呼吸を保ちマイペースで行う。

　本書では，日常生活で行われている運動種目をとりあげ，その運動の前後に行って欲しいストレッチングをいくつか紹介する。

付：ストレッチング

ランニング・ジョギング

　ランニング・ジョギングでは，足・膝関節，アキレス腱や大腿部の筋群など下肢を中心に行うことが望ましい。

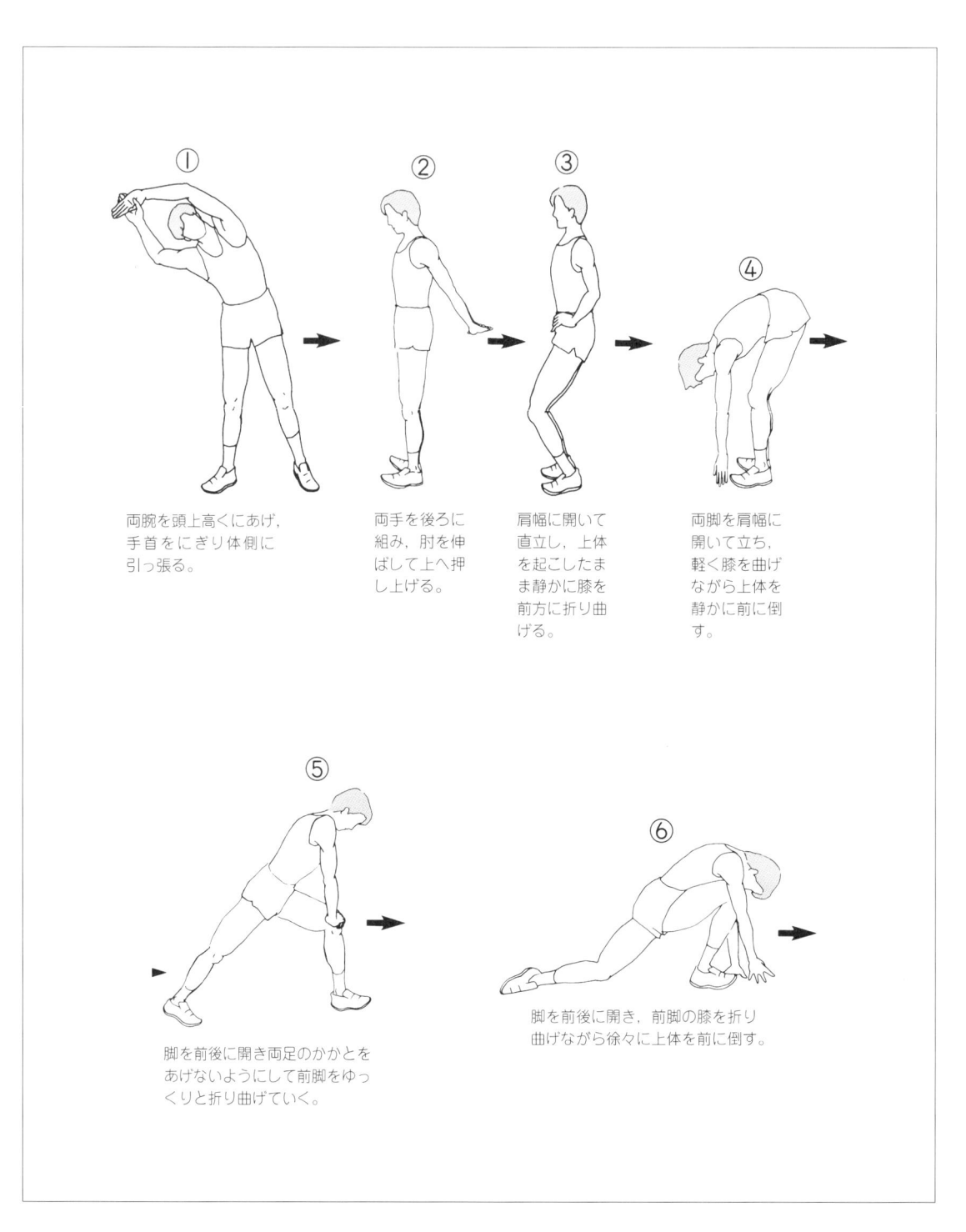

① 両腕を頭上高くにあげ，手首をにぎり体側に引っ張る。

② 両手を後ろに組み，肘を伸ばして上へ押し上げる。

③ 肩幅に開いて直立し，上体を起こしたまま静かに膝を前方に折り曲げる。

④ 両脚を肩幅に開いて立ち，軽く膝を曲げながら上体を静かに前に倒す。

⑤ 脚を前後に開き両足のかかとをあげないようにして前脚をゆっくりと折り曲げていく。

⑥ 脚を前後に開き，前脚の膝を折り曲げながら徐々に上体を前に倒す。

付：ストレッチング

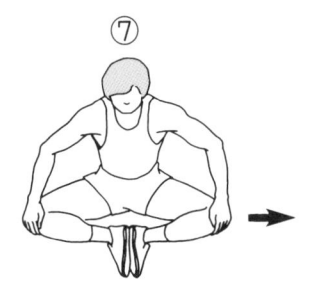

⑦ 両足裏を合わせて両手または両肘で両膝を押し下げる。

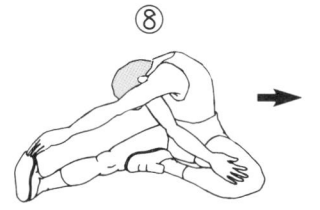

⑧ 片脚はのばし，他方の脚の膝を曲げ足裏を内股につける。膝を曲げた脚側の腕を伸ばし足先をつかむ。

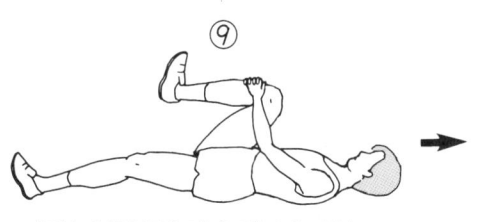

⑨ 仰臥し片膝を両手で抱えて胸の方へ引き寄せる。

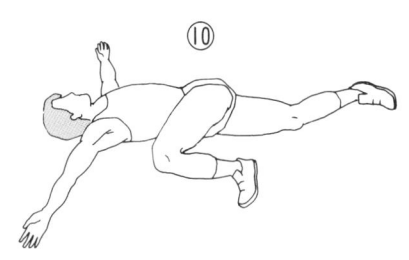

⑩ 仰臥し一方の脚を折り曲げて他方の伸ばした脚の反対側に持ってくる。

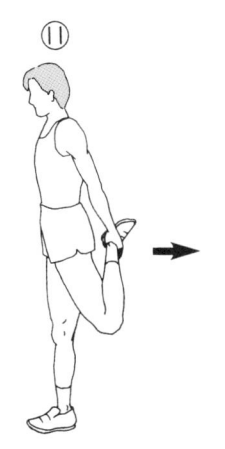

⑪ 片脚立ちで足首をつかんで臀部に引きつける。

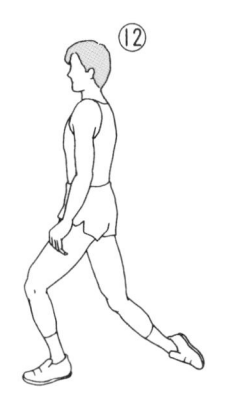

⑫ 立ったまま足の甲を後方に持って行き伸ばす。

付：ストレッチング

水泳・水中運動

水泳では，主肩関節，腰部，股・膝・足関節のストレッチングを行い柔軟性を増す。

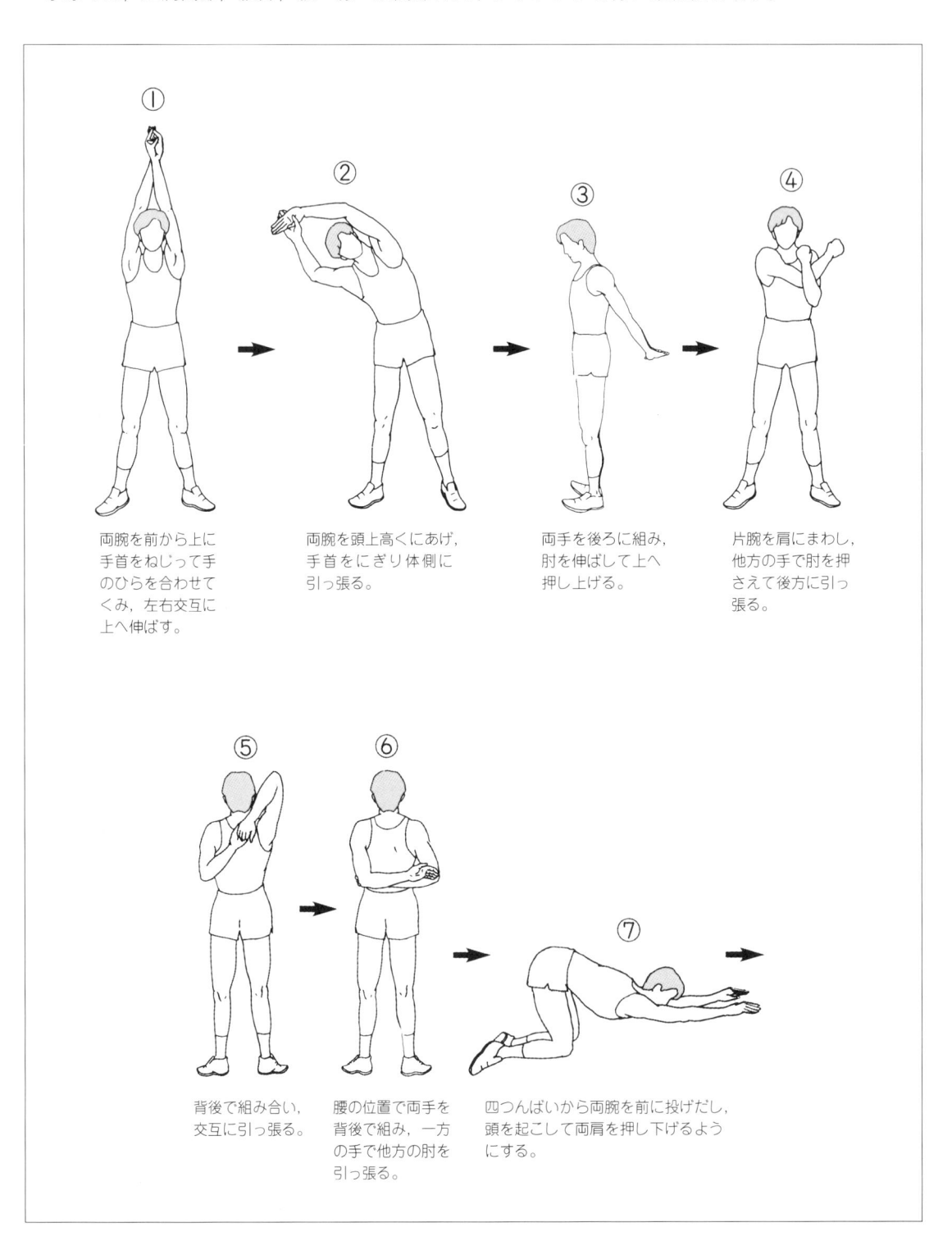

① 両腕を前から上に手首をねじって手のひらを合わせてくみ，左右交互に上へ伸ばす。

② 両腕を頭上高くにあげ，手首をにぎり体側に引っ張る。

③ 両手を後ろに組み，肘を伸ばして上へ押し上げる。

④ 片腕を肩にまわし，他方の手で肘を押さえて後方に引っ張る。

⑤ 背後で組み合い，交互に引っ張る。

⑥ 腰の位置で両手を背後で組み，一方の手で他方の肘を引っ張る。

⑦ 四つんばいから両腕を前に投げだし，頭を起こして両肩を押し下げるようにする。

付：ストレッチング

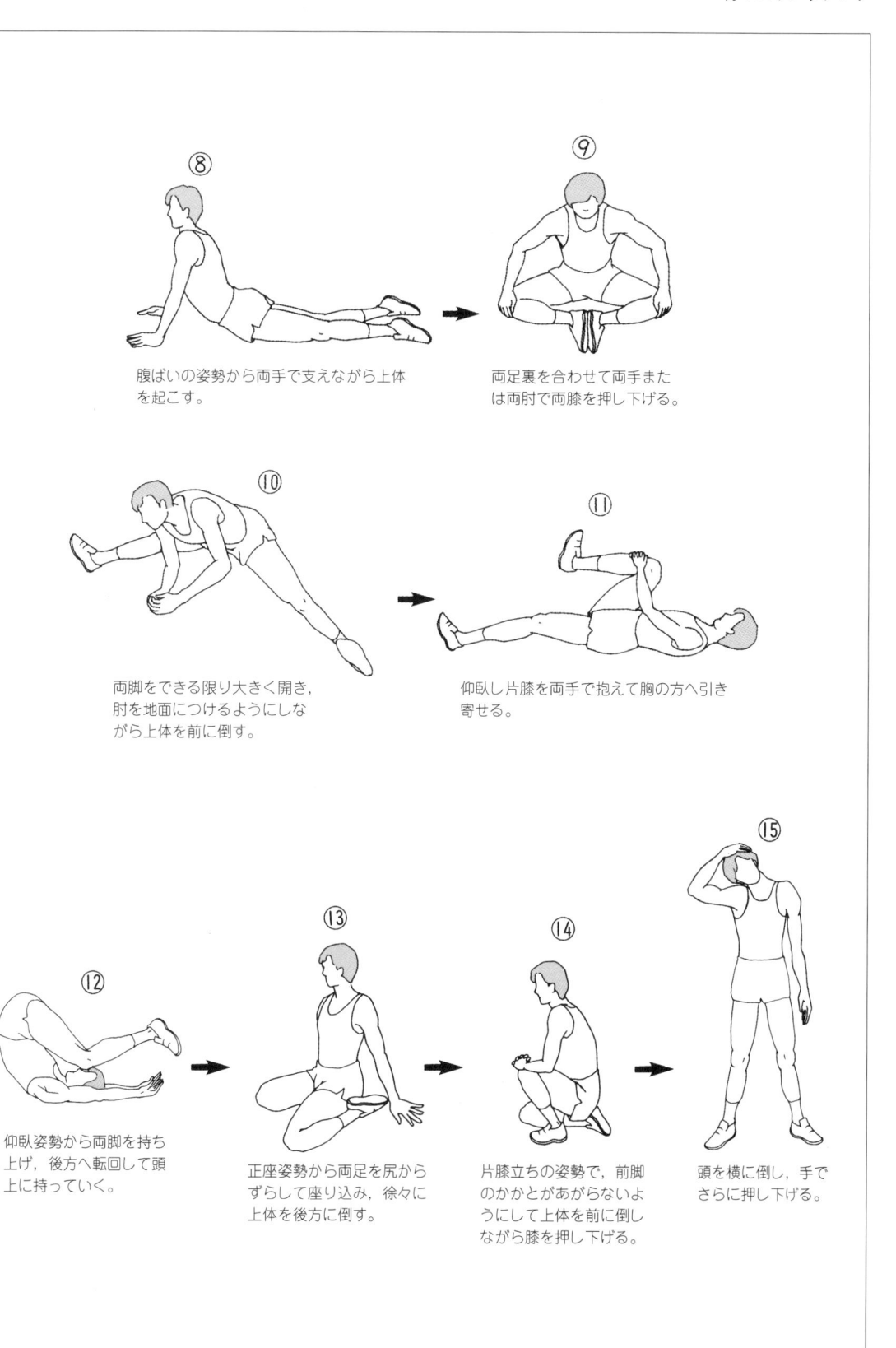

⑧ 腹ばいの姿勢から両手で支えながら上体を起こす。

⑨ 両足裏を合わせて両手または両肘で両膝を押し下げる。

⑩ 両脚をできる限り大きく開き、肘を地面につけるようにしながら上体を前に倒す。

⑪ 仰臥し片膝を両手で抱えて胸の方へ引き寄せる。

⑫ 仰臥姿勢から両脚を持ち上げ、後方へ転回して頭上に持っていく。

⑬ 正座姿勢から両足を尻からずらして座り込み、徐々に上体を後方に倒す。

⑭ 片膝立ちの姿勢で、前脚のかかとがあがらないようにして上体を前に倒しながら膝を押し下げる。

⑮ 頭を横に倒し、手でさらに押し下げる。

付：ストレッチング

ボウリング

　ボウリングでは，手首や肩関節など上腕の筋群を中心に，また，大腿部の筋群やアキレス腱も行うことが望ましい。

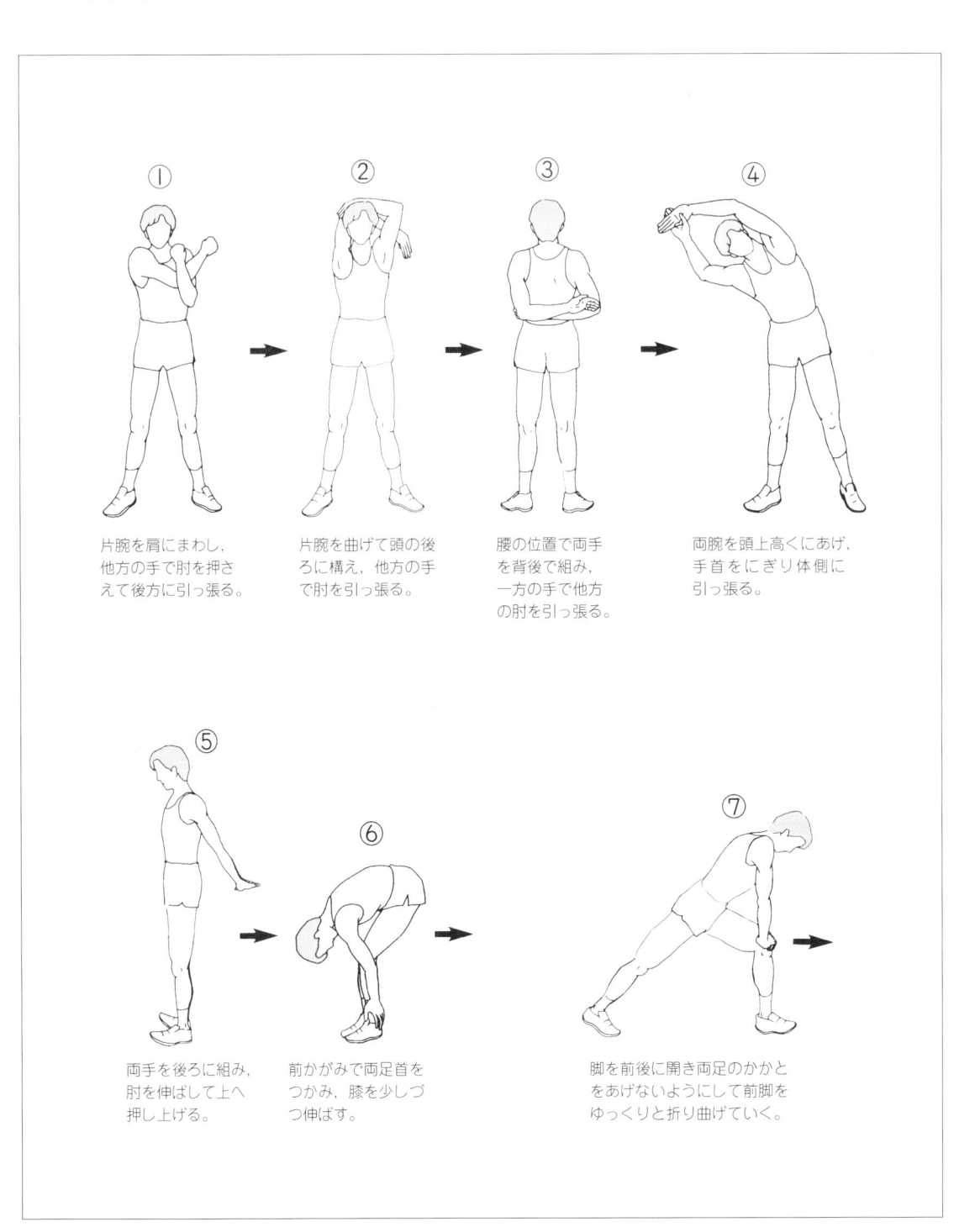

① 片腕を肩にまわし，他方の手で肘を押さえて後方に引っ張る。

② 片腕を曲げて頭の後ろに構え，他方の手で肘を引っ張る。

③ 腰の位置で両手を背後で組み，一方の手で他方の肘を引っ張る。

④ 両腕を頭上高くにあげ，手首をにぎり体側に引っ張る。

⑤ 両手を後ろに組み，肘を伸ばして上へ押し上げる。

⑥ 前かがみで両足首をつかみ，膝を少しづつ伸ばす。

⑦ 脚を前後に開き両足のかかとをあげないようにして前脚をゆっくりと折り曲げていく。

付：ストレッチング

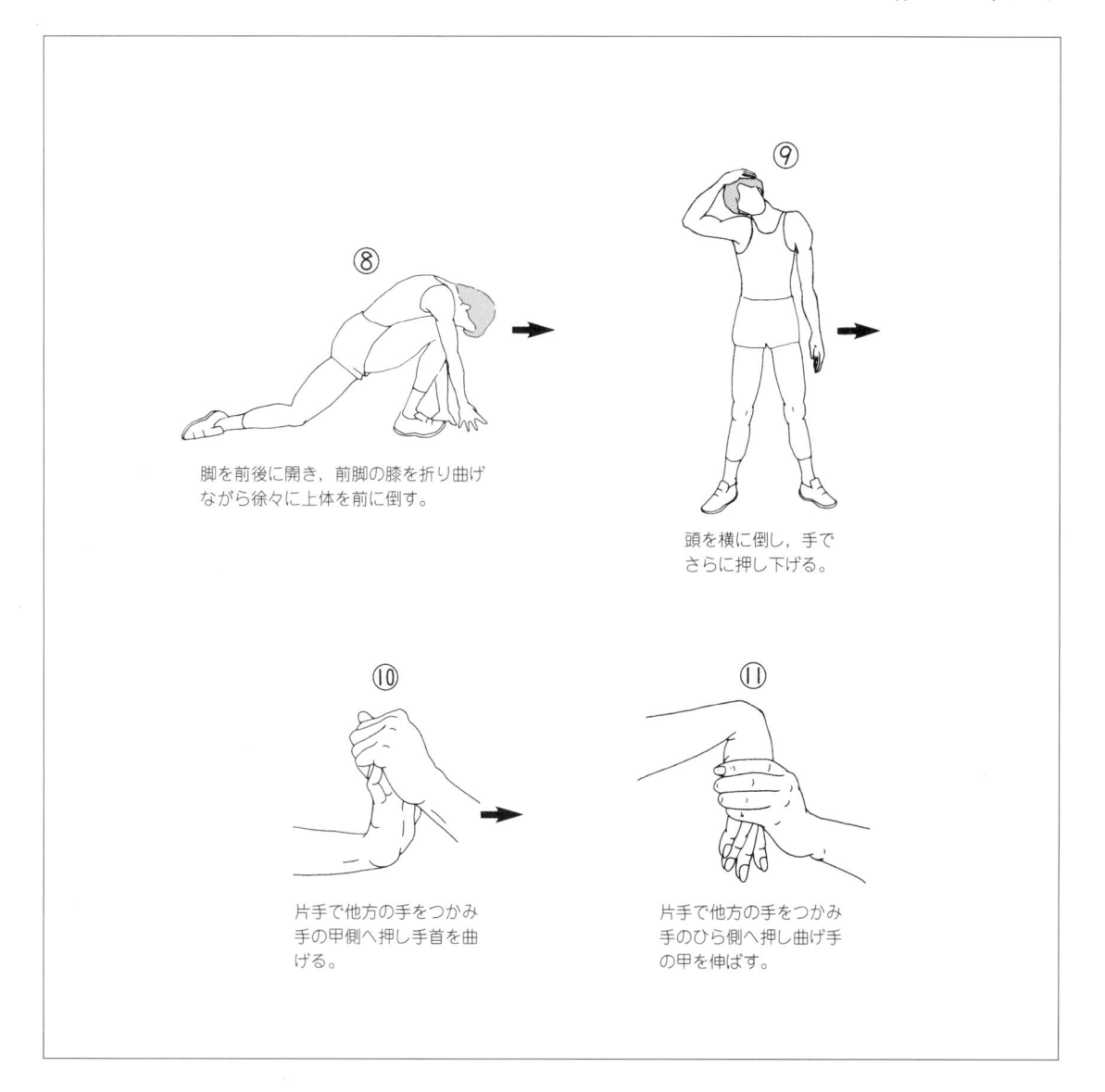

⑧ 脚を前後に開き，前脚の膝を折り曲げながら徐々に上体を前に倒す。

⑨ 頭を横に倒し，手でさらに押し下げる。

⑩ 片手で他方の手をつかみ手の甲側へ押し手首を曲げる。

⑪ 片手で他方の手をつかみ手のひら側へ押し曲げ手の甲を伸ばす。

171

付：ストレッチング

ゲートボール

ゲートボールでは，手首，腰背部，上背部を中心に行う。

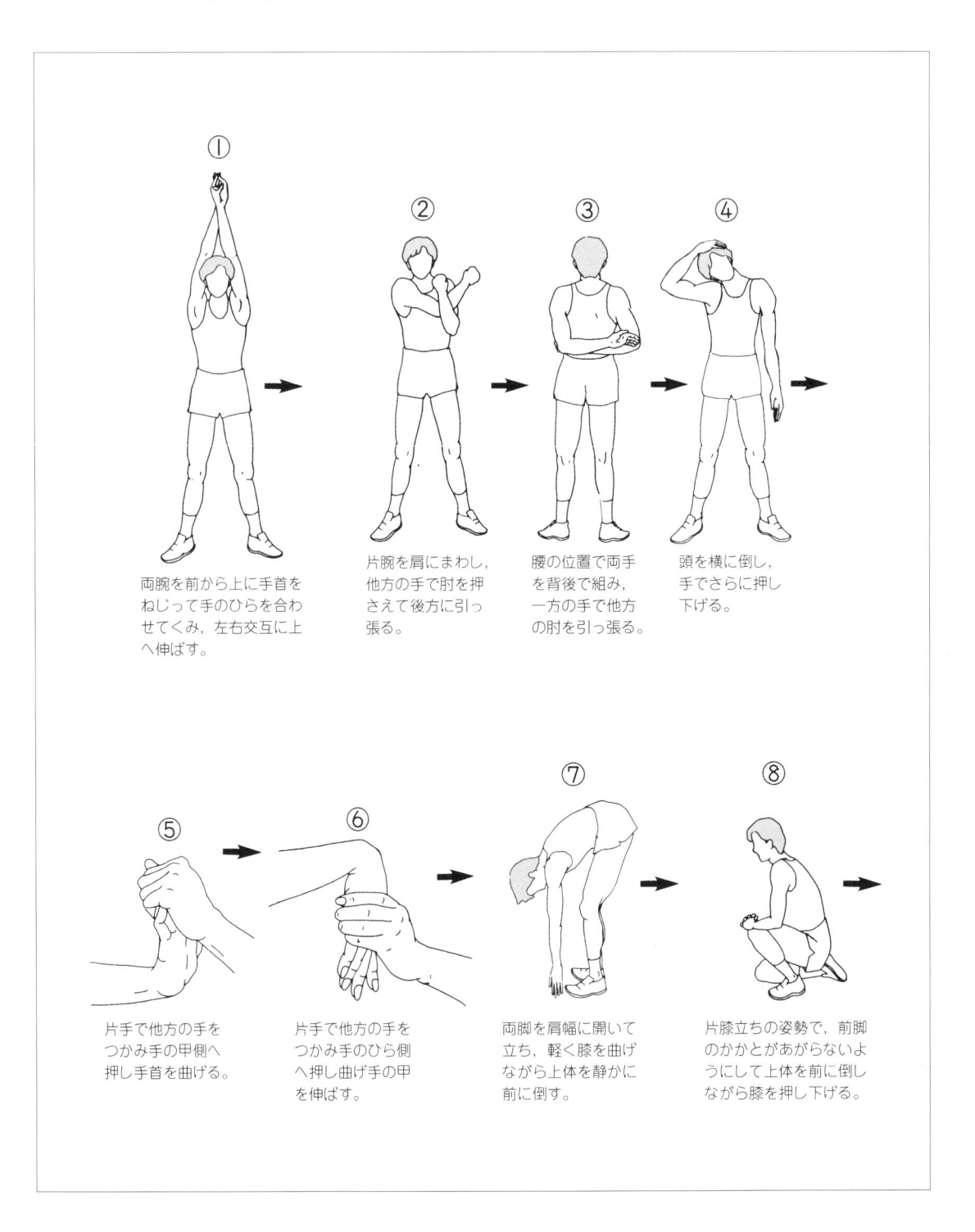

① 両腕を前から上に手首をねじって手のひらを合わせてくみ，左右交互に上へ伸ばす。

② 片腕を肩にまわし，他方の手で肘を押さえて後方に引っ張る。

③ 腰の位置で両手を背後で組み，一方の手で他方の肘を引っ張る。

④ 頭を横に倒し，手でさらに押し下げる。

⑤ 片手で他方の手をつかみ手の甲側へ押し手首を曲げる。

⑥ 片手で他方の手をつかみ手のひら側へ押し曲げ手の甲を伸ばす。

⑦ 両脚を肩幅に開いて立ち，軽く膝を曲げながら上体を静かに前に倒す。

⑧ 片膝立ちの姿勢で，前脚のかかとがあがらないようにして上体を前に倒しながら膝を押し下げる。

付：ストレッチング

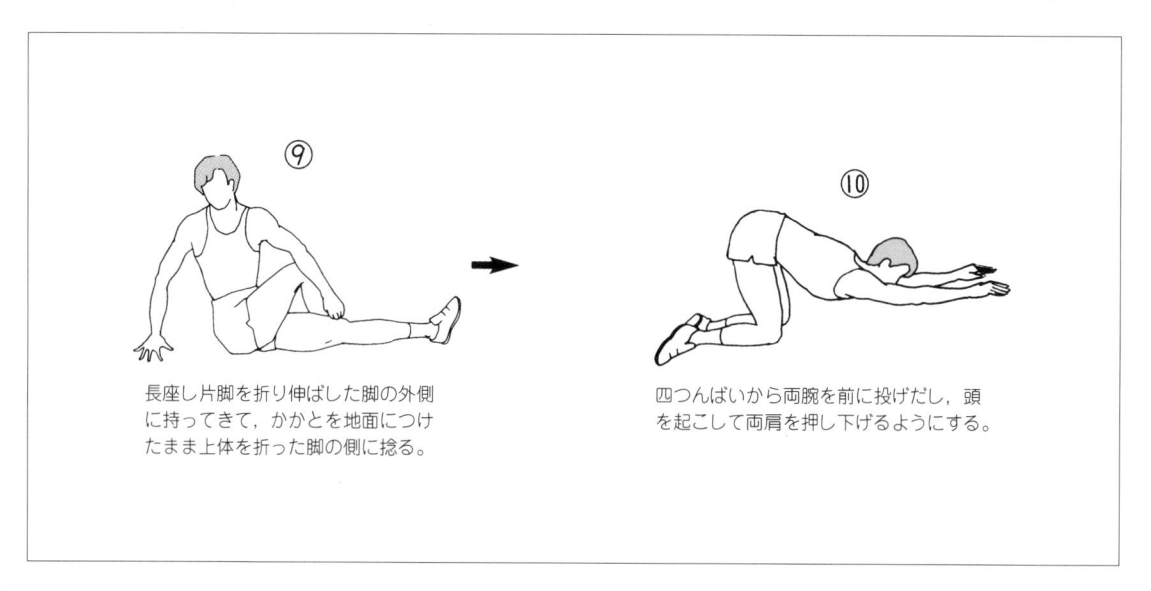

⑨ 長座し片脚を折り伸ばした脚の外側に持ってきて、かかとを地面につけたまま上体を折った脚の側に捻る。

⑩ 四つんばいから両腕を前に投げだし、頭を起こして両肩を押し下げるようにする。

ゴルフ

ゴルフでは、手・肩・肘関節など上腕の筋群と腰部を重点的に行う。

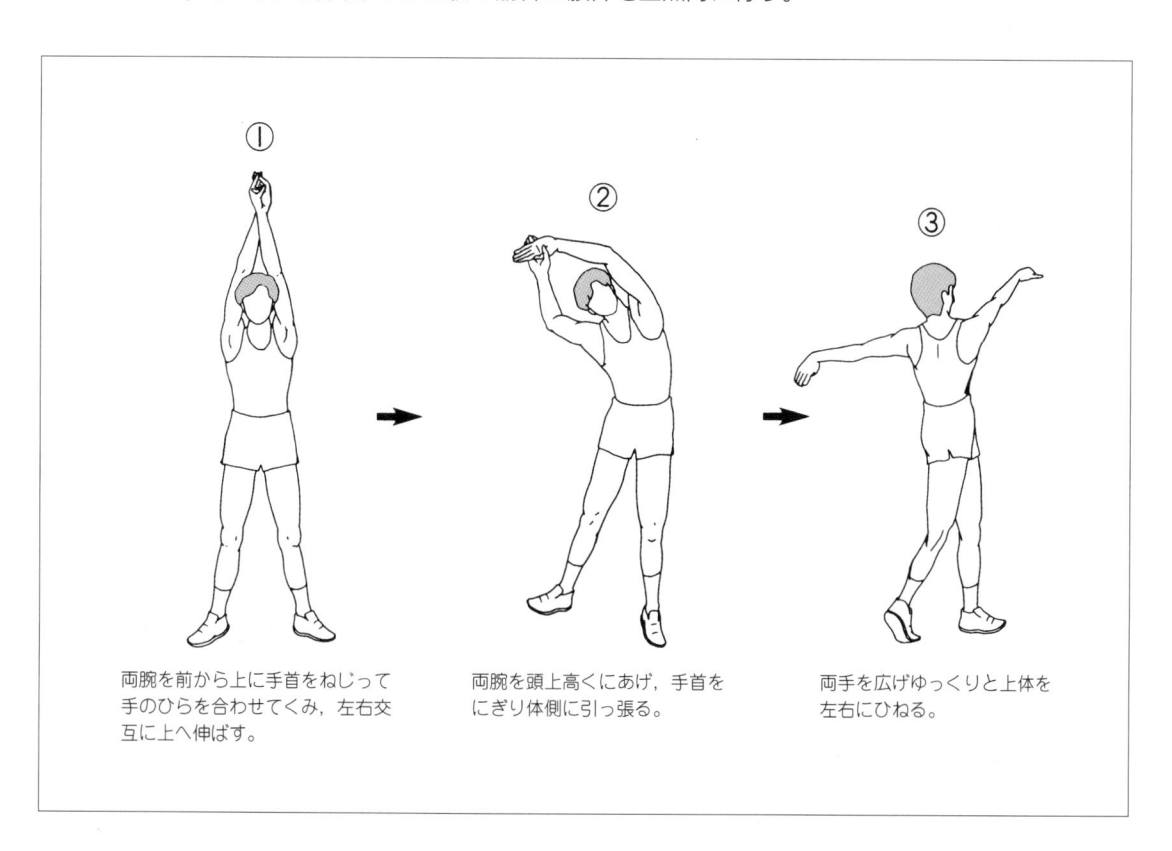

① 両腕を前から上に手首をねじって手のひらを合わせてくみ、左右交互に上へ伸ばす。

② 両腕を頭上高くにあげ、手首をにぎり体側に引っ張る。

③ 両手を広げゆっくりと上体を左右にひねる。

173

付：ストレッチング

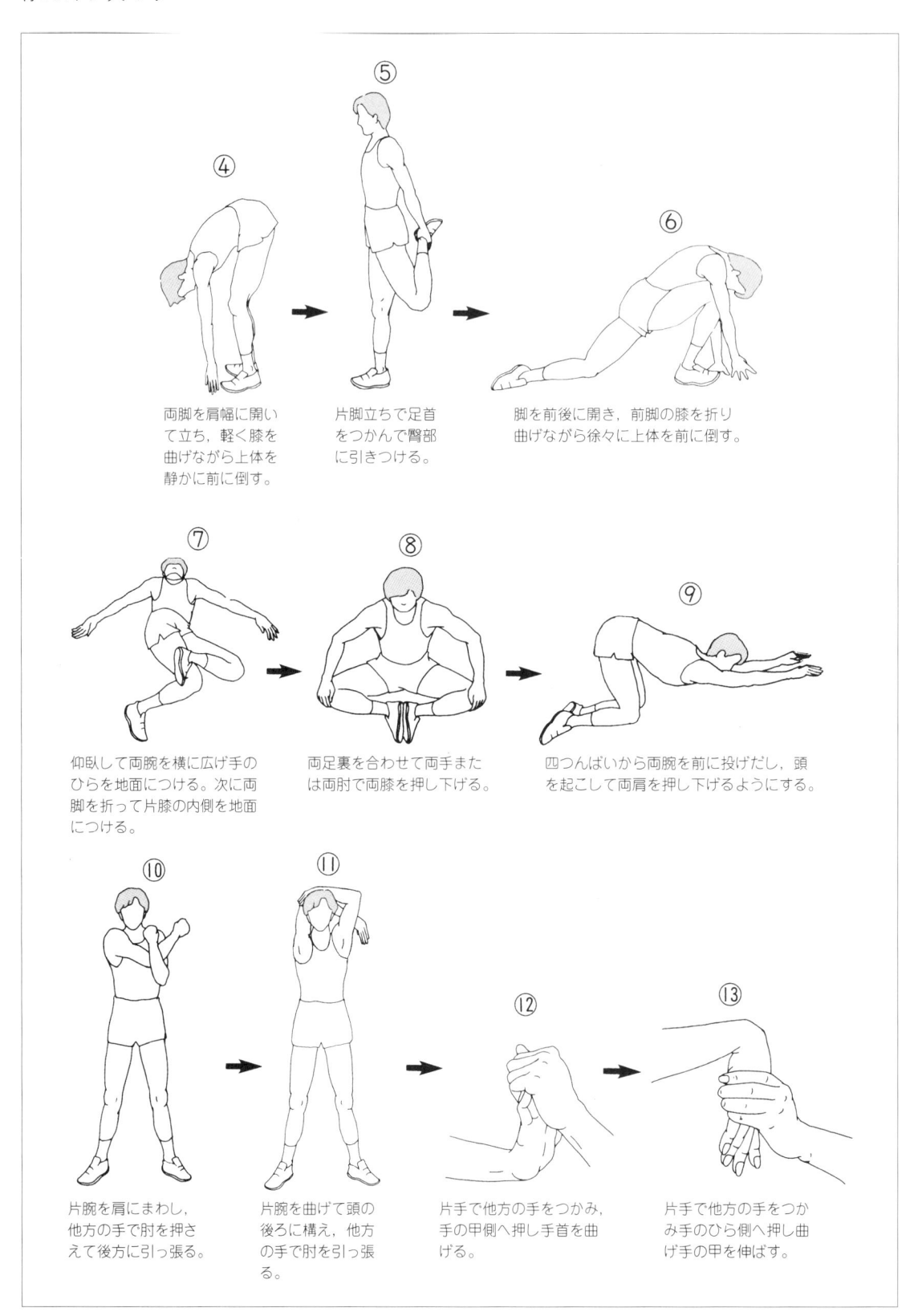

④ 両脚を肩幅に開いて立ち、軽く膝を曲げながら上体を静かに前に倒す。

⑤ 片脚立ちで足首をつかんで臀部に引きつける。

⑥ 脚を前後に開き、前脚の膝を折り曲げながら徐々に上体を前に倒す。

⑦ 仰臥して両腕を横に広げ手のひらを地面につける。次に両脚を折って片膝の内側を地面につける。

⑧ 両足裏を合わせて両手または両肘で両膝を押し下げる。

⑨ 四つんばいから両腕を前に投げだし、頭を起こして両肩を押し下げるようにする。

⑩ 片腕を肩にまわし、他方の手で肘を押さえて後方に引っ張る。

⑪ 片腕を曲げて頭の後ろに構え、他方の手で肘を引っ張る。

⑫ 片手で他方の手をつかみ、手の甲側へ押し手首を曲げる。

⑬ 片手で他方の手をつかみ手のひら側へ押し曲げ手の甲を伸ばす。

付：ストレッチング

バドミントン

　バドミントンは，手・肘・肩関節や足・膝関節，大腿部の筋群，アキレス腱のストレッチングを十分に行う。

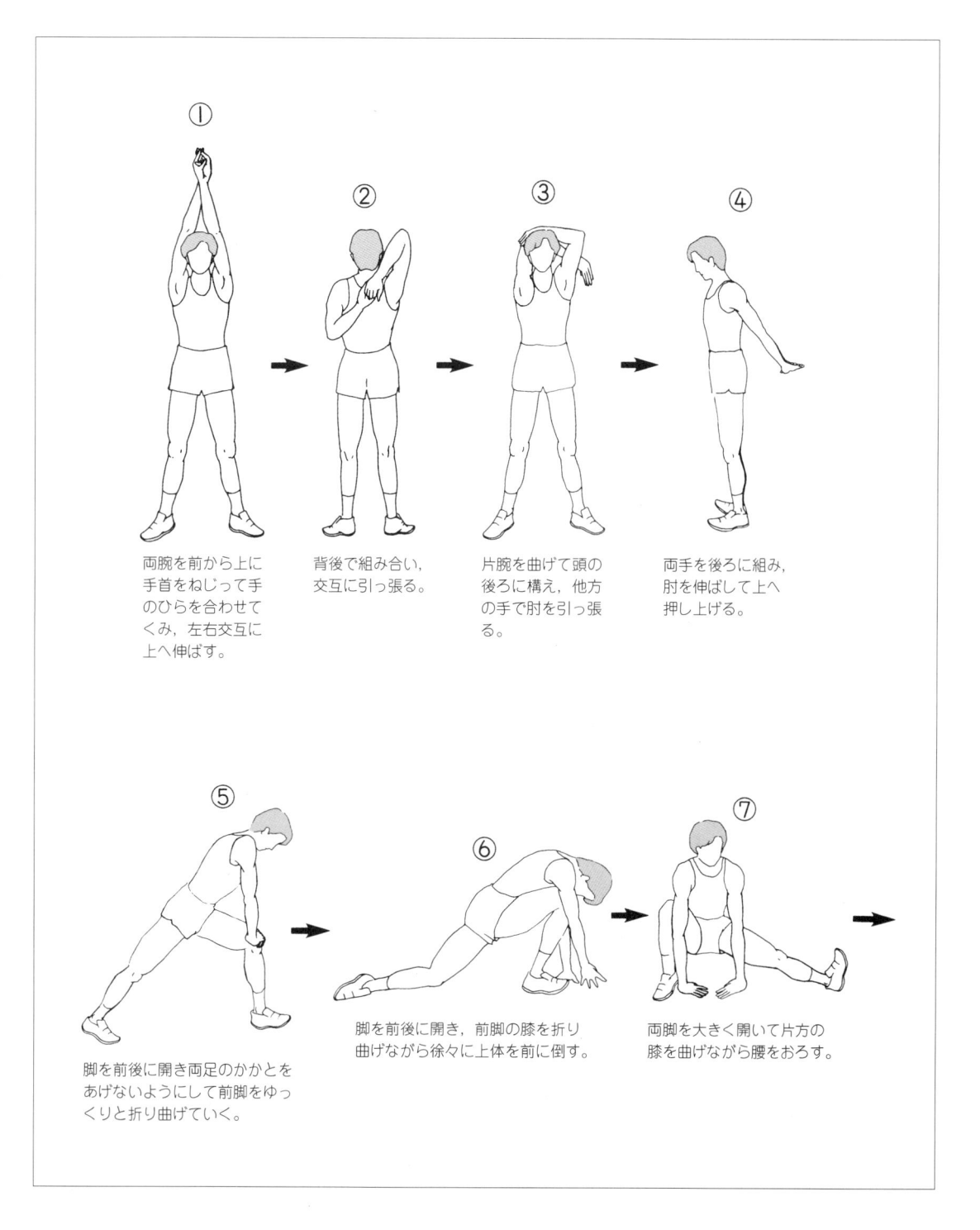

① 両腕を前から上に手首をねじって手のひらを合わせてくみ，左右交互に上へ伸ばす。

② 背後で組み合い，交互に引っ張る。

③ 片腕を曲げて頭の後ろに構え，他方の手で肘を引っ張る。

④ 両手を後ろに組み，肘を伸ばして上へ押し上げる。

⑤ 脚を前後に開き両足のかかとをあげないようにして前脚をゆっくりと折り曲げていく。

⑥ 脚を前後に開き，前脚の膝を折り曲げながら徐々に上体を前に倒す。

⑦ 両脚を大きく開いて片方の膝を曲げながら腰をおろす。

付：ストレッチング

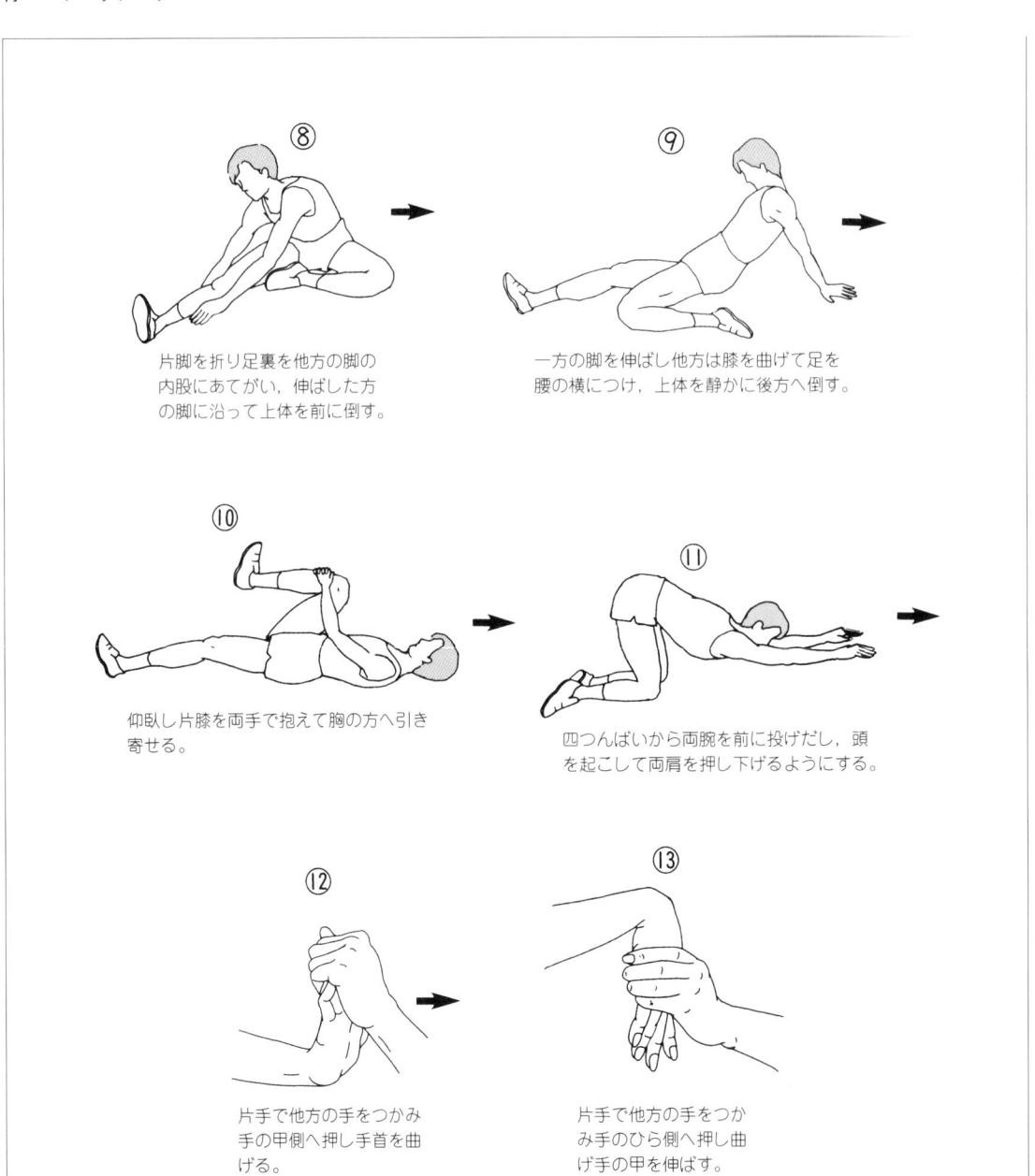

⑧ 片脚を折り足裏を他方の脚の内股にあてがい，伸ばした方の脚に沿って上体を前に倒す。

⑨ 一方の脚を伸ばし他方は膝を曲げて足を腰の横につけ，上体を静かに後方へ倒す。

⑩ 仰臥し片膝を両手で抱えて胸の方へ引き寄せる。

⑪ 四つんばいから両腕を前に投げだし，頭を起こして両肩を押し下げるようにする。

⑫ 片手で他方の手をつかみ手の甲側へ押し手首を曲げる。

⑬ 片手で他方の手をつかみ手のひら側へ押し曲げ手の甲を伸ばす。

付：ストレッチング

テニス

テニスのストレッチングは，手・肘・肩関節の上半身を中心に行い，足，膝関節，腰部といった下半身も十分に行う。

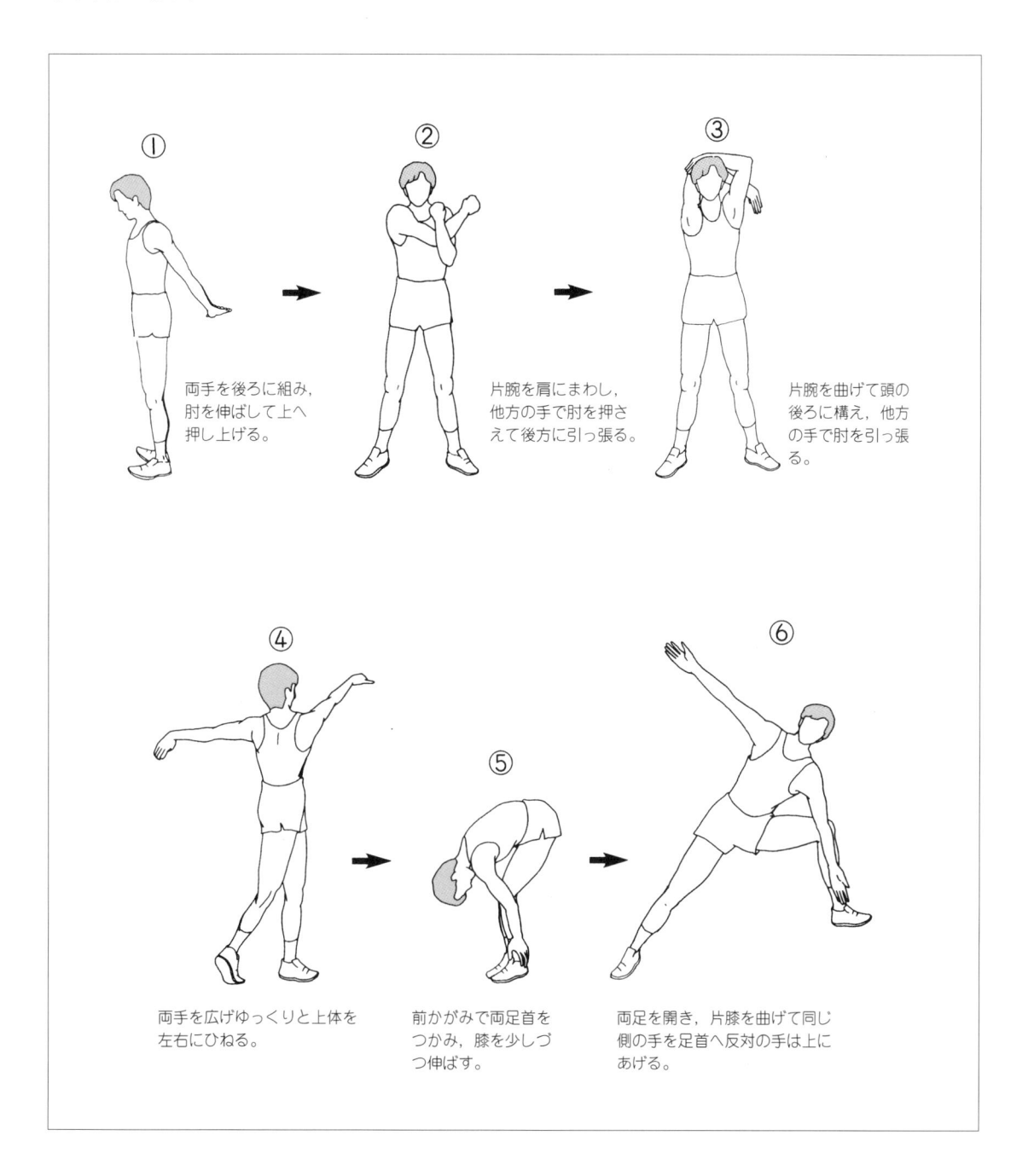

① 両手を後ろに組み，肘を伸ばして上へ押し上げる。

② 片腕を肩にまわし，他方の手で肘を押さえて後方に引っ張る。

③ 片腕を曲げて頭の後ろに構え，他方の手で肘を引っ張る。

④ 両手を広げゆっくりと上体を左右にひねる。

⑤ 前かがみで両足首をつかみ，膝を少しづつ伸ばす。

⑥ 両足を開き，片膝を曲げて同じ側の手を足首へ反対の手は上にあげる。

177

付：ストレッチング

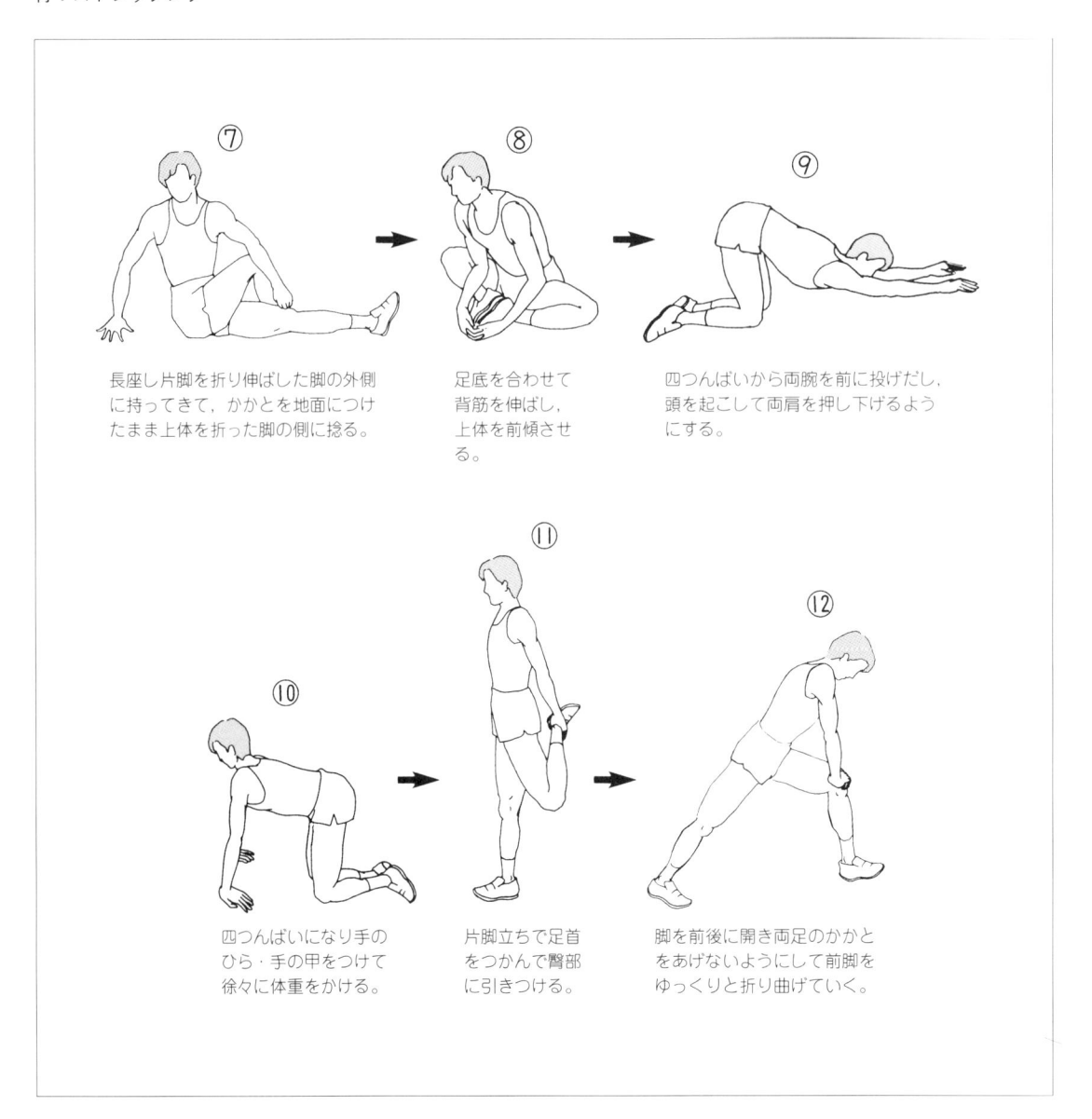

⑦ 長座し片脚を折り伸ばした脚の外側に持ってきて，かかとを地面につけたまま上体を折った脚の側に捻る。

⑧ 足底を合わせて背筋を伸ばし，上体を前傾させる。

⑨ 四つんばいから両腕を前に投げだし，頭を起こして両肩を押し下げるようにする。

⑩ 四つんばいになり手のひら・手の甲をつけて徐々に体重をかける。

⑪ 片脚立ちで足首をつかんで臀部に引きつける。

⑫ 脚を前後に開き両足のかかとをあげないようにして前脚をゆっくりと折り曲げていく。

付：ストレッチング

サッカー

サッカーでは，足・膝関節，大腿部の筋群などの下肢と腰部を中心に行う。

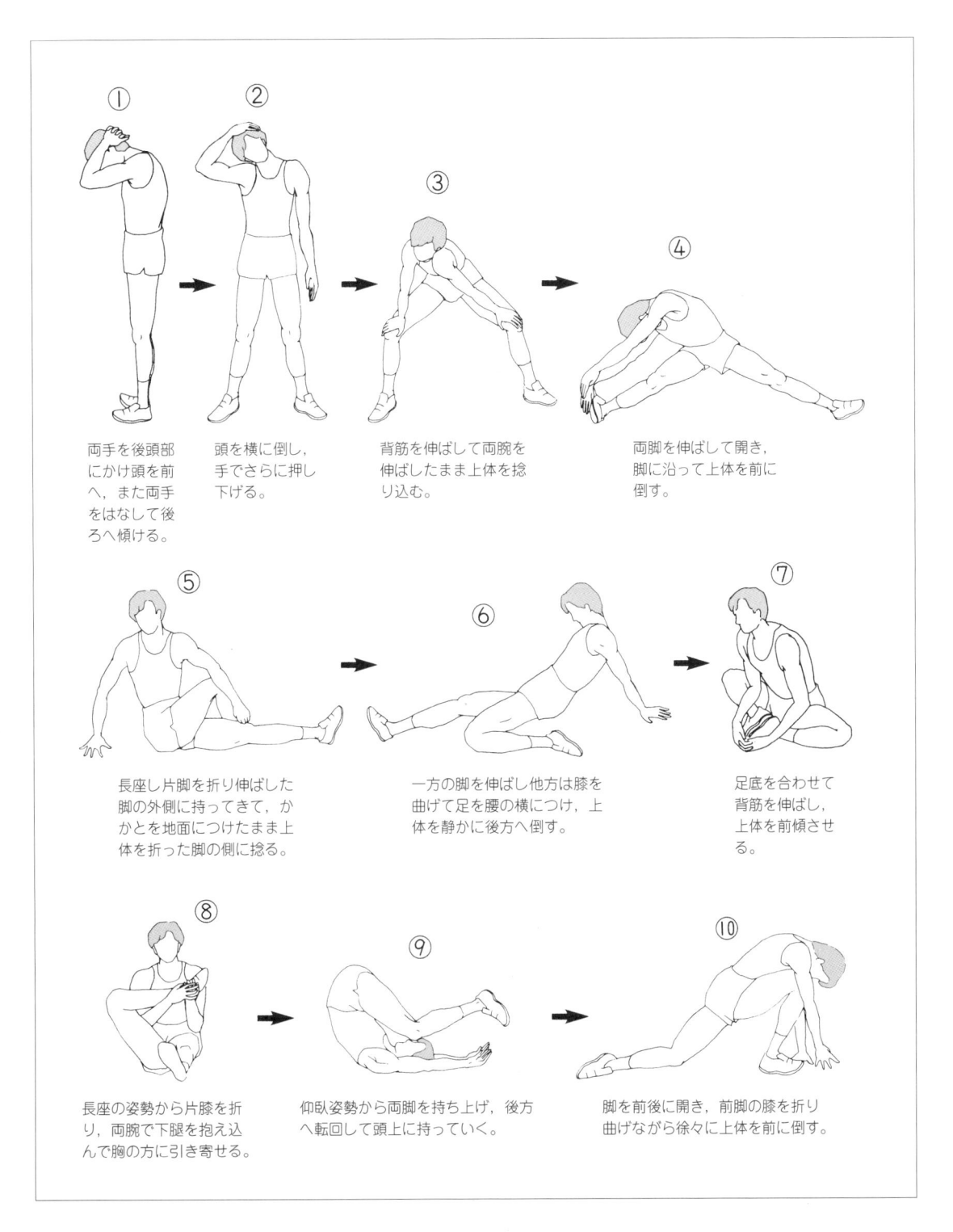

① 両手を後頭部にかけ頭を前へ，また両手をはなして後ろへ傾ける。

② 頭を横に倒し，手でさらに押し下げる。

③ 背筋を伸ばして両腕を伸ばしたまま上体を捻り込む。

④ 両脚を伸ばして開き，脚に沿って上体を前に倒す。

⑤ 長座し片脚を折り伸ばした脚の外側に持ってきて，かかとを地面につけたまま上体を折った脚の側に捻る。

⑥ 一方の脚を伸ばし他方は膝を曲げて足を腰の横につけ，上体を静かに後方へ倒す。

⑦ 足底を合わせて背筋を伸ばし，上体を前傾させる。

⑧ 長座の姿勢から片膝を折り，両腕で下腿を抱え込んで胸の方に引き寄せる。

⑨ 仰臥姿勢から両脚を持ち上げ，後方へ転回して頭上に持っていく。

⑩ 脚を前後に開き，前脚の膝を折り曲げながら徐々に上体を前に倒す。

付：ストレッチング

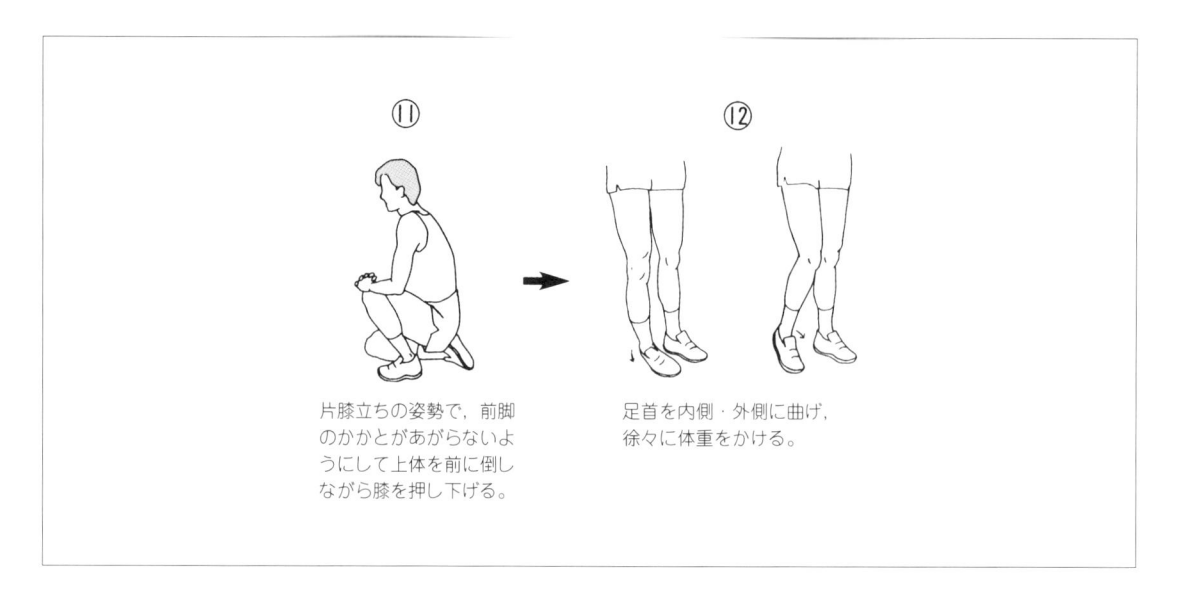

⑪ 片膝立ちの姿勢で，前脚のかかとがあがらないようにして上体を前に倒しながら膝を押し下げる。

⑫ 足首を内側・外側に曲げ，徐々に体重をかける。

バレーボール

　バレーボールのストレッチングは，足・膝関節，大腿部の筋群，指・手・肩関節，さらにはレシーブの柔軟性を発揮するために腰や股関節を入念に行う。

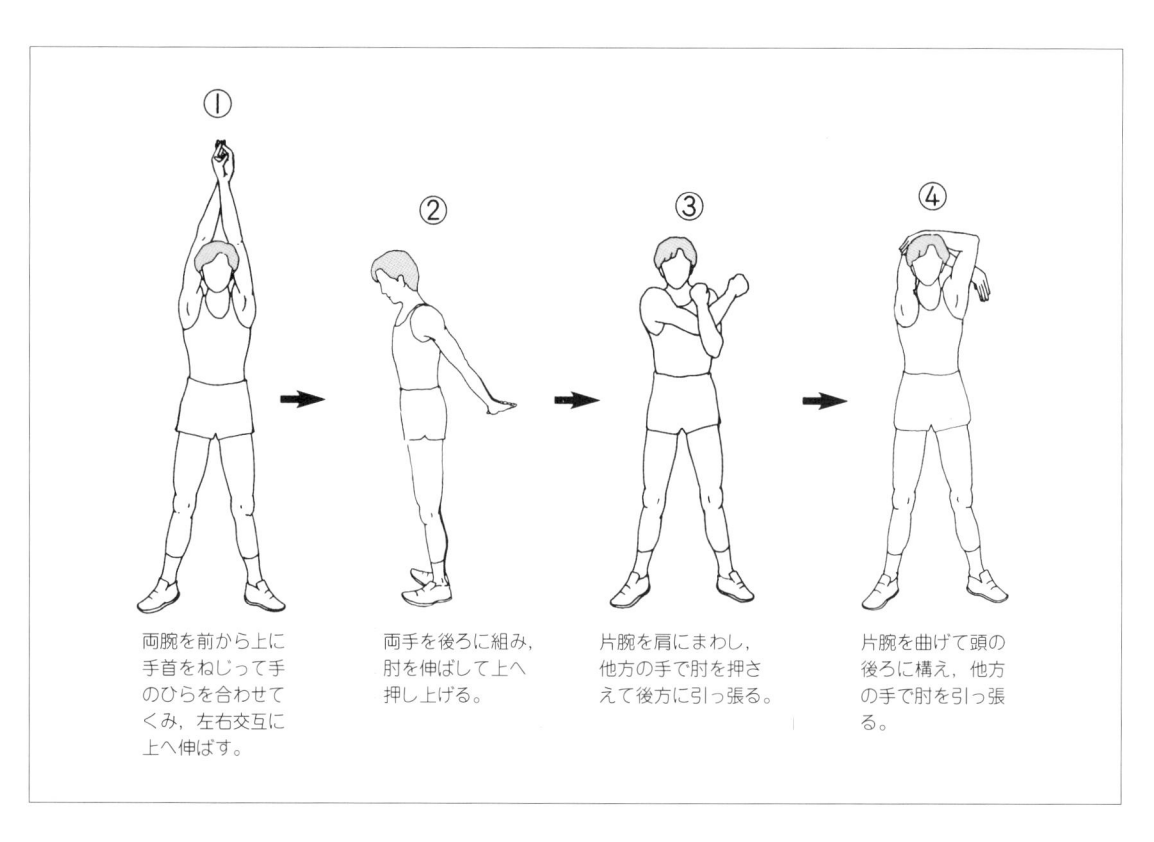

① 両腕を前から上に手首をねじって手のひらを合わせてくみ，左右交互に上へ伸ばす。

② 両手を後ろに組み，肘を伸ばして上へ押し上げる。

③ 片腕を肩にまわし，他方の手で肘を押さえて後方に引っ張る。

④ 片腕を曲げて頭の後ろに構え，他方の手で肘を引っ張る。

付：ストレッチング

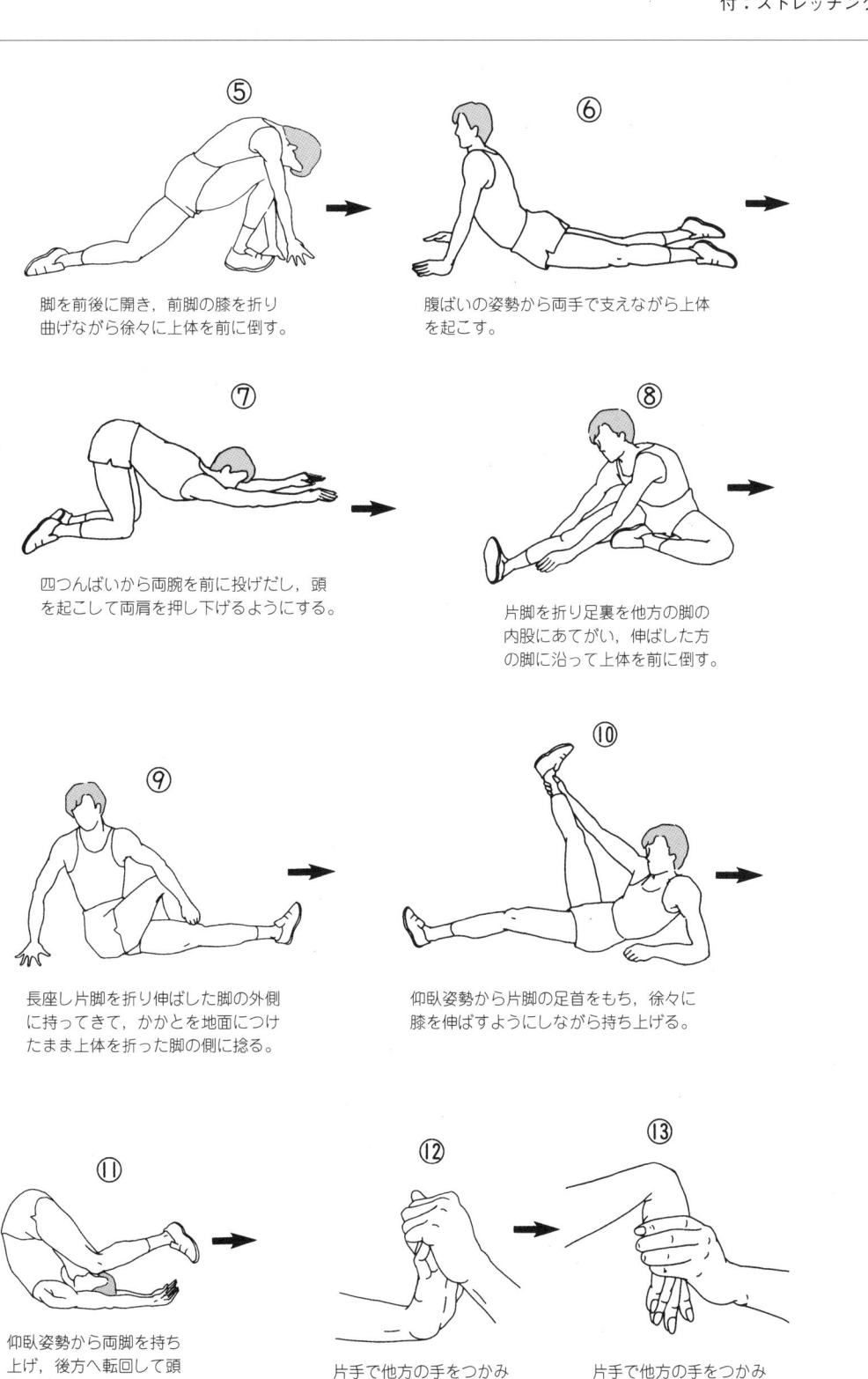

⑤ 脚を前後に開き，前脚の膝を折り曲げながら徐々に上体を前に倒す。

⑥ 腹ばいの姿勢から両手で支えながら上体を起こす。

⑦ 四つんばいから両腕を前に投げだし，頭を起こして両肩を押し下げるようにする。

⑧ 片脚を折り足裏を他方の脚の内股にあてがい，伸ばした方の脚に沿って上体を前に倒す。

⑨ 長座し片脚を折り伸ばした脚の外側に持ってきて，かかとを地面につけたまま上体を折った脚の側に捻る。

⑩ 仰臥姿勢から片脚の足首をもち，徐々に膝を伸ばすようにしながら持ち上げる。

⑪ 仰臥姿勢から両脚を持ち上げ，後方へ転回して頭上に持っていく。

⑫ 片手で他方の手をつかみ手の甲側へ押し手首を曲げる。

⑬ 片手で他方の手をつかみ手のひら側へ押し曲げ手の甲を伸ばす。

付：ストレッチング

野球・ソフトボール

野球・ソフトボールのストレッチングは，手・肘・肩関節の上肢を中心に入念に行う。

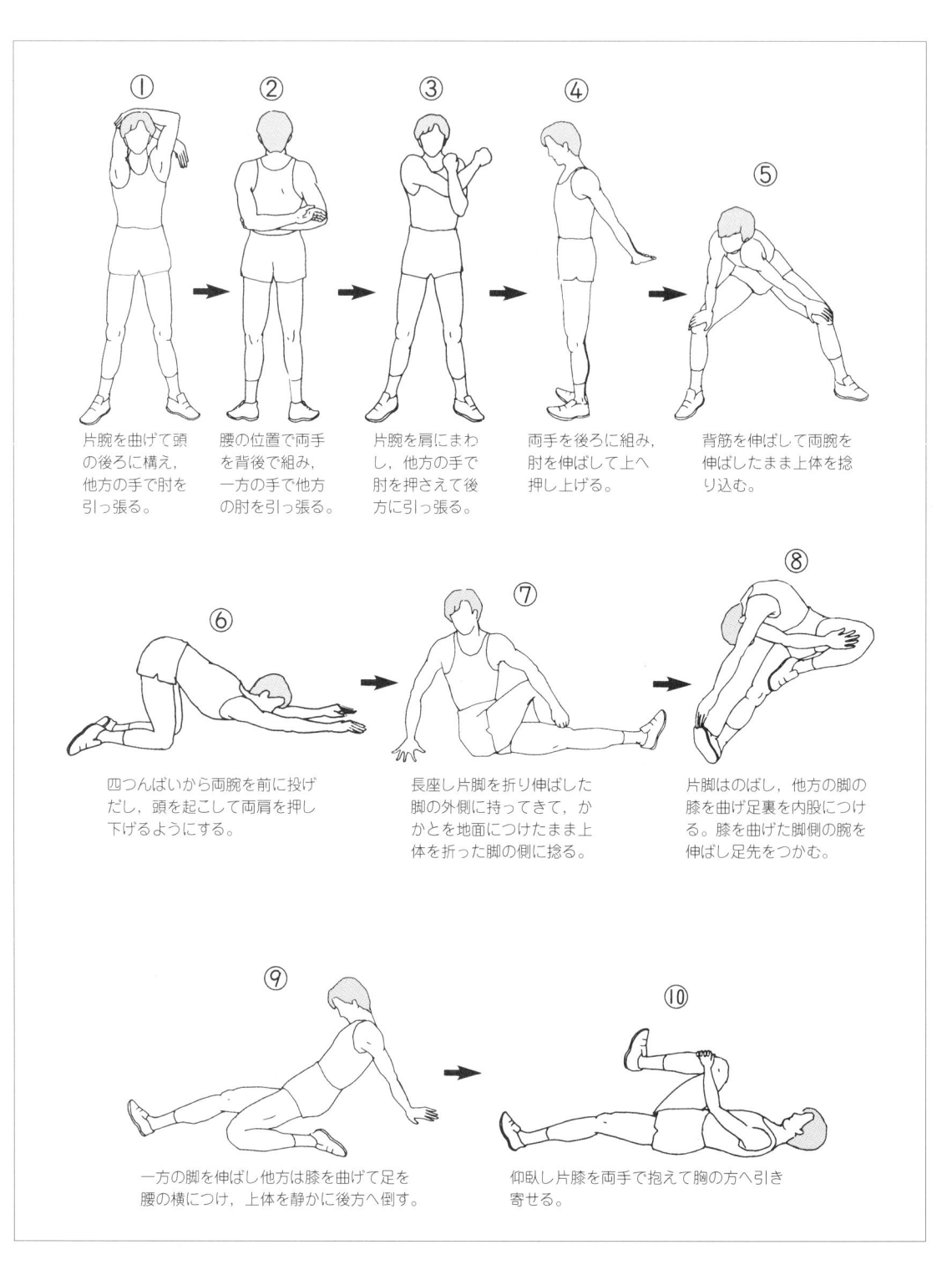

① 片腕を曲げて頭の後ろに構え，他方の手で肘を引っ張る。

② 腰の位置で両手を背後で組み，一方の手で他方の肘を引っ張る。

③ 片腕を肩にまわし，他方の手で肘を押さえて後方に引っ張る。

④ 両手を後ろに組み，肘を伸ばして上へ押し上げる。

⑤ 背筋を伸ばして両腕を伸ばしたまま上体を捻り込む。

⑥ 四つんばいから両腕を前に投げだし，頭を起こして両肩を押し下げるようにする。

⑦ 長座し片脚を折り伸ばした脚の外側に持ってきて，かかとを地面につけたまま上体を折った脚の側に捻る。

⑧ 片脚はのばし，他方の脚の膝を曲げて足裏を内股につける。膝を曲げた脚側の腕を伸ばし足先をつかむ。

⑨ 一方の脚を伸ばし他方は膝を曲げて足を腰の横につけ，上体を静かに後方へ倒す。

⑩ 仰臥し片膝を両手で抱えて胸の方へ引き寄せる。

付：ストレッチング

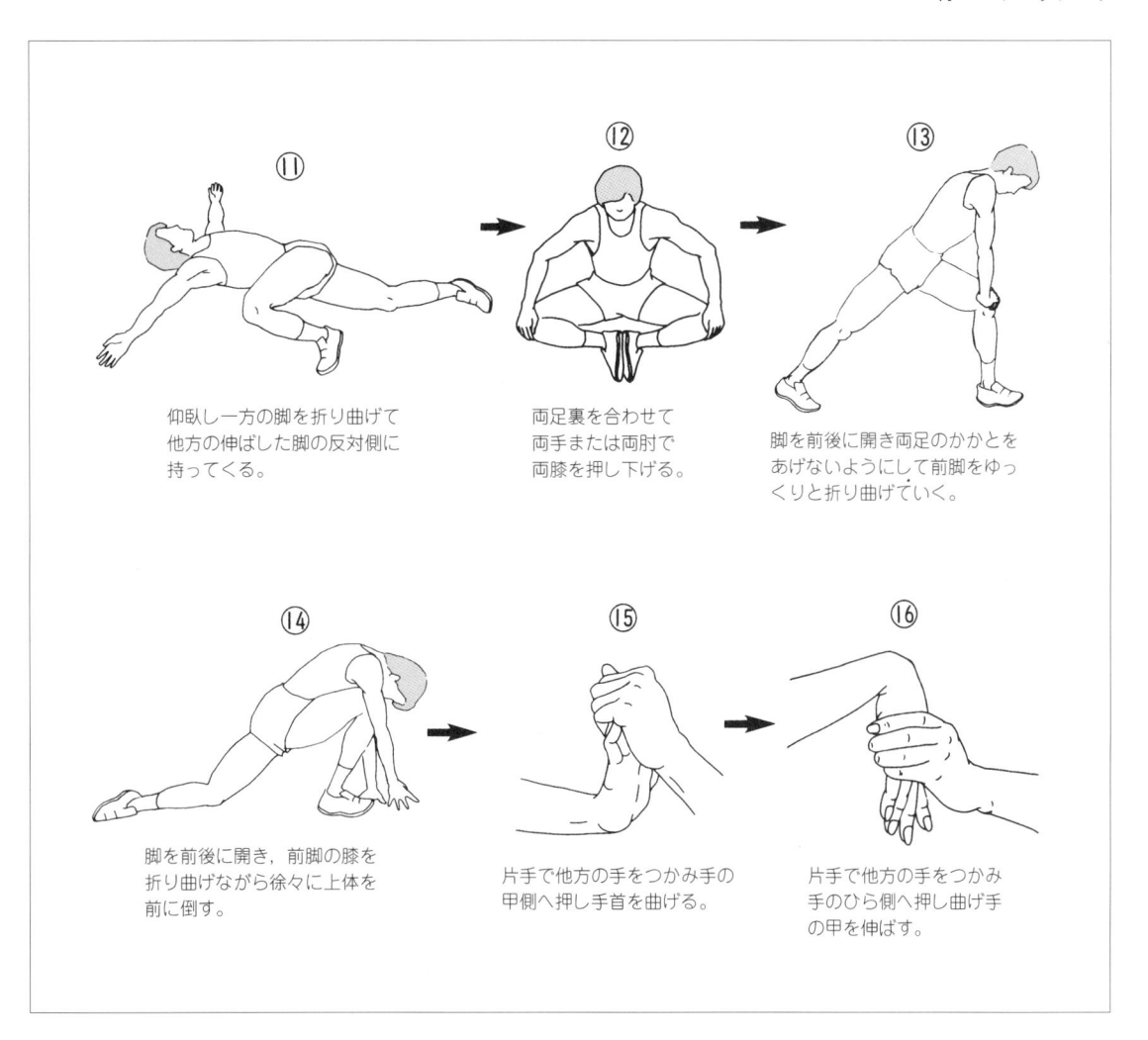

⑪ 仰臥し一方の脚を折り曲げて他方の伸ばした脚の反対側に持ってくる。

⑫ 両足裏を合わせて両手または両肘で両膝を押し下げる。

⑬ 脚を前後に開き両足のかかとをあげないようにして前脚をゆっくりと折り曲げていく。

⑭ 脚を前後に開き，前脚の膝を折り曲げながら徐々に上体を前に倒す。

⑮ 片手で他方の手をつかみ手の甲側へ押し手首を曲げる。

⑯ 片手で他方の手をつかみ手のひら側へ押し曲げ手の甲を伸ばす。

索 引

あ

アキレス腱皮下断裂　138
アクチンフィラメント　15
アセチルコリン　7
アットウォーターの係数　25
アデノシン二リン酸　17,85
アデノシン三リン酸　16,22,85
アドレナリン　8
握力　155
足の種子骨障害　143

い

インスリン　8
インピーダンス法　76
異化　22
Ⅰ型糖尿病　128
1回拍出量　13
咽頭　8

う

ウエスト/ヒップ比　76
運動の種類　122
運動強度　108,126
運動時間　126
運動所要量　43
運動単位　5
運動頻度　126
運動療法　131

え

エネルギー換算係数　24,25
エネルギー源の枯渇　78
エネルギー需要量　35
エネルギー所要量　41,87
エネルギー代謝　22
エネルギー代謝率　44
X線CT　76

お

横隔膜　11
横紋構造　16

か

カウプ指数　58,59,76
カロリー(cal)単位　22
解剖学的形態　148
角度一定スピード漸増法　28

活動代謝　50
冠状動脈　13
換気性作業閾値　109
間欠的運動　105
間欠的負荷　114
間接測定法　116
関節結合　1
外分泌腺　8

き

気管　8
気管支　8
気道　8
起始　3
基礎代謝量　35
器官　1
器官系　1
機能面(行動体力)　73
急性腰痛　144
急性疲労　80
急歩　155
虚血　71
狭心症　71
胸式呼吸　11
局所運動　104
局所疲労　81
筋原線維　16
筋細胞　16
筋持久力　73,77,157,158
筋線維　16
筋頭　3
筋尾　3
筋腹　3
筋紡錘　5
筋力　73,77,156

く

クエン酸回路　19
クレアチンリン酸　18
グリコーゲン　19,86
グルカゴン　8

け

ゲートボール　172
形態面(行動体力)　73
結節間路　14
健康スポーツ　137
腱　3

腱の皮下断裂　138
腱付着部炎　139
腱紡錘　5
腱膜　3

こ

ゴルフ　173
固定負荷　114
呼吸器系　8
呼吸商　33
個人的運動　108
交感神経　7
行動体力　73
高エネルギー性リン酸結合　18
高血圧　67
高脂血症　131
高比重リポタンパク質　67
喉頭　8
骨格筋　15
骨折　143

さ

サッカー　179
サルコメア　16
最大下運動　29,76
最大下負荷テスト　114
最大酸素摂取量　28,76,104,109
最大酸素負債量　32
最大負荷テスト　114
三大栄養素　86
三大熱量素　86
酸素摂取量　109
酸素負債　31,103

し

ジュール(J)単位　23
ジョギング　166
刺激伝導系　14
脂質　24,86
視床下部　7
膝蓋腱反射　5
主観的運動強度　109
瞬発力　73,77,159,160
心筋梗塞　14,71
心室　13
心尖　13
心臓　13
心拍数　109

索 引

心房 13
身体的疲労 81
身体密度 61
神経細胞 5
自覚的疲労検査 81
自己の筋力による骨折 143
自律神経系 7
持久的運動 106
若年型糖尿病 69
柔軟性(行動体力) 73, 78, 164
循環系 11
除脂肪組織 55
上体起こし 158
靱帯結合 1

す

ストレッチング 165
スピード一定角度漸増法 28
スポーツ外傷 138
スポーツ環境 148
スポーツ傷害 138
スポーツ障害 138
水泳 168
水中運動 168
水中体重法 75
垂直跳び 159
推定法 117
錐体外路 5
錐体路 5
膵臓 8
髄質 8

せ

生活習慣病 72
生活時間調査 50
成人型糖尿病 69
声帯 10
精神的疲労 78, 81
赤筋 21, 77
絶対的強度 108
全身運動 104
全身持久力 28, 73, 76, 153, 155
全身反応時間 161
全身疲労 81
漸増負荷 114

そ

ソフトボール 182
ソマトスタチン 8
相対的強度 108
総コレステロール値 72
足関節捻挫 141
速筋 77

速筋線維 20, 103
臓器 1

た

タンパク質 24, 86
ダグラスバッグ法 27
立ち幅跳び 160
他覚的疲労検査 83
代謝 22
体脂肪率 53
体循環 12
体調や栄養 148
体力 73
団体運動 108

ち

遅筋 77
遅筋線維 20, 103
中隔 13
中枢神経 5
直接測定法 115

て

テニス 177
低血糖昏睡 69
低比重リポタンパク質 66
停止 3
伝導路 5

と

等尺性収縮 108
等張性収縮 108
糖質 24, 86
糖尿病 69
特異的な骨折 143
特異動の作用 41
洞結節 14
動脈硬化 71
動脈硬化指数 72

な

内臓脂肪型(脂肪蓄積) 76
内分泌機能失調 78
内分泌腺 8
軟骨 1

に

ニューロン 5
Ⅱ型糖尿病 128
肉ばなれ 138
肉体の疲労 78
乳酸 19
乳酸系 17

乳酸性機構 19
乳酸性作業閾値 109

ね

熱量素 23

の

ノルアドレナリン 7, 8
脳梗塞 71

は

バーピーテスト 163
バドミントン 175
バレーボール 180
背筋力 156
肺 10
肺循環 12
肺胞 11
肺胞管 11
白筋 21, 77
反射弓 5
反復する小外力による骨折 144
反復横跳び 161

ひ

ピルビン酸 19
皮下脂肪型(脂肪蓄積) 76
皮下脂肪計 60
皮下脂肪厚 76
皮質 8
肥満 53
非タンパク質呼吸商 33
疲労 78
疲労物質の蓄積 78
膝の外傷と障害 141
標準体重 56, 76
鼻腔 8
敏捷性(行動体力)
　　　　　　 73, 77, 161, 162, 163

ふ

プルキンエ線維 14
踏み台昇降運動 152
副交感神経 7
副腎 8
腹式呼吸 11
物質代謝 22
物理的燃焼値 23

へ

平滑筋 15
平衡性(行動体力) 73, 77, 164
閉眼片足立ち 164

ほ

ボウリング　170
縫合　1
骨　1
本態性高血圧　129
防衛体力　73, 78
房室結節　14

ま

末梢神経　5
慢性腰痛　144
慢性疲労　81

み

ミオシンフィラメント　15
ミトコンドリア　17

む

無酸素性機構　18
無酸素的運動　103

め

メッツ　48

や

野球　182
野球肘　142

ゆ

有酸素運動　34
有酸素系　17
有酸素性のエネルギー　28
有酸素性機構　18
有酸素的運動　103

ら

ランゲルハンス島　8
ランニング　166

り

立位体前屈　164

る

ルブナーの係数　24

ろ

ローレル指数　59

わ

腕立伏臥腕屈伸　157

●欧文索引

A 細胞　8
ADP　17, 85
ATP　16, 22, 85
ATP–CP 系　17
B 細胞　8
BD　61
BM　35
BMI　57, 76
Body Mass Index　57
D 細胞　8
Ea　50
FAO　23
%Fat　53
HDL　67
LBM　55
LDL　66
LT　109
METS　48
NPRQ　33
O_2 debt max.　32
RMR　44
RPE　109
RQ　33
SDA　41
Time Study　50
VO_2 max　28, 104, 109
%VO_2 max　109
VT　109
WHO　23
X-Ray Computed Tomography　76
Z 線　16

標準栄養学講座
運動生理学

定価（本体 2,800 円＋税）

2002 年 5 月 31 日	第1版第1刷発行	
2003 年 9 月 20 日	第 2 刷発行	
2005 年 2 月 20 日	第 3 刷発行	
2006 年 2 月 10 日	第 4 刷発行	
2007 年 10 月 10 日	第 5 刷発行	
2011 年 9 月 20 日	第 6 刷発行	
2012 年 12 月 20 日	第 7 刷発行	
2015 年 1 月 20 日	第 8 刷発行	
2018 年 7 月 25 日	第 9 刷発行	

編　集　久木野憲司（くぎのけんじ）
　　　　村木里志（むらきさとし）
　　　　穐吉敏男（あきよしとしお）
　　　　庄野菜穂子（しょうのなおこ）

発行者　福村　直樹
発行所　金原出版株式会社
　　　　〒113-0034　東京都文京区湯島 2-31-14
　　　　電話　編集　03(3811)7162
　　　　　　　営業　03(3811)7184
　　　　FAX　03(3813)0288
　　　　振替　00120-4-151494
　　　　http://www.kanehara-shuppan.co.jp/

検印省略

Printed in Japan
ISBN 978-4-307-70168-6

JCOPY〈出版者著作権管理機構　委託出版物〉
本書の無断複製は著作権法上での例外を除き禁じられています．複製される場合は，そのつど事前に，出版者著作権管理機構（電話 03-3513-6969，FAX 03-3513-6979，e-mail：info@jcopy.or.jp）の許諾を得てください．

小社は捺印または貼付紙をもって定価を変更致しません．
乱丁・落丁のものはお買い上げ書店または小社にてお取り替え致します．

印刷　新日本印刷株式会社
製本　㈲永瀬製本所

よくわかる専門基礎講座 生化学

質の高い、実践に必要な、より深い知識と技術の獲得に!!

津田道雄 著

ISBN978-4-307-70217-1　◆B5判　216頁　108図　◆定価(本体2,100円+税)

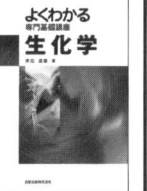

よくわかる専門基礎講座 栄養学

栄養学のおもしろさを1冊に凝縮、基礎の理解から国試対策まで!!

津田とみ 著

ISBN978-4-307-70226-3　◆B5判　304頁　120図　◆定価(本体2,400円+税)

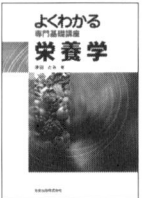

よくわかる専門基礎講座 薬理学

各章末には演習問題を、巻末には看護師国家試験の既出問題を収載!!

今井昭一 著

ISBN978-4-307-70205-8　◆B5判　300頁　47図　◆定価(本体2,200円+税)

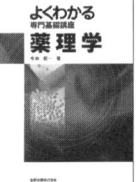

よくわかる専門基礎講座 病理学

理解力アップと国家試験合格に向けて必読の書!!

高橋徹 著

ISBN978-4-307-70206-5　◆B5判　366頁　215図　◆定価(本体2,200円+税)

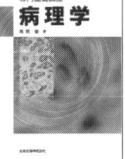

よくわかる専門基礎講座 公衆衛生

わかりやすい解説と図で変化の激しい社会情勢を理解、国試対策も!!

松木秀明 編

ISBN978-4-307-70231-7　◆B5判　364頁　96図　◆定価(本体2,500円+税)

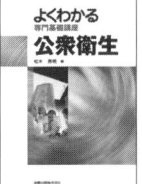

よくわかる専門基礎講座 社会福祉

学生のテキストに、また医療職と福祉職の相互理解と連携に!!

児島美都子・内山治夫 編

ISBN978-4-307-70212-6　◆B5判　352頁　41図　◆定価(本体2,200円+税)

よくわかる専門基礎講座 関係法規

看護専門職に必要な法律等をわかりやすく解説、国試対策も!

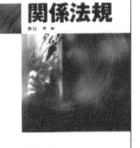

春日斉 編

ISBN978-4-307-70230-0　◆B5判　306頁　16図　◆定価(本体2,400円+税)

金原出版　〒113-0034 東京都文京区湯島2-31-14　TEL03-3811-7184(営業部直通)　FAX03-3813-0288
本の詳細、ご注文等はこちらから　http://www.kanehara-shuppan.co.jp/